卵巢早衰

王忠民　刘　茜◎著

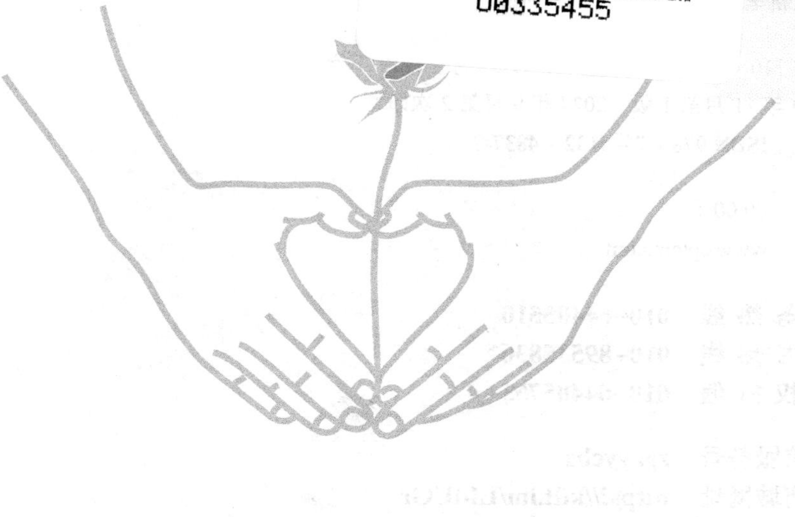

中国中医药出版社
·北　京·

图书在版编目（CIP）数据
卵巢早衰 / 王忠民，刘茜著 . —北京：中国中医药出版社，2020.11（2024. 9 重印）
ISBN 978-7-5132-4837-2

Ⅰ . ①卵…　Ⅱ . ①王…　②刘…　Ⅲ . ①卵巢功能早衰 – 研究
Ⅳ . ① R711.75

中国版本图书馆 CIP 数据核字 (2018) 第 054922 号

中国中医药出版社出版
北京经济技术开发区科创十三街 31 号院二区 8 号楼
邮政编码　100176
传真　010 64405721
北京盛通印刷股份有限公司印刷
各地新华书店经销

开本 710 × 1000　1/16　印张 19.5　字数 313 千字
2020 年 11 月第 1 版　2024 年 9 月第 2 次印刷
书号　ISBN 978 – 7 – 5132 – 4837-2

定价　69.00 元
网址　www.cptcm.com

服务热线　010–64405510
购书热线　010–89535836
维权打假　010–64405753

微信服务号　zgzyycbs
微商城网址　https://kdt.im/LIdUGr
官方微博　http://e.weibo.com/cptcm
天猫旗舰店网址　https://zgzyycbs.tmall.com

如有印装质量问题请与本社出版部联系（010-64405510）

内容提要

本书分三章。第一章着重从卵巢的形成与基本生理、卵巢与部分腺体的关系两方面进行论述与分析；第二章从卵巢早衰的形成因素、卵巢早衰的常见不良影响两方面进行论述；第三章从卵巢早衰的治疗原则、卵巢早衰的医学干预两方面进行详细介绍。

作者结合自身40余年的临床实践与科研经验，和国内外对卵巢早衰的研究现状，进行了深入浅出、由博返约的阐述，提出了颇为实用的、富有建设性的意见。文章语言朴实，观点新颖，趣味性强，科学实用。全书涉及知识面广泛，内容较为丰富，语言通俗易懂，是一本有关卵巢早衰研究与防治、探索与指导、中医与西医相结合的专著，具有较强的实用意义与指导意义。

本书适用于医学院校在校学生与临床与相关科研领域人员学习参考，也适合大众读者阅读。

序

PREFACE

博学、勤奋乃通向成功之道。王忠民主任医师就是这样一位成功的学者，是我们尊敬与学习的榜样。

我认识、熟悉王忠民先生至今已20多年了。当时他发表了很多篇学术论文及大量的科普文章，中西医贯通。论文观点新颖，实用性强，深深地吸引了我。我拜读了他的多篇文章，颇有启发，收益良多，之后我们有了交往，彼此加深了了解，又通过互赠著作，现已成了“知友”。

王忠民先生谦虚好学，善于钻研，从医40余年，有丰富的临床经验，论文著作颇丰，发表论文179篇，科普文章1500余篇，主编、参编著作近20部，获国家发明专利39项，科技成果奖4项，是我们中医界的精英，不可多得的人才。他现又着力于传承医术、培养后学，成立了“天津市王忠民中医传承工作室”。他退而不休，是学科的带头人，仍然奋斗在医、教、研的第一线，坚持全心全意为广大患者服务。

随着我国经济的迅速发展，人们生活水平普遍提高，饮食习惯也随之发生了改变，相应伴随工作过劳，压力增大，紧张忙碌，休息不足。尤其是女性，事业、家庭一起挑，容易出现月经不调、经行量少却又无特殊症状的一种人们不太注意的疾病——卵巢早衰。据报道，在我国中青年女性中有1%～3.8%的人发生了卵巢早衰，出现了“早更”（更年期综合征提前）。目前尚有逐年增长的趋势，严重影响着女性的健康。针对卵巢早衰，目前尚无特效的治疗方法，尽管有些治疗报道，也是散在性的资料，并无系统性。此时王忠民先

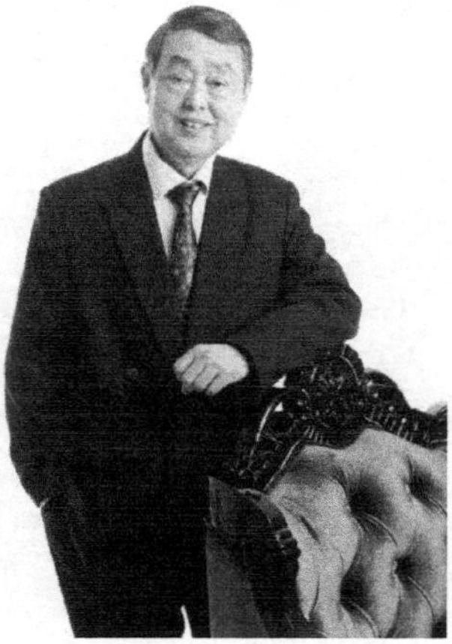

生不辞辛苦，集40余年的临床与科研资料，博览群书，广采众长，著述《卵巢早衰》一书，可谓“雪中送炭”。本书30余万字，共分三章，深入浅出，从卵巢的形成、发育、生理功能等基本知识介绍起，继而分析卵巢早衰的成因，重点介绍卵巢早衰的治疗、调理、预防，运用中医、西医、中西医结合的观点全面论述，内容详细，观点新颖，既有科学性，又有趣味性，语言朴实，通俗易懂。相信本书付梓后，无论是广大医务工作者，还是在校医学生等都会得以启迪，增长知识，给广大病员带来福音。

拜读王忠民主任医师与刘茜副主任医师新著《卵巢早衰》后受益匪浅，深谢王忠民先生的盛邀，乐为之序。

上海中医药大学附属龙华医院教授、博士生导师、上海市名中医
全国妇科名师、全国名老中医传承工作室李祥云工作室导师　李祥云
全国第五、六批老中医药专家学术经验继承工作指导老师
2020年4月1日

前言

PREFACE

卵巢是女性最重要的性器官。有人形象地将睾丸比喻成男性的“命根子”，那么，卵巢理所当然就是女性的“命根子”。

之所以这样比喻，是因为卵巢对女性一生都有影响。在不同的年龄段，在诸多的疾病中，在生老病死的重大问题上，很多都与卵巢相关。

女性爱美，但需要资本，需要生理基础。那么，这些宝贵的、无法替代的性激素，这些决定女性是否水灵、靓丽，身材是否丰满、有无曲线乃至是否具备温柔的性格、母性的心理的性激素，都与卵巢有关。

令人遗憾的是，卵巢早衰正在悄悄地逼近越来越多的女性。据临床研究资料显示，卵巢早衰的发病率有逐年上升的趋势。有资料显示，在我国 40 岁前的妇女中，有 1% ~ 3.8% 发生了卵巢早衰，这是一个庞大的数字。我国人口基数庞大，有多少女同胞们饱受该病的折磨，不言而喻。

在生活中，有不少的患者，即便出现一些卵巢早衰先兆，但由于缺乏这方面的医学知识，并未引起高度重视，从而失去了早期防治的机会。

近些年来，人们已经逐渐意识到卵巢的“威力”，认识到卵巢的巨大作用。科学呵护卵巢，有效预防卵巢疾病，防止卵巢早衰，就能有效保持健康、留驻青春。于是乎，一场卵巢健康“保卫战”悄无声息地急剧升温，掀起了保养卵巢的热潮。

遗憾的是，目前以中西医结合为特点、重点，在防治方面专题论述卵巢早衰的专著还不多。一本集科学性、系统性、可读性、实用性为一体的著作，无疑对指导女性认识卵巢生理、认识卵巢早衰、掌握呵护卵巢的科学方法，具有非常重要的现实意义。

近十几年来，笔者一直致力于卵巢早衰的临床研究，并整理、撰写了一本这样的书稿，历经数年，终于“杀青”，定名为《卵巢早衰》。该书结合笔者40余年的工作经历，结合自身掌握的中西医结合医学知识，结合理论研究与临床实践，使书稿言之有物，论之有据。本书对卵巢早衰的大多数理论观点、防治方法、呵护措施，均来自临床实践，具有临床指导与参考意义。

《卵巢早衰》立足于西医诊断，中西医结合预防、治疗与呵护的基本原则，让读者能全面、系统地掌握卵巢早衰发病的相关因素与预防方法，争取为切实保护女性身心健康做出贡献。

《卵巢早衰》侧重点为该病的预防与治疗。书中首次提出预防卵巢早衰要从父母准备怀孕的前一年开始，切实做到优生优育，使胎儿先天有一个良好的孕育环境，有一个预防遗传疾病的可行方法，这对医护人员与患者，均有一定的参考意义。在治疗方面，不仅介绍了西医学的常用方法，更系统地介绍了中西医结合用药与中医辨证施治的经验，以及更为系统地论述了卵巢相关疾病的防治方法。这些经验，除了来自文献资料，更多的来自笔者自身的临床观察与研究总结，因而更具有实际意义与参考价值。

《卵巢早衰》分为三章，分别从卵巢生理，卵巢早衰可能形成的原因以及卵巢早衰对女性产生的不良影响，卵巢早衰的治疗与养护三个部分进行阐述，意在使续者对卵巢早衰有一个全面的了解。第三章为本书的重点，主要阐述卵巢早衰的治疗与调理，结合笔者第一手临床资料，进行了全面地论述，内容翔实，涉及面广，具有一定的实用性、科学性与借鉴意义。

《卵巢早衰》内容新颖，有许多新观点、新思路、新方法在书中首次展现出来。其中，笔者提出卵巢早衰的病机主要以血瘀为主，且病发自冲任二脉，并非主要以肾虚为主，病机根本系血瘀而兼见肾虚、肝郁、脾虚、气血紊乱等。在治疗用药方面，无论哪一临床分型，均应该重视活血化瘀、理气养血之法，使气血恢复常态，冲任二脉充盈，实现正气内存，确保卵巢具有一定储备功能，方可使受到伤害的卵巢恢复正常功能。除此之外，针对卵巢早衰与遗传学关系密切的实际情况，笔者从治未病的角度，提出预防该类疾病要从孕前开始，体现了防范遗传疾病与中医治未病相结合的预防理念。

《卵巢早衰》内容丰富实用，不仅适用于广大临床医护工作者阅读，也适用于广大爱美女性、研究卵巢早衰的医学生阅读。

在《卵巢早衰》的撰写过程中，笔者得到所在单位天津市北辰医院领导的高度重视与大力支持，在此深表谢意。

在《卵巢早衰》完成之后，上海中医药大学附属龙华医院主任医师，博士生导师，上海市名中医，全国妇科名师，全国名老中医传承工作室李祥云工作室导师，全国第五、六批老中医药专家学术经验继承工作指导老师李祥云教授，应邀不吝为拙著写序，吾与夫人刘茜在此深表谢意。

王忠民

于天津市北辰医院

2020 年 5 月 25 日

目录
CONTENTS

第一章　卵巢生理

卵巢，在女性发育、生殖、保健等方面具有不可替代的作用。卵巢被人们称为女性的“命根子”，一点也不过分。之所以称为“命根子”，是因为卵巢对女性一生的影响之大，不可低估。

女性爱美，但需要资本，需要生理基础。这些非常宝贵的、无法替代的生理基础，这些决定着女性是否水灵、靓丽，身材是否丰满，有无曲线乃至是否具备温柔的性格、母性的心理，甚至疾病与寿命的因素……都与卵巢有关。

女性在不同的年龄段，在诸多疾病中，在生老病死的重大问题上，大多有卵巢的参与。

那么，卵巢是如何发挥生理作用的，当卵巢功能衰退后又是如何对身体产生不良影响的？这些问题，正是我们讨论的重点。

一、卵巢的形成与基本生理

（一）卵巢的形成和发育

卵巢发育，是在胚胎时期就已经开始的。人类的性别是由受精卵（也叫作合子）所含的染色体决定的。

我们知道，在精子中，其所携带的性染色体有两种，即 X 染色体和 Y 染色体。这两种染色体，决定着未来胚胎的性别，含 X 染色体的精子与卵子受精，未来发育成女性，性腺自然会发育成卵巢；含 Y 染色体的精子与卵子受精，未来发育成男性，原始性腺髓质发育成睾丸。这种微妙的变化，决定着人类的性别，而且以后相关器官也会按照各自的性别发育，不会再发生改变。

受精卵合成之时就已经决定了性别，而且从此一成不变。但是，性器官的发育却没有如此快捷，它的发育常常在怀孕 6 周之后才开始。

医学研究证实，在精子的 Y 染色体短臂上，有睾丸决定基因（testicular determinating factor，TDF）的存在。在 Y 短臂 IAI 区，有性别决定区，也就是

SRY 基因（sex-determining region of Y，SRY）。SRY 是高度保守的单拷贝基因，编码 80 个氨基酸，是决定性别的重要候选基因。SRY 在胚胎发育 6 周时产生决定作用，因为在 6 周前的胚胎还没有完整的性器官，SRY 的存在，将使胚胎发育成男性。

如果不是携带 Y 染色体的精子与卵子结合，则性染色体为 XX，也就没有 SRY 基因，原始性腺皮质部自然会分化成卵巢，髓质部退化。由于无抗苗勒管激素抑制因子，苗勒管的头部发育成为输卵管；而双侧苗勒管的中段发育并相互融合，融合后形成的纵隔吸收消失，则形成正常的子宫体和宫颈体；苗勒管的尾段发育成阴道的上 1/3，尿生殖窦发育为阴道的下 2/3 和尿道，上下段贯通，形成完整的阴道。这时的胚胎因没有睾酮（testosterone，T）分泌，大约在妊娠 10 周时午非管开始退化。当退化不全时，可残留囊状附件、卵巢冠囊肿、卵巢旁体和中肾管囊肿。生殖结节发育成阴蒂，生殖皱褶发育成双侧小阴唇，阴唇与阴囊隆起发育成大阴唇。

这一发育过程，是女性卵巢发育的过程，也是生殖器官同步发育的过程。如果在这一发育过程中有意外干预，比如具有不良影响的药物、恶劣环境等不良因素，可导致女性生殖器官的畸形。如果影响到卵巢，就会发生严重后果，使卵巢发育异常。

卵巢为女性生殖腺，发育成熟后具有产生卵子与分泌性激素的功能。卵巢呈扁椭圆形，左右各一，大小约 3.5cm×2.5cm×1.5cm，呈灰白色。卵巢位于阔韧带后方输卵管之下，由卵巢系膜与阔韧带后叶相连，韧带、血管、神经均与子宫相接，外侧与骨盆漏斗韧带相连。卵巢由里向外为髓质、皮质、白膜及生发上皮。卵巢髓质内含大量血管、神经和淋巴管；皮质含有大量处于不同发育阶段的卵泡、黄体和白体等；白膜为一层白色纤维组织，外覆单层立方形上皮细胞，为生发上皮。

（二）卵巢形态异常

卵巢未发育或发育不全在临床上并不多见。我们知道，卵巢对女性的性发育至关重要，如果卵巢完全没有发育，常常会伴有其他器官的严重畸形，这样胎儿存活的可能性很小；而一侧卵巢未发育者也较为罕见。

在临床上，一侧或者双侧卵巢发育不全者可偶尔见到。这种情况，常常伴随泌尿系统的异常发育。发育不全的卵巢，大多呈细长型，色白，薄而质硬，条索状，医学上称为条索状卵巢。在组织切片检查中，仅能发现卵巢特殊纤维性间质而没有卵泡。

假如先天性卵巢发育不全综合征（congenital dysfunction of ovarian syndrome）程度较重，尿中的促性腺激素（gonadotropin，Gn）排出量增高，也不会有月经正常来潮，即使有月经来潮也常常延迟、量稀少，第二性征发育不良，身体矮小，内外生殖器均为幼稚型，而且其他方面还会有异常，比如出现蹼状颈、主动脉狭窄、肘外翻等特纳综合征（turner syndrome，TS）的症状。该类患者，染色体组型大多缺少一个 X 性染色体，有的则为一个 X 性染色体异常，呈 45，X，46，XXp 或 46，XXq 等。

单侧性索状卵巢综合征（unilateral streaked ovary syndrome）临床并不多见。患者第二性征为典型女性，外生殖器及阴道正常，子宫与育龄妇女的子宫大小相同，输卵管形态大致正常，但双侧卵巢存在不同程度的发育不良，有大致正常的月经初潮，只是经量偏少，之后会发生月经稀发或继发性闭经。部分患者在闭经发生前后也可出现类似卵巢早衰（premature ovarian failure，POF）的表现，无正常排卵，基础体温（basal body temperature，BBT）单相，不能正常怀孕。腹腔镜检查可见左侧卵巢呈纤维条索状，右侧卵巢发育不良，无正常卵泡发育，无黄体形成。性激素测定提示卵巢激素水平低下，卵泡刺激素（follicle stimulating hormone，FSH）、促黄体生成素（luteinizing hormone，LH）均处于高水平状态。染色体核型为 46，XX。如果进行诊断性刮宫，则可发现无腺体或间质，子宫内膜萎缩。

卵巢位置异常。常见的是卵巢停留在胚胎时期的位置，而没有降到盆腔内。这种情况常常伴有卵巢发育不全的临床表现，假如卵巢发育正常，则没有明显的症状，大多是在体检或者手术时被发现。

卵巢分裂。此种情况比较罕见，与正常位置卵巢靠近者称为副卵巢，与正常位置卵巢明显分离者称为多余卵巢。如果卵巢发育正常、功能无异常，常常没有任何症状，只有在体检或者手术时才会被发现。

（三）卵巢发育不良

临床卵巢发育不良者，常因乳房未发育、月经未来潮而就医。临床所说的卵巢发育不良症，是一种染色体异常导致的先天性卵巢疾病。倘若不采取相应的治疗措施，患者很可能会不具备作为女人的“资格”。

患者之所以出现上述疾病，是因为卵巢本身发育出现问题。这种情况下，当然也就达不到正常的雌激素（estrogen, E）水平，也不会有正常的女性特征、女性生理特点，至于规律的月经周期、生殖能力、完美的女性体态等，都是难以实现的。

在临床上，比较常见的卵巢发育异常疾病是特纳综合征，这是一种由染色体缺陷而导致的卵巢疾病。该患者染色体核型为45，X，属于先天性的疾病。这种疾病，还可以因为X染色体的构造有缺陷而出现嵌合型（mosaic），常见的如45，X，46，XX，45，X，47，XXX。由于卵巢功能异常是先天性的，不能对性腺激素产生反应并合成性激素，所以会造成卵巢性激素水平异常低落，出现一系列雌激素水平缺乏的严重现象。

在诊断方面，典型的特纳综合征患者在出生时即发生身高异常，到了发育年龄身高常常在135~140cm之间，体重也明显低于正常同龄女孩。患者大多出现手、足背明显浮肿，颈侧皮肤松弛。除根据临床表现和核型分析外，还可检查口腔黏膜上皮细胞或羊水细胞等的X染色体以辅助诊断。正常女性的间期细胞中有一条X染色体失活，浓缩在X染色体，在涂片、染色后，检出率可达30%左右，男性则在10%以下。

特纳综合征具有明显的临床症状，比较容易被及时发现。由于卵巢无正常功能，发育受到严重影响。患者常常身体矮小，虽然是女性表型，但第二性征发育不明显，一半左右的患者出现蹼状颈、盾牌样胸部、两肘向外翻。大约35%患儿伴有心脏畸形，以主动脉缩窄最为多见。此外，有些患者尚可见肾脏畸形（如马蹄肾、异位肾、肾积水等），指（趾）甲发育不良，第4、5掌骨较短和多痣等症状。患儿外生殖器一直保持婴儿型，小阴唇发育不良，子宫不能触及，但大部分患儿智能发育正常。由于雌激素水平显著低下，到发育年龄乳房未发育、无月经。

患者大多因生长迟缓、青春期无性征发育、原发性闭经等病情就诊。化验检查血清FSH、LH，显示在婴儿期即已增高，但雌二醇（estradiol，E_2）水平甚低。

据有关资料报道，极少数的嵌合型患者通过治疗可能会具有生育能力，

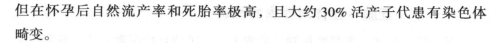

但在怀孕后自然流产率和死胎率极高，且大约 30% 活产子代患有染色体畸变。

（四）卵巢对生殖器官的影响

卵巢是女性的生殖腺，在女性生殖器官发育、内分泌功能等方面发挥着极其重的作用。换句话说，卵巢是不是正常，直接影响女性的整体、局部器官以及内分泌系统。

卵巢是女性不可替代的决定第二性征的内分泌器官，不仅对生殖具有决定性影响，而且对整个机体内分泌功能也会发挥重要作用。在下丘脑和垂体促性腺激素释放激素（gonadotropin releasing hormone，GnRH）的共同作用下，周期性合成、分泌类固醇激素，并刺激子宫内膜等靶器官发生周期性变化，形成自然的月经周期，维持女性正常的生理及心理活动。

卵巢逐步成熟后，会分泌一定量的多肽激素，如松弛素、抑制素、性腺分泌素、卵巢生长因子等。同时，卵巢对女性生殖功能具有不可替代的影响，在下丘脑－垂体－卵巢性腺轴（hypothalamus-pituitary-ovary axis，HPOA）的调节中，卵巢经过周期性卵泡发育、成熟与排卵，完成人类生殖繁衍。

在青春期前，卵巢正常发育，分泌出雌激素、孕激素（progesterone，P）等女性激素，促使女性的阴道、子宫、乳房等重要器官开始发育，整个身体结构、皮肤、外形等，向着女性方向发展，形成女性特有的第二性征。

在青春期前，当女性卵巢发生异常，功能出现障碍的时候，雌激素、孕激素等女性激素分泌异常或者根本没有分泌，女性的阴道、子宫、乳房等重要器官处于幼稚状态，整个身体结构、皮肤、外形等，停留在幼年状态，也就不会形成女性特有的第二性征。

由此可见，卵巢对女性生长发育、生殖健康、基本特征等均具有决定性的影响。通过这一现象，也可以准确判断卵巢疾病发生的具体时间。

二、卵巢与部分腺体的关系

卵巢为非独立的腺体，其功能发挥，与下丘脑、垂体、甲状腺、肾上腺、胰腺、前列腺、松果体等均有或多或少的联系。因此，在诊断、治疗等方面，务必要引起足够的重视。

（一）下丘脑－垂体对卵巢的影响

下丘脑－垂体－卵巢性腺轴，形成了一个维持女性正常成长、发育、生殖、衰老的内分泌功能中心。女性性调节中心控制着女性的整个内分泌系统。这个系统的主线，则是以下丘脑分泌促性腺激素释放激素为“原始动力”，通过垂体的门脉系统到达腺垂体，进而控制着垂体促性腺激素 LH 与 FSH 的分泌，并经过血液循环到达性腺体，控制性腺的活动，构成一个完整的内分泌调节体系。

卵巢分泌的激素，也要经过血液循环系统到达下丘脑－垂体，“告诉”激素调控中心，从而发挥对激素分泌等方面的调节作用。而垂体促性腺激素也会作用于下丘脑而发挥调节作用，这种信息上传的调节作用，也就是反馈作用。

下丘脑功能异常对卵巢的影响是明显的。人体是一个整体，脏腑间相互协调，才能有一个健康的身体；内分泌系统也是一个整体，只有在相关分泌腺体之间关系正常的情况下，才可以维持内分泌系统的正常运行。作为内分泌系统的重要分泌器官——下丘脑发生异常时，卵巢分泌激素的功能同样会发生障碍。

临床常见一些耐受能力相对比较差的女性，在经受过度的精神抑郁、严重恐慌、过分忧愁、剧烈运动等恶性刺激后，可对大脑神经内分泌系统产生不良影响，直接或者间接地引起下丘脑的 GnRH 脉冲式分泌异常，进而导致垂体的促性腺激素分泌异常。最常见的是FSH与LH下降，形成不了LH峰值，直接对卵泡发育、排卵、受孕等构成不良影响，这种异常现象的出现，就是影响卵巢生理功能导致的。

临床实践表明，长期精神压力过大，就会出现下丘脑功能异常，刺激卵巢的信息激素 FSH、LH 就会减少，卵巢就无法分泌正常水平的雌激素与孕激素，直接导致月经紊乱、月经量少、月经稀发、闭经、不孕等。由此可见，卵巢要维持正常的功能，下丘脑－垂体的功能就必须正常，否则，即便卵巢自身没有问题，也不能主动发挥其正常作用。因此，在诊断卵巢疾病时，必须要弄清具体病因。

（二）垂体对卵巢的影响

在下丘脑－垂体－卵巢性腺轴的内分泌调节中心，垂体发挥着“上传下达”的作用，对女性健康、生殖功能都有巨大的影响。垂体是一个重要的分泌腺体，它位于下丘脑下方，由 3 个部分组成，分别是腺垂体前叶、神经垂体后叶和垂体间叶。

垂体分泌的激素，主要包括促甲状腺素（thyroid stimulating hormone，TSH）、促肾上腺皮质激素（adrenocorticotrophic hormone，ACTH）、人生长激素（human growth hormone，HGH）、LH、FSH、泌乳素（prolactin，PRL）、促黑素细胞激素（melanocyte stimulating hormone，MSH）等，另外还有几种其他活性肽。与生殖系统关系特别密切的激素是 FSH、LH、PRL 三种。

FSH 是重要的内分泌检查项目。该激素是刺激卵泡发育最重要的激素，一旦出现问题，对生殖功能将产生巨大影响。在女性的卵泡期之前，血清中的 FSH 上升，对卵巢产生影响，使卵巢内的一组窦状卵泡群被征集，为卵泡的发育做准备。FSH 还可以激活颗粒细胞（granulosa cells，GC）内的芳香化酶，使卵泡膜细胞产生的雄激素转化为雌激素，从而提高体内的雌激素水平。而这时雌激素水平的提高同样是非常重要的，对促进卵泡正常发育、排出、受孕等具有重要作用。

在卵泡发育的早期，间质细胞以及内泡膜细胞上出现 LH 受体，LH 与其受体结合后启动细胞内一系列酶活动，为合成雄激素（主要是雄烯二酮）打下基础。雄烯二酮（androstenedione，AND）经过颗粒细胞中芳香化酶的作用，生成一定量的雌激素。在卵泡期的后期，颗粒细胞出现 LH 受体，其量逐渐增多，排卵期之前 LH 使卵母细胞恢复第一次减数分裂，达到最终成熟的阶段，并促使成熟卵泡壁破裂、卵子排出；在黄体期，低水平的 LH，具有支持卵巢黄体功能的作用，有利于黄体孕激素、E_2 的合成与分泌，对促进排卵后的黄体功能，具有非常重要的意义。

LH 与 FSH 发挥作用，要靠促性腺激素释放激素通过下丘脑 - 垂体门脉循环运输到垂体前叶，由此作用于其本身受体，刺激 LH 与 FSH 脉冲式释放。这两种激素的分泌，对雌激素具有重要的影响。

LH 与 FSH 的分泌，并非单纯受下丘脑 GnRH 的作用，还要受卵巢雌激素、孕激素协同作用的调控。GnRH 除促使垂体合成与分泌 LH、FSH 之外，还要在雌激素的协同作用下，诱导 GnRH 本身受体的生成，从而提高垂体对 GnRH 作用的敏感性。

卵巢分泌雌激素要受 LH、FSH 的影响，反过来，雌激素对 LH、FSH 的合成与分泌也会产生影响，具有正、负反馈的双重调节作用。正是它们相互之间的促进、制约、控制作用，才形成了完整的、相对平衡的内分泌系统。雌激素具有双重调节机制，正常妇女应用小剂量的 GnRH 静脉滴注，30 分钟后血清中的 LH、FSH 水平升高，反映了储存于细胞内促性腺激素释放出来，代表垂体对 GnRH 反应的敏感性；如果继续滴注 GnRH，血清中的 LH、FSH 水平再次升高并维持在高水平，这是由于新合成的 LH、FSH 被释放，代表垂体对 GnRH 反应的储备能力。这种 GnRH 反应的敏感性与 GnRH 反应的储备能力，具有非常重要的生理作用，也反映了雌激素的双重调节作用。

卵巢功能减低者，雌激素水平低落，GnRH、LH、FSH 水平均增高。这种现象，在卵巢早衰患者中表现尤其明显。随着上述激素水平的提高，垂体的敏感性也会增高，但由于 GnRH 反应的储备较低，假若给予雌激素治疗，GnRH、LH、FSH 的释放皆会受到抑制，这种现象，就是雌激素发生了负反馈调节。根据这一原理，可以对治疗卵巢早衰的药物有一个准确的评价观测。比如服用一种治疗卵巢早衰的药物后，只要 LH、FSH 降低，就可以说这种药物是有效的。

除此之外，神经垂体具有重要的生理作用。神经垂体激素（neurohypophyseal hormone，NPH）是垂体发挥功能的一部分，由垂体后叶分泌，也是女性体内重要的激素，在诸多的生理变化中发挥重要作用。神经垂体激素包括催产素（oxytocin，OXT）和抗利尿激素（antidiuretic hormone，ADH）两种。

垂体性疾病会引发雌激素异常。常见的垂体肿瘤有垂体泌乳素瘤、垂体生长激素腺瘤与糖蛋白类激素瘤三种。垂体肿瘤常见的表现有闭经、泌乳素升高、头痛、视力下降等，与卵巢早衰的临床表现不同。

（三）甲状腺对卵巢的影响

在女性的生殖过程中，甲状腺具有重要的影响作用。人体内分泌系统，是一个相互影响、相互作用的整体。在女性下丘脑 - 垂体 - 卵巢轴的内分泌完整系统中，甲状腺扮演着非常重要的角色。尽管卵巢具有极其重要的作用，但卵巢也不可能单独发挥作用，还受到其他内分泌腺体功能状态的制约。

甲状腺是全身形态结构最大的内分泌腺体。在正常的生理状态下，它接受下丘脑－垂体前叶的促甲状腺激素释放因子（thyrotropin releasing factor，TRF）——促甲状腺素的调节与控制。甲状腺直接参与全身组织细胞的新陈代谢，包括糖、脂肪和蛋白质三大代谢，同时也参与机体生长发育、生殖生理与生殖内分泌的全过程。

甲状腺与卵巢关系密切。下丘脑所分泌的促甲状腺素释放激素（thyrotropin releasing hormone，TRH）除了直接调节控制垂体－甲状腺系统的功能外，还干预垂体－卵巢轴的功能。甲状腺素对排卵、雌激素的平衡，甚至对 FSH 与 LH 等激素的合成与分泌，均有一定的影响。甲状腺功能的稳定，对于内分泌系统的稳定，具有非常重要的意义。

腺垂体的促激素功能也不可忽视，它在平衡甲状腺与卵巢的相互关系中，具有重要的作用。LH 可以与甲状腺上的膜受体相结合，并且在一定程度上激活甲状腺的某些性能，这对研究治疗垂体性甲状腺功能低落的闭经、不排卵等疾病有一定的帮助。腺垂体分泌的几种促激素，不但可以刺激相应的靶腺，还可以刺激或者抑制其他内分泌腺的活动，具有腺体以外的代谢作用。

甲状腺－卵巢外周的直接影响。人类在其胚胎形成、组织分化、新陈代谢、生长发育等方面，都离不开甲状腺的参与。同样，性腺发育成熟、调节内分泌功能、维护正常生殖功能，也需要甲状腺的参与，否则，就会发生相关疾病。比如，当甲状腺功能下降的时候，容易发生卵泡发育障碍、流产、胚胎停止发育等疾病，而甲状腺功能恢复之后，上述疾病自然消除。

甲状腺直接影响雌激素代谢，是整个性激素代谢过程中不可缺少的一个重要因素。甲状腺功能正常与否，直接影响卵巢类固醇激素的代谢转化过程。甲状腺素分泌正常，对加速雌酮（estrone，E_1）转化为雌三醇（estriol，E_3）、增加 E_3 的代谢具有非常积极的影响。不仅如此，甲状腺激素还可以通过对垂体促性腺激素的影响而参与对性腺功能的调节，在维护生殖、内分泌系统平衡方面发挥着无可替代的作用。

甲状腺素对卵巢的影响，主要通过如下途径发挥作用：甲状腺素可以直接影响雌激素的代谢，对整个性激素代谢过程发挥着非常重要的作用。实验证实，甲状腺素的多少，可以具体干扰到卵巢类固醇激素的代谢与转化过程，如甲状腺素增多，就会加速由 E 向 E_3 的转化，使 E_3 的代谢明显增加。同时，甲状腺素还可以通过对促性腺激素的影响而参与对性腺功能的调节。垂体促性腺激素的分泌与血清中的甲状腺素浓度有一定的关系，后者的增加可以抑制促甲状腺素的分泌，同时促进 LH 的分泌，对卵巢以及整个内分泌系统都会产生影响。不仅如此，甲状腺对性腺具有直接抑制的作用。这种作用，其机制有可能是降低甲状腺对垂体促性腺激素的反应性。由于甲状腺素的分泌减少，即使垂体以上的促性腺功能是正常的，但靶腺卵巢中膜受体的敏感性、结构、结合后的效应、酶促系统健全性及完整性都有了异常的改变，导致促性腺激素不能很好地发挥其生物学效应。

甲状腺功能亢进时，亦即甲状腺素分泌过多时，则表现为周身代谢过程加速、耗氧量增多、兴奋性增强。这一细微的病理变化，对女性的内分泌系统会产生不可低估的影响。

甲状腺功能亢进加重时，卵巢类固醇性激素的分泌及排出增多，子宫内膜增生，导致月经量增多，周期缩短或者不规则，很容易发生功能失调性子宫出血（dysfunctional uterine bleeding，DUB）、原发性痛经、经前期综合征（premenstrual syndrome，PMS）、排卵期出血疼痛等异常。当甲状腺疾病进展到一定程度的时候，雌激素的分泌、释放与代谢都会受到阻滞，表现为分泌量减少或者平衡失调，而分解、灭活和排泄过程加速，最终出现月经稀发、月经量减少甚至闭经。

甲状腺功能低下对性腺功能的影响也是比较明显的。甲状腺素对垂体－卵巢激素的生物合成、释放及代谢等过程的调节作用是不可缺少的。因此，甲状腺素分泌不足会影响到上述各个环节的功能。

当甲状腺功能低下时，也会对卵巢及内分泌系统产生诸多影响。甲状腺素对垂体－卵巢激素的生物合成、释放以及代谢等过程具有调节作用，如果甲状腺素分泌不足，对整个性腺系统影响明显。这种影响对孕妇来说不限于母体本身，也会影响胎儿。胎儿在胚胎－发育－性成熟前期，处于发育与分化阶段。性腺与器官发育，需要足够量的甲状腺激素，在胎儿发育 12 周之前，胚胎完全依赖母体通过胎盘供给游离的血清总三碘甲状腺原氨酸（total triiodothyronine，TT_3）、血清总甲状腺素（total thyroxine，TT_4），在之后整个发育过程中，血清中甲状腺素水平一直处于持续增长阶段，直到出生达到最高水平。在妊娠过程中，胎儿如不能得到足量的甲状腺素，后果则非常严重。

假如妊娠期碘缺乏或者甲状腺素合成障碍，对孩子影响很大，常见的是两性畸形，先天性女性生殖器官畸形、生殖器官缺如、无卵巢等，这样的孩子长大之后很可能会发生性发育迟缓、青春期延迟、第二性征发育不足、月经来潮很晚或者原发性闭经，如不及时治疗，有导致终生不孕的可能。

发育成熟后的妇女甲状腺功能低下时，既会影响垂体促性腺激素的分泌、卵巢对其的反应敏感程度，以及卵巢类固醇激素的合成与代谢过程，又能增加靶器官——子宫对促性腺激素或性激素的反应性。由于这些影响，成年妇女一旦发生甲状腺功能低下，就会对月经周期、生育能力产生一系列的消极影响，在临床诊治不孕不育患者时，常常需要检查甲状腺功能。

甲状腺功能低下除了容易发生黏液性水肿外，生殖功能上则表现为无排卵性的功能失调性子宫出血。这是由于甲状腺素减少反馈性刺激垂体促甲状腺素升高，并刺激卵泡成熟，雌激素分泌增多，由于雌激素一时过多，便容易发生功能性子宫出血。但由于垂体对促黄体生成素的分泌并不同步，黄体功能往往很差，因此月经周期常常比较短，而且伴随子宫内膜不规则剥落性出血和痛经。如果病情得不到有效控制，易导致卵巢功能下降、子宫内膜萎缩、月经逐步稀少乃至闭经。甲状腺功能低下与内分泌系统功能紊乱、女性不孕症、习惯性流产、早产等具有一定的联系。

甲状旁腺对内分泌系统的影响尽管不如甲状腺那么明显，但其功能仍然不可忽视。甲状旁腺腺体分泌的甲状旁腺素（parathyroid hormone，PTH）是一种含有 84 个氨基酸的多肽激素。在一般情况下，甲状旁腺素的分泌受血钙浓度所调节，直接参与钙、磷的代谢，在维持钙平衡中发挥重要的作用。甲状旁腺与性腺之间没有直接联系，但对性腺间接产生影响。

（四）肾上腺皮质对卵巢的影响

肾上腺皮质功能对卵巢的影响，尽管没有像一些重要的分泌腺那么明显，但肾上腺对卵巢、雌激素的影响也是不可忽视的。由于肾上腺皮质能分泌雄激素、雌激素、孕激素等性激素，而肾上腺皮质激素诸如皮质醇（cortisol，COR）、皮质酮（corticosterone）、皮质素等均可影响性腺功能，故其对生殖功能具有一定影响。

肾上腺在生理与生殖功能等方面具有一定影响。肾上腺在调节整体内分泌系统、生殖功能等方面，发挥一定作用。垂体肾上腺皮质激素是皮质醇与雄激素分泌的主要调节激素，其分泌是阵发性的，并有昼夜周期性，随睡眠时间、照明时间、进食情况变动而改变；也可因应急状态（如重病、外伤、饥饿等）和中枢垂体系统疾病等情况而变化。

在女性体内，肾上腺皮质雄激素是血浆雄激素的主要来源。在婴儿和儿童时期，肾上腺雄激素分泌很少，随着年龄增大，皮质层网状带逐渐生长，雄激素分泌开始增加。女性阴毛发育就是肾上腺雄激素升高的结果，假如肾上腺雄激素分泌障碍，女性在发育年龄就往往没有阴毛生长。在肾上腺雄激素的代谢过程中，其中代谢方式之一就是在末梢组织内活性低的雄激素转变为活性高的雄激素，如睾酮和二氢睾酮，在芳香化酶和17- 酮类固醇脱氢酶的作用下，代谢成 E 与 E_2。

肾上腺皮质激素在性发育、性周期、性腺功能、妊娠、哺乳等诸多方面发挥着作用。肾上腺皮质激素与卵巢性激素在生物合成、代谢、降解和转化中的关系十分密切，并具有一定的相似性。肾上腺、性腺甾体激素的合成，以及代谢过程的相互关系与影响，构成了两者之间的特殊关系。

糖皮质激素的作用主要是针对机体的糖代谢，同时对机体的其他方面也会有一定的影响，主要表现在代谢、生长发育、生殖等方面。糖皮质类固醇可抑制 LH 对促性腺激素释放激素的反应，使雌激素、孕酮分泌受到阻碍，因而常常导致不排卵、月经紊乱，甚至闭经。

（五）胰腺对卵巢的影响

胰岛与卵巢的关系，主要体现在胰岛功能失调时月经的改变，以及卵巢功能失调对胰岛的影响。从临床上来看，一些有糖尿病的女患者，特别是没有得到及时治疗、及时控制的患者，有不同程度的闭经或月经不调。而自从临床应用胰岛素之后，严重糖尿病患者明显减少，月经明显异常者比例也明显下降。这说明，糖尿病的严重程度，即胰岛功能的情况，在一定程度上决定着其对卵巢功能、月经影响的大小。

所以控制糖尿病病情，从而减轻其对性腺的影响非常重要。对于青春期前的糖尿病患者，及时控制、及时治疗，对防止卵巢受到严重不良影响具有非常重要的意义。糖尿病患者在性周期中，病情常常发生一些变化。在雌激素分泌增多的时间内，如排卵期前后，患者对胰岛素的需求量增多。倘若此时胰岛素分泌不足，糖尿病往往有加重趋势，甚至会发生酮症酸中毒。在这种病理状态下，胰岛素还能直接作用于垂体前叶，使促性腺激素分泌增加，从而干扰月经周期变化。同时，胰岛素还会通过对外周组织营养代谢的影响，包括改变胰岛素受体的敏感性及对糖类物质的有效利用率等，对患者性腺产生影响。

糖尿病与妊娠具有一定的关系。在妊娠期，随着多种激素水平的变化，糖代谢也会产生变化。有些孕妇发生妊娠糖尿病，与胰岛功能不足有关。胰岛素分泌不足，以糖类代谢为主的代谢功能失调，对下丘脑－垂体系统性激素的合成、代谢和降解过程会产生不同程度的影响。正是这种影响，使卵巢功能发生紊乱，排卵功能发生障碍，以致育龄期的妇女难以正常怀孕。

（六）前列腺素对卵巢的影响

前列腺素（prostaglandin，PG）对生殖系统的影响，主要表现在对下丘脑、垂体、卵巢、月经以及分娩的影响等诸多方面。

前列腺素无明确的靶器官，严格地说不是真正的内分泌激素，但它对其他内分泌激素具有很重要的调节功能，发挥着局部激素的作用。前列腺素对下丘脑－垂体具有一定的影响。

前列腺素对卵巢的影响主要体现在两个方面，其一是前列腺素参与排卵过程，其二是参与黄体功能衰退的过程。据报道，前列腺素的抑制剂不仅可以阻断自然的排卵过程，也能够阻断 LH 对实验动物排卵的诱导。假如在卵泡内注入前列腺素抗血清，也能够抑制排卵。临床观察还发现，前列腺素 $F_2\alpha$（prostaglandin F2 alpha，$PGF_2\alpha$）在 LH 缺如的情况下，可单独诱导排卵的发生。

在正常情况下，排卵期之前卵泡液中的前列腺素浓度明显增加，到月经周期的第 14 天时达到高峰。卵泡中前列腺素的产生，是由 LH 调节的，而这一调节作用是通过环磷酸腺苷（cyclic adenosine monophosphate，cAMP）实现的，颗粒细胞是前列腺素产生的主要部位。

前列腺素与黄体功能具有密切关系。前列腺素除了参与排卵之外，还参与黄体功能维持和黄体溶解的调节过程。医学研究证实，哺乳动物的黄体组织和细胞都有合成前列腺素的能力。我们知道，黄体组织具有非常丰富的血液循环系统，其中的血管内皮细胞也是黄体前列腺素的重要来源之一。

前列腺素对月经的影响。在月经周期的不同时段内，子宫内膜中的前列腺素含量是不同的，黄体期内膜中的前列腺素高于卵泡期。在月经期，子宫内膜中含有大量的前列腺素，这与月经期之前内膜血管收缩活性增加有关。一些学者认为，在排卵期宫颈黏液中含有大量的前列腺素，这可能与促进精子进入子宫并迁移到输卵管有关。在临床中，痛经女性子宫内膜中的前列腺素含量高于非痛经者。对于严重的痛经，临床使用前列腺素抑制剂，可使70%~80% 的原发性痛经得到缓解。而且，使用前列腺素抑制剂比较安全，正确使用基本不会对使用者产生不良影响。

前列腺素对输卵管的影响。输卵管黏膜内含有高浓度的前列腺素 E、前列腺素 F。前列腺素不仅可以影响宫颈、子宫，还可增加输卵管的活动能力，从而参与精子进入输卵管内和受精卵运输到子宫内的调节活动。

前列腺素对宫颈的影响。我们知道，从怀孕到分娩，子宫颈会发生一系列的变化。从受孕开始，前列腺素使宫颈黏液发生改变从而有利于精子进入，之后使黄体功能符合孕育要求，使受精卵在子宫内着床。到分娩时，前列腺素可以使宫颈成熟、软化、极度扩张，为顺利分娩做好准备。

前列腺素对妊娠的影响。前列腺素在分娩机制中具有非常重要的作用。在妊娠之后，使用前列腺素可导致子宫收缩，而使用前列腺素抑制剂，则可以延缓分娩过程、延长流产时间、抑制早产发生。

前列腺素的避孕作用。前列腺素的避孕机理，可能是通过下丘脑 – 垂体控制了正常的排卵，也有可能是前列腺素通过促进黄体溶解或增强宫缩加速卵子通过，使其不利于受孕与着床，因而达到避孕效果。

（七）松果体对卵巢的影响

松果体是一个受神经支配、能合成和分泌某些重要激素、调节体内多种生理功能的器官。成人的松果体重量仅仅是 0.6~0.8g，女性妊娠期重量略增加，大约有 1g。松果体的颜色为朱红色。

松果体是人类和其他脊椎动物才有的，尽管它是一个很不起眼的微小器官，甚至曾经一度被忽视，但其实它的生理作用很强大。

松果体来源于上丘脑部分的脑室膜细胞，属于脑室周围分泌器官之一。松果体对下丘脑功能的影响，只能通过体循环或围绕松果体的蛛网膜下腔中的脑脊液而起作用。

松果体内的吲哚类激素，可抑制未成熟小鼠的性腺发育，抑制成熟小鼠的生育能力。动物实验证明，假如每天给雌鼠注射褪黑激素，会减低性腺的发育速度，使卵巢生长明显迟缓。

松果体对内分泌系统与生殖能力均有影响。松果体和青春期的发动与开始，性器官的发育与成熟，促性腺激素的节律性分泌等有关。如果松果体发生肿瘤，可诱发女性性早熟。

女性在生长发育过程中，都会有松果体的参与，诸如在性成熟、初潮、性欲、妊娠、分娩、绝经等一系列生理变化过程中，松果体都在发挥着生理作用。

第二章　卵巢早衰的形成因素与不良影响

一、卵巢早衰的形成因素

卵巢早衰的确切原因尚未完全明了，但许多的临床研究资料证实，卵巢早衰与诸多因素有关。诸如遗传、环境、感染、精神、心理、饮食、流产、药物、生活习惯、放疗化疗、卵巢部分切除、不当减肥、免疫、物理、辐射、特发因素、性早熟、酶缺陷等，均与卵巢早衰有着或多或少、直接或间接的联系。

依据西医学的分类方法，卵巢早衰的原因分为两大类，一类是卵泡数量的缺失（卵泡耗竭型），一类是卵泡功能的消失（卵泡数目正常型）。前者又分为初始卵泡的数目不足和卵泡闭锁加速，而后者则包括酶缺乏、自身免疫、信号缺失、医源性（包括手术、放疗、化疗）、特发性等因素。也有学者根据卵巢早衰的病因和发病机制，将其归纳为医源性、感染、酶缺乏、遗传（细胞基因和基因突变）、自身免疫和特发性等原因。

卵巢早衰发病率之高，对患者的危害之大，已经引起了医务人员的广泛关注，成为临床研究的热点。文献研究显示，40 岁之前发生卵巢早衰的概率为 1%~3.8%，30 岁之前发生率则为 0.1%。在原发性闭经患者中，有 10%~28% 为卵巢早衰；在继发性闭经患者中，有 4%~18% 为卵巢早衰。

前几年的卵巢早衰流行病学研究发现，美国的非洲裔美国人和拉丁美洲人患病率均为 1.4%，美国白种人患卵巢早衰的概率是 1.0%，而中国人为 0.5%，日本为 0.1%。

研究证实，卵巢早衰的流行性因素与种族有一定的关系。通过对患病率较高的人种一般情况分析发现，比较其雌激素水平、体重指数、骨质疏松程度和严重的功能障碍、吸烟等情况，白种人中上述因素均与卵巢早衰具有相关性，而非洲裔美国人中，体重指数、雌激素水平与卵巢早衰关联更为明显。

（一）卵巢早衰的定义

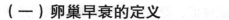

什么是卵巢早衰？这是一个需要明确的问题。卵巢早衰，顾名思义，是在不到卵巢衰竭的年龄段，提前发生了卵巢功能衰竭的病理与体征。关于年龄段，一般认为在40岁之前发生卵巢功能衰竭者，可确定为卵巢早衰。

至于40岁之后出现卵巢功能衰竭的现象，医学上则不能称之为卵巢早衰。也就是说，卵巢早衰有一个严格的年龄限制。

（二）卵巢早衰的诊断要点

如何确诊卵巢早衰？这不仅需要临床症状，还要有相关检验指标等支持。女性在40岁之前，出现类似更年期的基本症状，月经以往正常，由月经量少、周期延长逐步发展到闭经；颜面潮红，心悸不安，失眠多梦，记忆力下降，烦躁易怒，疲乏无力，性欲减退，阴道分泌物减少，性交疼痛，甚至骨质疏松，精神疲惫，潮热出汗，就要引起高度警惕。其实，上述症状就是女性更年期才会出现的症状，其症状的发生，就是由于卵巢功能的衰退。

月经是女性内分泌功能的晴雨表，卵巢早衰较早出现的症状就是月经异常。尽管生育能力下降、FSH升高比月经量减少或稀发发生更早，但这些指标需要更多的医学手段才能发现，并没有明显的症状。

卵巢发育异常，会在青春期之前就发生闭经，而且第二性征无发育；卵巢早衰发生在青春期之后，则表现为继发性闭经。该病月经异常常常是从量少、经期缩短、月经稀发等开始，初期月经周期与初潮时间正常，但之后出现周期推迟、月经稀发或不规则子宫出血，大约1/4的患者出现突然闭经。不过，有的患者并非一定闭经，也不是闭经后再也不会来潮，有的卵巢早衰患者月经也可恢复正常，甚至还有自然怀孕的报道，但这样的情况少之又少。

卵巢早衰发生后，雌激素水平低下，出现类似更年期综合征（perimenopausd syndrome，PMS）的症状，出现潮热、出汗，还有诸如抑郁、焦虑、失眠、记忆力减退等神经精神症状，继而出现阴道干涩、性交痛、阴道烧灼感、外阴瘙痒，并常伴有尿痛、尿频、尿急、排尿困难等泌尿生殖道症状。

除上述症状外，还会有相应的病因。除有药物、手术、感染等常见因素外，还可能有遗传、内分泌或免疫性疾病等因素。因而，也会出现相应疾病的症状与临床表现。如有肾上腺功能减低、糖尿病、甲状腺功能亢进或减退等疾病，也会出现相应的临床症状。肾上腺功能减退者常伴有疲乏无力、色素沉着、体重下降、血压降低等症状；而伴有糖尿病者，则会有多饮、多食、多尿与消瘦等症状；伴甲状腺功能减退，则有乏力、畏寒、腹胀、便秘、智力低下、反应迟钝等症状；甲状旁腺功能亢进，则出现肌无力、食欲不振、恶心呕吐、性格改变、情绪不稳、记忆力减退、突然衰老、全身或局部骨关节痛、皮肤瘙痒等症状；甲状旁腺功能减退，则出现手足抽搐、焦虑、精神错乱、口周及手指尖麻木、出汗、面色苍白、皮肤干燥等症状；合并系统性红斑狼疮，则有发热、皮疹、关节痛等症状；伴有类风湿关节炎，则有关节疼痛、僵硬等症状。

1. 体征检查

在体征方面，具有先天性疾病者，如特纳综合征（先天性卵巢发育不全）患者，则有身体矮小、智力低下、蹼颈、肘外翻、贯通手、桶状胸、乳头间距宽、眼睑下斜、内眦赘皮、耳郭大而低、后发际低、第 4、5 掌骨及趾骨短、卵巢呈条索状等表现。严格地讲，该病属于先天性疾病，不属于卵巢早衰范畴。如果属于染色体异常引发的原发性闭经，还会有第二性征发育不全，乳房发育不良或未发育，内生殖器幼稚型，阴毛、腋毛稀少甚至缺如等症状。在盆腔检查时可以发现雌激素缺乏的特殊表现，如阴道黏膜充血，黏膜下有出血点。极少数淋巴细胞性甲状腺炎患者，出现伴或不伴压痛的卵巢增大。

在体征方面，重点要注意有无病因病变的体征。其基本特点，是相关疾病的体征与卵巢早衰同时存在。

2. 实验室检查

实验室检查对卵巢早衰的诊断是非常重要的。性激素测定可以大致确定疾病状况。在卵巢早衰早期乃至尚未出现月经异常时，FSH 升高、雌激素水平下降或升高是其重要特点。一般情况下，早期 FSH 仅仅轻度升高，或者 FSH 显著高于 LH。若 FSH > 30 IU/L，E_2 < 73.2pmol/L，P < 2nmol/L，则说明已经发生卵巢早衰。需要特别强调的是，在卵巢早衰初期，FSH 升高是一个重要的参考指标，一旦升高，即便没有卵巢早衰的症状也应引起重视。

不过，一次 FSH 升高，不能贸然下结论就是卵巢功能衰竭，需要间隔一段时间复查，至少两次结果都是如此，而且都是在月经来潮的第 2~3 天检查，且未服用相关产生影响的激素药物，卵巢早衰的诊断方可确定。ELISA 法测定首次就诊卵巢早衰患者的血清雄激素水平后发现，卵巢早衰患者的血清睾丸酮和硫酸脱氢表雄酮（dehydroepiandrosterone sulfate，DHEAS）水平大多与同龄妇女近似，雄烯二酮水平低于正常同龄妇女。若伴有甲状腺或肾上腺的自身免疫性疾病并引起其功能低下，则皮质醇、TT_3、游离三碘甲状腺原氨酸（free triiodothyronine，FT3）、TT_4、游离甲状腺激素（free thyroxine，FT_4）水平大多降低，ACTH 及 TSH 水平升高。当然，对于可疑病例，需化验 3 次后方可确诊。

3. 超声检查

该检查在诊断卵巢早衰中具有重要意义。盆腔超声检查显示，大多数卵巢早衰患者卵巢与子宫缩小，卵巢中无卵泡。不过，染色体核型正常的卵巢早衰患者，有 1/3 以上者可发现卵泡，但多数患者的卵泡不能正常发育，更难以达到成熟状态。

如卵巢体积大小正常、可见多个小卵泡者，属无反应卵巢综合征（no reaction ovarian syndrome）。经阴道或直肠 B 超检查，可发现子宫缩小，内膜变薄，卵巢测定值缩小，约 40% 的患者卵巢内可有卵泡存在，但直径大多在 10mm 以下。

子宫和卵巢大小与绝经后的年限有关。有学者测定绝经后子宫萎缩和卵巢缩小的变化后发现，绝经后即出现卵巢体积缩小，绝经 1 年后右卵巢的缩小率为 38%，绝经后 ≤ 2 年的缩小率为 54%，绝经后 ≤ 5 年的缩小率为 62%，绝经后 ≤ 10 年的缩小率为 64%。子宫体积缩小相对比较缓慢，绝经后 2 年仅缩小 7%，5 年缩小 28%，10 年缩小 33%。绝经后的子宫内膜逐渐变薄，很少超过 5mm。

4. 宫颈黏液检查

通过妇科检查可见，患者分泌物明显减少，大小阴唇萎缩，阴道黏膜菲薄、皱褶减少、充血，子宫萎缩，甚至呈现老年萎缩性阴道炎改变。

在女性育龄期，由于雌激素的作用，每当月经周期的排卵期到来之前，宫颈黏液分泌明显增多，质变薄，如同蛋清状，并有典型的拉丝现象，拉丝长度超过 10cm 基本可确认有正常排卵。此时，宫颈黏液受孕激素作用出现羊齿状结晶，出现排列成行的椭圆体。临床根据黏液的量与性质，可大致判断体内雌激素水平，进而了解卵巢功能。

5. 阴道脱落细胞检查

卵巢早衰患者常显示雌激素水平低下，脱落细胞中出现底层细胞或以底层细胞为主。该方法是判断卵巢功能的常用方法之一，通过成熟指数监测体内雌激素的变化，可较为准确地了解卵巢功能是否正常。

6. 腹腔镜检查

剖腹或者进行腹腔镜卵巢活组织检查，可见卵巢萎缩。显微镜下见卵巢皮质内均为纤维组织，无始基滤泡等各级滤泡。除此之外，在腹腔镜下观察卵巢外观，对诊断也有帮助。绝大多数卵巢早衰的患者，为双侧萎缩型卵巢或条索型卵巢。

卵巢早衰者可见卵巢小于正常、萎缩，卵泡不明显，镜下见不到始基卵泡，卵巢间质纤维化，卵巢内可找到抗卵巢抗体（antiovary antibody，AOAb）。无反应卵巢综合征，则见到卵巢正常大小，肉眼及镜下均可见多个小卵泡，卵巢组织内可找到抗卵泡膜细胞、抗颗粒细胞与抗 FSH 抗体。

腹腔镜检查卵巢体积缩小，很难见到发育中的卵泡和排卵孔，无黄体形成，子宫体积略缩小。有学者对 300 余例月经紊乱妇女进行腹腔镜检查后发现，卵巢体积小于 2cm × 1.5cm × 1cm 时或少见发育卵泡者，血清 FSH 水平已经开始升高，卵巢功能将在 2 年内衰竭。

7. 基础体温测定

该测定提示基础体温单相，表明无排卵期、无黄体功能形成的升高曲线。该方法比较简便、相对准确，可判定排卵期、黄体功能是否正常。

卵巢功能正常且有正常排卵期时，其基础体温双相，出现前半期低、后半期高的体温曲线。排卵后孕酮分泌增多，刺激体温中枢引发体温升高 0.4℃左右，持续 12~14 天。如果是卵巢早衰，就不可能出现上述体温。

对于不能确定卵巢功能是否衰退者，病理组织学检查是非常重要的诊断依据。根据患者病理组织学检查，常见的病理现象有两类，一种是未见卵泡，完全为纤维化间质所占；另一种仅有正常原始卵泡至初级卵泡，若给予大量促性腺激素也不发育，此类称为抗卵巢综合征。多数为第一种组织学所见，萎缩的卵巢无卵泡或只有闭锁卵泡，在卵巢间质部如见到同绝经者的纤维变性即可诊断。

8. 骨密度测定

该方法也是诊断卵巢早衰的常用方法。该类患者，由于低峰值骨量与骨丢失率增加，大多有低骨量和骨质疏松症表现。年轻患者，如果在骨峰值形成之前罹患卵巢早衰，那么发生雌激素缺乏状态的时间，要比正常绝经妇女长得多。

雌激素具有保护骨骼的作用，一旦过早缺乏，会引起骨吸收速度加快，加重骨丢失，发生骨质疏松症的概率增加。通过临床研究发现，染色体正常的自发性卵巢早衰患者，约有2/3骨密度低于同龄正常妇女均值。

9. 免疫指标和内分泌指标

自身免疫指标和内分泌指标的测定，对诊断卵巢早衰具有参考意义。自身免疫性疾病的检测，主要包括血钙、磷、空腹血糖、游离 T_4、TSH、甲状腺抗体、清晨皮质醇、总蛋白、白蛋白/球蛋白比例、风湿因子、抗核抗体、全血计数、血沉（erythrocyte sedimentation rate，ESR）等指标。遗憾的是，上述指标不是特异性的，只能作为临床参考，综合判断。

抗卵巢抗体是免疫性卵巢早衰的一种免疫应答反应，在正常女性体内存在一定量的非致病性抗卵巢抗体。卵巢早衰患者抗卵巢抗体阳性范围在18%~70%。有报道称，卵巢早衰观察组的抗卵巢抗体阳性率明显升高，具有一定的临床参考意义。但也有学者认为，抗卵巢抗体与卵巢炎的严重程度与其检查结果并无相关性，也不能预示是否会发生以及何时会发生卵巢功能衰退。

据有关资料显示，约有1/3正常妇女会有抗核抗体阳性，因此该指标也不具有特异性。有学者发现，肾上腺功能衰竭妇女类固醇细胞抗体阳性者，发生卵巢早衰的概率较大。近几年的报告显示，抗核抗体在卵巢早衰患者中阳性率为24%，而正常女性的阳性率仅为5%，仍具有临床参考意义。

在卵巢早衰患者中，有少量患者抗透明带抗体（antizona pelluicida antibodies，AZPAb）、抗心磷脂抗体（anticardiolipin antibody，ACA）检查出现阳性反应，其阳性率比正常妇女为高，具有临床参考意义。

抗苗勒管激素（anti-mullerian hormone，AMH）检查是评估年龄相关生育能力的最佳内分泌指标，能够更早、更准确地反映年龄相关卵巢储备功能

（ovarian reserve function，ORF），可预测普通人群的生殖力和绝经期。不仅如此，AMH检测，其浓度不受月经周期影响，可在任意一个月经周期时间内检测，同时也不受激素、避孕药影响，便于临床应用。

AMH检测，对诊断多囊卵巢综合征（polycystic ovarian syndrome，PCOS）具有重要参考意义。AMH辅助诊断PCOS的阈值为6.99ng/mL，敏感度高达84%，特异度高达92%，AMH＞4.7ng/mL辅助诊断PCOS即有临床意义。

临床资料显示，大多数卵巢早衰患者的AMH水平极低，小于绝经浓度0.086ng/mL，或低于检测限，相比现有FSH 40IU/L的诊断标准更敏感、更方便。

AMH还可以更准确地评估年轻的高促性腺激素患者的卵泡池，特别是对于FSH升高但月经周期大致正常的患者，如初期卵巢衰竭（incipient ovarian failure，IOF），或者是对于月经不规律但不满足卵巢早衰诊断标准的高促性腺激素的患者，如过渡期卵巢衰竭（transitional ovarian failure，TOF）等，具有重要参考意义。

AMH ＜ 1.9ng/mL提示卵巢储备功能进入快速衰退期；43岁以上女性AMH平均值为0.72 ng/mL；诊断卵巢低反应的临界值是AMH 0.52ng/mL；AMH水平在绝经前3~5年下降到检测限以下；绝经参考浓度为0.086ng/mL。

卵巢储备功能与AMH水平密切相关。相比抑制素B（inhibin B，INHB）和窦状卵泡数，AMH水平的变化与卵泡池消耗相关度更高。因此，临床常将AMH作为卵母细胞和卵泡发育潜能的标记物。女性在30岁之后，卵巢储备功能开始下降，其生育能力逐步减退。检测血清AMH水平，可准确评估女性卵巢储备功能，预测其未来生育能力。

除此之外，AMH可预测绝经年龄。生育晚期AMH和年龄一起可以较好地预测绝经年龄。

10. 克罗米芬刺激试验

该试验是检查卵巢功能的常用方法。该法也称之为克罗米芬激惹试验（clomiphene citrate challenge test，CCCT），临床运用较多，主要是预测卵巢的储备能力。临床使用克罗米芬（clomiphene citrate，CC）后的FSH水平，能够反映卵泡发育区内分泌反馈的具体情况，对卵巢储备功能有一个比较准确的判断。

其方法是：在月经周期第5~9天之内，每天口服CC100mg，连续5天，用药后次日测定基础FSH水平。假如FSH升高＞20IU/L，则可以诊断为卵巢储备功能不足。现在有学者认为，用CC后FSH升高＞10IU/L，也说明卵巢储备能力下降，属于卵巢功能衰退的隐匿期。

临床观察发现，在妇女卵巢储备功能下降时，卵巢颗粒细胞产生抑制素的水平也会同步下降，CC刺激产生的FSH反应，则呈现出亢进状态；而卵巢储备功能正常者，在用药前后的FSH水平，均高于卵巢储备功能下降者，用药前后抑制素浓度与FSH水平呈负相关。根据这一原理，可判断患者是否出现卵巢早衰。

11. 促性腺激素释放激素兴奋试验

该试验可了解卵巢功能。实验方法是，一次性注射GnRH100μg，30~90分钟后LH水平升至用药前的3倍，而FSH没有变化，这种结果常提示垂体功能良好；若LH在用药后未见上升，则提示垂体功能不良；FSH、LH反应均为亢进，FSH反应较LH亢进，则表示卵巢功能衰退。该方法相对准确，是临床常用的方法之一。

（三）卵巢早衰的鉴别诊断

卵巢早衰具有明确的诊断依据，凡40岁之前出现闭经、更年期症候群或绝经期症状，以及低雌激素血症、高促性腺激素血症，即可诊断为卵巢早衰。

卵巢早衰的诊断不难。目前，医学界比较公认的卵巢早衰的诊断标准为：①年龄＜40岁；②闭经时间≥6个月；③两次血清学检查（间隔1个月以上）FSH＞40IU/mL。不同时具备上述条件者，则不能诊断为卵巢早衰。

为防止误诊，除以上临床表现所述病史、体检、辅助检查能提示可能的病因外，所有患者还应进行以下相关检查，以排除相关疾病。

染色体检查以除外染色体异常引起的卵巢功能衰竭；自身免疫性疾病及相关疾病的筛查，包括甲状腺功能中的TT_3、TT_4、TSH；检查肾上腺功能，包括皮质醇、ACTH等；怀疑糖尿病者检查糖化血红蛋白（glycated hemoglobin，HbAlC）；自身抗体包括抗核抗体、抗甲状腺微粒体抗体、抗甲状腺球蛋白抗体、抗心磷脂抗体、类风湿因子等。同时，血常规、血沉、尿常规也要进行筛查。

卵巢早衰合并中枢神经系统症状时，应进行垂体的核磁共振成像（MRI）检查，以排除垂体肿瘤。

骨密度测定：常用方法有单光子吸收法、双能X线吸收法、定量计算机断层扫描成像（CT）和超声检查等，明确是否已经发生骨质疏松症，判断是不是与卵巢早衰有关。

除此之外，卵巢早衰需要与无反应卵巢综合征相鉴别。该征是指妇女卵巢组织内具有以始基滤泡为主的滤泡组织，对垂体促性腺激素无反应。该征也会出现原发性或继发性闭经、不孕，并伴有第二性征发育差，具有烘热心烦、胸闷易怒、精神抑郁等更年期多有的症状，FSH水平升高至绝经期水平，E_2水平低下。患者阴道黏膜薄、充血，部分患者子宫与卵巢常发生萎缩，显微镜卵巢活组织检查发现卵巢皮质内有始基滤泡等组织，可与卵巢早衰相鉴别。无反应卵巢综合征病因与卵巢早衰有相近之处，所不同的是该征卵巢FSH受体有缺陷，或抗FSH受体抗体作用被破坏。不过，即便卵巢活组织检查未发现有滤泡组织，也不可轻易排除该征的可能。在诊断方面，除病史、妇科检查，FSH、E_2测定，卵巢活检之外，还应在术前进行阴超、CT或MRI扫描，以确定整个卵巢内是否有小滤泡存在。该征目前无特效治疗方法，与卵巢早衰治法基本接近，应用雌、孕激素序贯治疗，具有一定的效果。

（四）卵巢早衰与部分疾病

卵巢早衰的另外一种分类方法，是按照卵巢内是否还有卵泡进行分类，即无卵泡型与有卵泡型。卵泡缺失造成的卵巢早衰，多发生于医源性的放疗、化疗、手术之后，也有部分患者系过度促排卵所导致。上述原因，均可造成卵泡的数目减少甚至消耗殆尽，这种破坏往往是永久性的。

先天性疾病因素是导致卵巢早衰的一个相关因素。有些女性卵巢功能自幼就处于尚未发育或发育不全的状态，内分泌处于异常状态。女性所有依赖卵巢激素生长的器官，都会因雌激素水平低下而处在不发育或发育不全的状态，有个别患者，其发育状态甚至属于幼儿时期的基本特征。其乳房、阴道、子宫、卵巢等性器官，都处于幼稚状态。

当然，如果一开始卵巢就不具有正常的功能，则不属于卵巢早衰；但如果卵巢功能开始正常，而后来因疾病导致卵巢功能不全或衰竭，则属于卵巢早衰的范畴。发生这种现象，大多认为是由先天性滤泡过少，或者性染色体异常而引发的，譬如决定性腺分化的 X 染色体上基因异常，就会影响到性腺的正常发育。

原始卵泡储备过少，卵泡闭锁或耗竭过快，也会使生殖细胞正常发育成为难题，卵巢功能受到伤害。假如胚胎时期从卵黄囊迁入卵巢内的生殖细胞过少，或卵泡膜颗粒细胞不能合成足够的卵母细胞成熟分裂抑制因子，致使仅有的少数卵细胞在提前完成第一次成熟分裂后过早退化，也会使卵巢早衰的发病可能成为现实。

（五）卵巢早衰与遗传因素

研究资料证实，一部分卵巢早衰患者的病因与遗传有关。卵巢早衰病因十分复杂，在基因研究方面，目前认为卵巢早衰发生的机制包括始基卵泡池储备不足、卵泡闭锁加速、优势卵泡募集改变、卵泡成熟障碍等，但确切病因与发病机制尚未明了。正是由于病因不明，治疗上缺乏切实有效的防治方法，所以只能针对其表现的主要症状进行干预。随着医学研究的进展，卵巢早衰发生的分子机制研究显示，其发生与某些基因有关。

细胞及其分子遗传性因素是常见因素之一。据研究证实，卵巢早衰的发病，可能源于先天性生殖细胞数目减少、正常卵泡加速闭锁等原因，也可能属于性腺发育不全，其中包括染色体结构的改变或缺失。卵巢皮质层所含的卵泡数量减少，也会因差异而致症状不同。

这种情况，患者常表现为原发性闭经，个别表现为继发性闭经。如果疾病发生在早期，第二性征发育就会受到影响；而如果发生在发育成熟之后，则表现为继发性闭经，其病情与内分泌系统异常程度及出现迟早有关。有关资料显示，染色体核型最多见为正常的 46，XX，其次为嵌合型 45，XO/46，XX，Xp-、Xq- 及 47，XXX，偶见 45，XO。

基因造成卵巢早衰的现象是比较常见的。临床通过对患者家族史的分析可知，家族性卵巢早衰的发病率，在不同的人群中为 4%~31%，这是一个庞大的发病群体，说明遗传因素在卵巢早衰的发病原因中占主要地位。X 染色体的异常，常常被公认是引起卵巢早衰的主因，一些学者在研究中发现，常染色体上也发现了越来越多与卵巢早衰相关的蛛丝马迹。

X 染色体异常与卵巢早衰关系密切，两条完整的 X 染色体，是维持女性卵巢功能正常的基本条件，如果一部分存在 X 染色体缺失或者部分缺失，就会出现严重后果。比如特纳综合征，就是 X 染色体微缺失。特纳综合征又称先天性卵巢发育不全综合征，目前认为是卵巢功能缺失最常见的、明确的病因。有资料显示，该病引发卵巢早衰概率高达 84%。其形成原因，一般认为可能是生殖细胞减数分裂时性染色体未分离，导致合子形成时缺失一条 X 染色体。这种情况下，患者表现为身矮、躯体畸形、第二性征不发育，易发生原发性闭经、卵巢早衰、不孕及性功能低下。检查可发现，双侧卵巢呈条索状发育不良。

X– 常染色体平衡易位与卵巢早衰也有联系，这种原因导致的卵巢早衰常有报道。其易位的断裂点可分布在整个 X 染色体上，其断裂点在卵巢发育相关的关键区域破坏了重要的基因，即便没有破坏基因的编码序列，但影响基因表达，同样对卵巢发育有严重的不良影响。

X 染色体基因突变与卵巢早衰有关。原始卵泡池数目减少、卵母细胞闭锁加速、优势卵泡募集过程异常，或卵泡成熟障碍以及卵泡对体内激素调节的反应下降或消失，都会导致卵巢早衰。

其与之相关的基因也成为研究卵巢早衰的热点，X 染色体的长、短臂上都存在与卵巢早衰相关的候选基因。在此类异常患者中，X 染色体短臂基因突变包括骨形成蛋白 –15 基因、X 连锁锌指基因、果蝇肥胖相关基因，而 X 染色体长臂基因突变包括 POF1B 基因、X 染色体失活特异转录子基因、DIA 基因、脆性 X 综合征基因等。

常染色体基因突变与卵巢早衰的发生同样具有一定的内在联系，其中包括 FOXL2 基因、FSH 受体基因、抑制素基因、生长分化因子 –9 基因（growth differentiation factor–9，GDF–9）等。上述染色体异常和基因突变，都可能导致卵巢早衰的发生。

卵巢早衰的发病机制研究，无疑有助于了解、分析生殖细胞的发生、增殖和维持卵巢功能的机制。但是，由于已发现的候选基因突变率并不高，而且还存在不同实验室研究结果存在差异等因素，关于卵巢早衰遗传学病因的研究并非那么轻松。

另有研究表明，卵泡刺激素受体（folliclestimulating hormone receptor,

FSHR）、黄体生成素受体（luteinizing hormone receptor，LHR）缺陷，也是导致卵巢早衰的一个原因。如果发生 FSH、LH 及 FSHR、LHR 缺陷，就有可能导致卵巢早衰。这一观点，在后来研究者的临床观察中得到证明。FSHR 基因位于 2 号染色体短臂，其失活突变与卵巢早衰有关。

FMR 基因是卵巢早衰的高危因素。该基因位于 Xq27.3，研究发现发生在 FMR1 基因内的脆性位点 X 前突变是卵巢早衰的高危因素，临床有 13%~25% 的脆性 X 前突变携带者会发生卵巢早衰，而普通人群仅有 1% 的发病率；除此之外，FMR2 基因内的微缺失，也可能与卵巢早衰发病相关。

POXL2 基因与卵巢早衰。该基因位于 3q23，其突变可导致先天性小睑裂综合征（blepharophimosis-ptosis-epicanthus inversus syndrome，BPES），BPES Ⅰ型同时存在眼睑异常与卵巢衰竭，而Ⅱ型则仅表现为眼睑异常。

AIRE 基因与卵巢早衰。AIRE 基因为自身免疫调节子基因，定位于 21q22。研究证实，该基因与自身免疫性多内分泌腺病综合征（autoimmune polyendocrine syndrome，APS）Ⅰ型有关，常常累及肾上腺皮质、甲状旁腺、甲状腺、性腺、胰腺 β 细胞、胃壁细胞等，可有卵巢早衰的表现。

抑制素基因与卵巢早衰。抑制素可调节垂体 FSH 分泌，对卵巢功能具有间接的调节作用，故认为是卵巢功能衰竭的一个潜在候选基因。

另外，约 10% 的卵巢早衰患者有家族史。据临床资料报道，姐妹数人或祖孙三代可共同发病，表现为原发性闭经或继发性闭经。有学者通过家谱分析发现，卵巢早衰与早绝经有较高的家族遗传倾向，其发生与一种由常染色体传递或 X 连锁显性限制性遗传病有关。

（六）卵巢早衰与酶缺陷因素

临床发现，酶缺陷也是导致卵巢早衰的一个因素。人体内几种特殊的酶发生缺陷时，会破坏雌激素合成。如果在青春期前发病，就会导致青春期延迟、原发性闭经，促性腺激素水平往往高于正常值。

在临床上，半乳糖血症就是因半乳糖 -1- 磷酸尿苷酰转移酶（galactose-1-phosphate uridylyltransferase，GALT）缺乏导致的半乳糖代谢障碍疾病。正是由于这一原因，易引发卵巢功能衰竭，对身心健康造成严重影响。医学研究证实，半乳糖磷酸尿苷酰转移酶缺乏所导致的半乳糖代谢障碍，往往与性腺功能低下有关，发病时同时存在肝、肾、豆状核和神经系统等方面的异常。血清半乳糖和/或半乳糖-1-磷酸盐升高，会导致卵巢实质性的伤害。这种伤害如果发生在胚胎发育期，则会遏制原始生殖嵴迁徙，致使卵巢内始基卵泡数量锐减，为以后发生卵巢早衰留下隐患。

研究资料还证实，卵巢17α-羟化酶缺乏导致雌激素合成障碍，进而使FSH反馈性升高，这类患者尽管染色体核型正常，外生殖器呈女性，也有子宫发育，卵巢内有始基卵泡，但无第二性征发育，会出现原发性闭经。

除此之外，研究发现，胆固醇裂解酶、17α-羟化酶以及17，20-碳链裂解酶的缺陷，也可导致出现卵巢早衰临床症状与病理方面的异常。

碳链裂解酶、类固醇激素脱氢酶和还原酶的缺陷，均会引起性腺功能低下，容易发生卵巢早衰。

（七）卵巢早衰与免疫因素

免疫性因素也是导致卵巢早衰的相关因素。大量的临床资料证实，一些免疫性疾病与卵巢早衰有一定的关系。

西医学研究发现，卵巢早衰与细胞免疫（$CD4^+$、$CD8^+$）、体液免疫（抗透明带抗体、抗卵巢抗体、类固醇细胞抗体和肾上腺皮质抗体、促性腺激素受体抗体、醛脱氢酶家族成员ALDHIAI和SBPI、其他自身抗体等）、自身免疫性疾病（肾上腺疾病、甲状腺疾病、系统性红斑狼疮和干燥综合征等）均有一定的联系。该病免疫学病因复杂，临床表现多样，其免疫因素仅仅是卵巢早衰多种病因中的一种。

临床发现，有5%~30%的卵巢早衰患者，同时患有其他自身免疫性疾病，其中以桥本甲状腺炎最常见，其次为肾上腺炎、自身免疫性甲状腺炎、甲状旁腺功能减退、类风湿关节炎、重症肌无力、系统性红斑狼疮、突发性血小板减少性紫癜、自身免疫性溶血性贫血等。因此，只要是发生过此类免疫性疾病者，就应该注意防范卵巢早衰。

卵巢早衰患者常合并两种或两种以上的自身免疫性疾病。在这些诸多的伴发疾病中，最为常见的是甲状腺疾病，有12%~33%卵巢早衰患者被检测出患有甲状腺疾病；约有18%的卵巢早衰患者，家族中存在遗传的甲状腺疾病。仅次于甲状腺疾病的是自身免疫多腺体综合征（PAS）合并内分泌系统功能障碍，在 PAS Ⅰ型中，卵巢早衰发病率高达 17%~50%；PAS Ⅱ型中卵巢早衰的发生率较低，为 3.6%~7%。

临床发现，胸腺与卵巢早衰也有内在联系。动物实验表明，摘除动物胸腺，其发生卵巢早衰的概率增加。在人类中，先天性胸腺萎缩，或胸腺经大量放射线照射损伤，也会增加患卵巢早衰的概率。

从临床研究资料中对比发现，卵巢早衰患者原始卵泡与生长卵泡的周围，存在着淋巴细胞及白细胞浸润，而成熟的卵泡中，常常有浆细胞、T 细胞、B 细胞、NK 细胞浸润，因而证实它们之间存在相关性。一些学者认为，上述免疫细胞释放的细胞因子可损害卵泡，加速卵泡闭锁。这种情况下，临床运用免疫抑制剂强的松，则可恢复自然月经，证实了上述观点的正确性。

有学者临床观察发现，卵巢早衰患者的免疫调节、免疫应答，都处于衰老的状态，存在 $CD4^+/CD8^+$ 比值下降现象，CD16 细胞数、总补体溶血活性增高。临床资料也显示，卵巢早衰患者 $CD4^+/CD8^+$ 比值明显降低，即出现闭经、衰老，体内存在免疫异常。这种情况的发生，不仅与免疫细胞的相对数量有关，还与淋巴细胞亚群失衡有一定关系。

有临床研究报道称，卵巢早衰患者血清中的抗透明带抗体与干扰素 -γ（interferon-γ，IFN-γ）显著高于正常妇女，而肿瘤坏死因子 -α（tumor necrosis factor-α，TNF-α）与白细胞介素 2 显著降低，大样本的对照临床研究也发现有这一现象。同时，卵巢早衰患者抗核抗体阳性率明显高于正常妇女，分别为 24% 和 5%。有学者发现，卵巢早衰患者中，抗卵巢抗体（AOAb）检出率为 53%，对照人群仅为 17%，说明 AOAb 阳性与卵巢早衰有关。另有学者临床观察到，60 例卵巢早衰患者中，抗黄体细胞抗体阳性率为 58.3%，抗粒膜细胞抗体阳性率为 38.3%，抗透明带抗体阳性率为 23.3%，说明它们之间存在一定联系。有国外学者在研究 32 例染色体核型正常的卵巢早衰患者的 ANA 时发现，≥ 30 岁的卵巢早衰患者中 ANA 阳性率高达 77%。

由此可以认为，卵巢早衰是自身免疫性多腺体综合征的一部分。

参考文献

［1］谢江燕，东亚君，梁志清，等 . 卵巢早衰患者外周 $CD4^+CD25^+$Treg 细胞的变化及意义［J］. 生殖与避孕，2013，33（4）：224-227.

[2] 王嘉琳，杜伯涛．卵巢早衰的免疫学发病机制研究进展 [J]．国际免疫学杂志，2016，39(5)：514-517.

(八)卵巢早衰与代谢因素

另据报道，代谢因素也可以导致卵巢早衰，如半乳糖血症与黏多糖疾病就与 POF 有关。有报道显示，17%~67% 半乳糖血症妇女伴有卵巢功能不全。半乳糖在体内堆积，甚至会蓄积于卵巢组织，直接损害了卵母细胞，它的代谢产物对卵巢实质也有损害。黏多糖毒性物质在卵巢内聚集亦使卵泡结构破坏、卵泡缺失，给卵巢功能带来了一定的风险。典型的半乳糖血症，会影响 FSH 与 AMH 的分泌水平。一些临床资料显示，糖蛋白、糖脂、氧化压力与细胞凋亡的激活，可能是导致 FSH 功能障碍的因素。

一些研究证实，当卵巢缺乏 17α-羟化酶及 17，20-碳链裂解酶等甾体激素合成关键酶时，就会出现雌激素合成障碍，患者发生性激素水平低下、促性腺激素反馈性增高，最终导致卵巢内卵泡闭锁速度加快，引发卵巢早衰。

临床资料显示，半乳糖血症可使成熟女性发生原发性闭经与继发性闭经，出现不孕和卵巢早衰。也有临床资料显示，半乳糖-1-磷酸尿苷酰转移酶缺乏，可引发半乳糖血症，而半乳糖血症已经证实与卵巢早衰发病有关。

以往一些学者认为，半乳糖增多可直接损害卵母细胞，其代谢产物对卵巢实质会造成损害。半乳糖分子的渗入，可改变促性腺激素的活性，进而引发卵巢卵泡过早耗竭。而最近有学者报道，半乳糖对卵巢的影响主要与循环血液中异常的 FSH 有关，而并非以往报道的它对卵巢具有直接的不良影响。

有学者认为，黏多糖病患者也容易发生卵巢早衰，可能与代谢产物对卵巢细胞的不良影响有关。

(九)卵巢早衰与放疗因素

在一些肿瘤特别是腹部肿瘤的治疗中，放疗是一种常用的治疗手段。大量临床资料已经证实，放疗可导致卵巢功能衰竭。放疗导致卵巢早衰的概率，主要与患者年龄和接受的剂量成正比。当放疗剂量≥ 600cGy 时，几乎所有大于 40 岁的妇女都会发生卵巢功能衰竭。

在进行盆腔放疗之前，一些学者通过促性腺激素释放激素激动剂（GnRHa）垂体降调节抑制卵泡生长的方法，用以保护卵巢功能，但临床观察

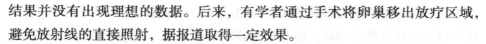

结果并没有出现理想的数据。后来，有学者通过手术将卵巢移出放疗区域，避免放射线的直接照射，据报道取得一定效果。

有学者在宫颈癌的治疗中，将卵巢移位至髂棘上四横指同侧结肠旁沟内，避开放射线直接照射，可明显减少放疗对卵巢功能的损害。

参考文献

[1] 程细云，申金莲，余瑛，等．卵巢移位术对宫颈癌术后放疗卵巢功能影响的临床研究 [J]．赣南医学院学报，2012，32（4）：555-556.

[2] 王建六．宫颈癌卵巢移位术后盆腔放疗对卵巢功能的影响 [J]．中国实用妇科与产科杂志，2006，22（8）：579-580.

（十）卵巢早衰与化疗因素

根据化疗药物对女性生理和生育功能的影响程度，分为对性腺毒性明显的、毒性弱的、毒性尚不肯定的三种类型。具有明显性腺毒性的药物，主要是烷化剂，如环磷酰胺（cytoxan，CTX）、氮芥、白消安（busulfan）等；对性腺毒性弱的药物，如甲氨蝶呤（methotrexate，MTX）、6-巯基嘌呤（6-mercaptopurine，6-MP）、氟尿嘧啶（5-fluorouracil，5-FU）、依托泊苷（etoposide，VP-16）、紫杉醇（taxol）等；对性腺毒性尚不肯定的药物，如马法兰、苯丙氨酸氮芥（melphalan）等，可能会引起性腺毒性。

化疗药物导致卵巢功能损害的机制尚未完全清楚。郭奕倩等认为，全身化疗对卵巢功能的影响主要体现为卵泡数目减少和黄体功能丧失。化疗药物可破坏卵泡结构，继而影响卵巢功能。王雪峰等认为，在早期卵泡（始基、初级卵泡）闭锁过程中，凋亡首先由卵母细胞开始，卵泡颗粒细胞凋亡由内层向外层逐渐发生；而生长晚期滤泡，首先发生颗粒细胞凋亡，之后诱导卵母细胞凋亡，触发卵泡闭锁。当大量卵泡闭锁速度高于生理代谢水平时，则可能发生卵巢早衰。

有实验研究将人类颗粒细胞和活性 CTX 在体外进行混合培养，发现其产生的孕激素显著减少，提示颗粒细胞是活性 CTX 对卵巢产生不良反应的靶细胞。我们知道，颗粒细胞是卵母细胞的营养细胞，颗粒细胞遭受破坏后，不仅会造成性激素分泌减少，还会影响卵母细胞的发育和分裂，最终导致卵巢组织损害，卵巢功能衰竭。

化学药物对卵巢的影响是比较大的。有研究资料显示，一些化学药物不论单独用药还是联合用药，都有可能导致卵巢早衰，且与年龄有关。年龄较大的妇女，更易在化疗后短时间内发生卵巢功能衰竭。一些学者认为化疗药物引起的卵巢早衰，65%~70% 是可以恢复的，但也有些是不可逆的，比如环磷酰胺等药物导致的卵巢损伤。

我们知道，化疗药物的治疗效果，主要取决于它破坏快速分裂细胞的能力。在卵巢功能破坏的最初阶段，涉及增生的颗粒细胞和卵泡膜细胞。这些细胞，都是卵泡发育的重要组成部分，一旦遭受破坏，则会导致严重后果。在化疗药中，特别是烷化剂化疗药，是通过改变细胞DNA来破坏肿瘤细胞的，这种遗传物质的改变，很有可能是第二阶段卵巢功能破坏其中非增生始基卵泡的主要原因。患者使用化疗药物后，卵巢功能降低的主要影响因素包括患者年龄、用药剂量大小和药物类型。而闭经发生的时间、卵巢功能衰竭的可能性，常常是很难预测的。

化疗药物环磷酰胺，可导致女性患者月经紊乱、闭经等，性激素六项检查出现 FSH 与 LH 升高，雌激素水平下降。对卵巢功能的伤害大小，与使用环磷酰胺的累积剂量成正比，但患者越年轻，化疗后卵巢功能恢复的可能性也会越大。据有关临床报道显示，有 65%~70% 由化学物质引发的卵巢早衰可以恢复到正常水平。

有学者在鼠、猴动物实验中发现，在使用化疗药物的过程中，使用促性腺激素释放激素激动剂，可对抗化疗药物对卵泡的破坏，进而有效避免或大量减少卵巢早衰的发生。

参考文献

［1］郭奕倩，白文佩．化疗导致青少年卵巢功能损伤及其保护措施［J］．中国实用妇科与产科杂志，2010，26（7）：514-516.

［2］王雪峰，何援利．凋亡调节基因 bcl-2/bax 与卵巢早衰的关系［J］．生殖与避孕，2008，28（8）：487-490.

［3］陈婉玲，侯开宇，李真．白血病化疗及造血干细胞移植对卵巢功能的影响［J］．中国全科医学，2005，8（18）：1492-1495.

［4］孙正怡，沈铿，郎景和，等．卵巢恶性肿瘤保留生育功能手术后化

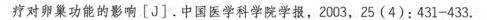

疗对卵巢功能的影响［J］. 中国医学科学院学报，2003，25（4）：431-433.

（十一）卵巢早衰与药物因素

谨慎用药防止伤害是临床用药的基本要求。但在现实生活中，许多人对此并没有给予高度重视，滥用药物的现象普遍存在。其中，一些药物对卵巢的不良影响越来越受到人们的重视。

我们知道，很多药物对人体健康存在很大的威胁。人们对药物危害的认识，特别是对一般药物危害的认识，还相当欠缺。据报道，我国已经成为世界上使用药物非常混乱的国家之一。宣传缺位、利益驱使、技术落后、监管不力，使我国抗生素类药物、抗病毒类药物、激素类药物滥用，这些已经或者正在给我们带来越来越多的伤害。这种伤害，不仅仅局限于服用者自身，而且将通过遗传基因对其后代产生不良影响。

药物滥用，给女性卵巢健康造成的不良影响也是显而易见的。在正常情况下，即使正常使用，一些药物也会对卵巢造成伤害，比如一些化疗药物、激素药物等，对女性都有不良影响。

1. 避孕药对卵巢的影响

尽管一般情况下避孕药物是安全的，但对于特殊情况下的女性，还是具有一定的不良影响。服用避孕药物是一种辅助的避孕措施，在选择避孕方式的时候，最好还是选择“天然”的、对使用者整体无任何影响的非药物方式，比如避孕套、节育环等。避孕药物是由雌激素与孕激素组成的，对人体的内分泌系统尽管影响很小，但对于年龄偏大的妇女或有禁忌证者最好不要服用。

长期服用避孕药，无疑对正常排卵是一种抑制，对卵巢功能是一种抑制，长此以往，会发生过剩抑制综合征，使卵巢功能发生衰退，甚至引发卵巢功能早衰。

医学观察发现，很多长期服用避孕药的女性，常常出现一些与更年期相似的症状。因为长期、大量服用避孕药会形成过度抑制，使正常的雌激素水平发生异常，使卵巢功能受到伤害。一旦出现类似症状，应该及时检查、及早治疗。

许多人有一种误解，认为紧急避孕药是安全的，甚至有人把该药当成常规用药，经常服用。其实，大量服用紧急避孕药物，不仅抑制了排卵能力，而且有可能会抑制卵巢的功能。一些临床资料证明，反复服用紧急避孕药，把它作为每次性生活后常用的避孕方法，很可能会干扰女性卵巢正常功能。多次服用紧急避孕药，往往会导致月经周期紊乱、推后，月经量减少，甚至月经稀发等卵巢功能下降的异常改变。

我们知道，紧急避孕药有明显的不良反应，除了如恶心、呕吐、头痛、头昏、乏力、乳房肿胀、阴道出血、月经延迟等一些常见的不良反应以外，还由于紧急避孕药的药物剂量是常规避孕药的十多倍，这无疑对卵巢健康是不利的。要提前做好避孕措施，尽可能减少意外怀孕的发生，这不仅是对卵巢功能的呵护，也是对自身肝肾功能的呵护。从卵巢呵护与健康的角度来说，紧急避孕药一定要少用，不得不用时一年也不宜超过一次。

2. 促排卵药对卵巢的影响

在正常情况下，女性一生中的成熟卵子是有限的，其数量有400~500个。在育龄期，女性一般每月排卵一次，一次一个。而药物促排卵治疗，常常使卵巢中储备的卵子出现“透支”，从而出现卵子提前用完的可能。卵巢中没有卵子储备，过早进入更年期则是必然的。

在现实生活中，随意服用促排卵药、性激素类药物以及盲目服用含性激素的保健品等现象尤其常见，这些不良用药方法，会促使卵泡过度排出，都有可能对卵巢功能产生不利影响。

过量或滥用促排卵药，容易发生卵巢过度刺激综合征（ovarian hyperstimulation syndrome，OHSS）。在正常情况下，医生用药是根据需要确定，执行严格的用药指征，不至于发生严重的不良反应，也不会引发卵巢伤害。但一些患者对促排卵药物道听途说、一知半解，在没有把握适应证的情况下滥用，显然这是很不明智的。大剂量应用促排卵类药物，比如克罗米芬、绒毛膜促性腺激素（human chorionic gonadotropin，HCG）、人绝经后尿促性腺激素（human menopausal gonadotropin，HMG）等，很容易引发卵巢肿大、卵泡数量过度发育，这不仅对卵巢是一种不良刺激，而且浪费了卵泡储备。女性一生中的卵泡数量是有限的，在促排卵药物的作用下，卵泡大量排出，储存卵泡自然减少，最终因卵泡耗竭而引发卵巢功能衰竭。

3. 其他药物对卵巢的影响

在我国，我们周围环境中存在的激素已经严重威胁到人体健康。一些环境中的激素，对卵巢功能构成的不良影响是不可低估的。一些被生长素、性激素、农药、化肥等严重污染的肉类产品、水果、蔬菜等，对卵巢功能乃至人体健康同样存在威胁。

一些很常用的药物，如抗病毒药物病毒唑等，对内分泌系统、遗传基因的不良影响，其实都已经得到医学研究的证实，但尚未引起人们的重视。在现实生活中，有一些夫妇根本不知服用这些药物后半年内不宜怀孕的常识。

需要说明的是，农药对卵巢具有很大的伤害。在农药使用方面，敌敌畏、六六六等一些难以分解的药物尽管明令禁止，但一些地区，在蔬菜灭虫上依然使用，农药残留自然难免。如果被污染的蔬菜水果没有经净水浸泡（不应低于 15 分钟），之后再流水冲洗，残留的农药就会长驱直入食用者的体内。

4. 中药雷公藤与卵巢早衰

雷公藤为卫茅科植物雷公藤之根。其性凉味辛，有大毒，归肝、肾经，兼入脾经。其制剂具有抗炎、抗菌、免疫抑制、抗肿瘤等作用，临床使用非常广泛。

从临床来看，雷公藤制剂对女性生殖系统的影响相当严重，不仅会使月经周期紊乱、延长，还会导致闭经、不孕、卵巢功能衰竭。目前常用制剂有雷公藤多苷片（TWP）、雷公藤甲素（triptolide，TPL）等。有报道称，服药后会使月经减少，继而闭经，性欲减退，FSH 与 LH 均升高，E_2 显著降低，说明该类药物确实影响到了卵巢功能。

长期、大剂量服用雷公藤多苷片，女性常出现月经紊乱、月经量减少、月经稀发甚至闭经等症状。据临床观察，当雷公藤多苷片用量超过 800mg 时，闭经的发生率高达 95%。该药对卵巢功能具有抑制作用，对卵泡细胞具有毒性，直接导致卵巢功能减退乃至衰竭。由于该药会使卵巢分泌 E_2 减少，以至于反馈到垂体，引起 FSH 与 LH 升高，从而形成高促性腺激素性闭经。

在诸多的雷公藤临床不良反应事件中，对男女生殖系统的影响最为严重。女性患者主要表现为月经减少、闭经、卵巢早衰，而男性患者主要表现为精子活力降低、数目减少，睾丸体积缩小，性欲减退，不育。

来自动物试验的资料显示，雷公藤对雌性动物的不良反应，主要表现为动情周期紊乱、卵巢与子宫发生明显的病理变化。其毒性机制，可能与影响 FSH、LH、E_2 和孕酮的分泌有关，这些伤害最终导致卵巢自身功能衰退。

有研究资料报道，分析雷公藤多苷片不良反应 182 例，生殖系统不良反应发生率为 9.8%。动物试验对雌性大鼠分别用雷公藤多苷 40mg/（kg·d）连续灌胃 10 周，结果卵巢血管中抑制血管生成的内皮抑素表达显著升高，血管内皮生长因子（vascular endothelial growth factor, VEGF）及其胎肝激酶 -1（fetal liver kinase-1，Flk-1）表达显著降低，卵巢血管横截面积变小，血管壁厚度面积比增大，推断雷公藤多苷可使大鼠卵巢血管的生成发生障碍，血液供应大量减少，导致卵泡发育障碍，最终影响卵巢功能，甚至导致卵巢早衰。

临床研究证明，雷公藤对人体生殖系统的影响与用药剂量直接相关。大鼠研究试验发现，雷公藤用量 6.25mg/kg，卵巢略有萎缩，卵泡生长略有减少，黄体数量也比较少，卵巢功能出现轻度不良反应；当雷公藤剂量增加到 80mg/kg 时，卵巢萎缩显著，始基卵泡数量减少，窦前卵泡闭锁增多、间质增生显著，卵泡颗粒细胞及黄体数量减少，说明大剂量使用雷公藤，其对卵巢的伤害更明显。

雷公藤不仅对各级卵泡发育影响严重，对排卵也有公认的抑制作用。许多患者服用雷公藤之后，出现基础体温单相，没有正常卵泡的发育与排出。雷公藤还会影响服用者的黄体形成与黄体功能，降低孕酮水平。

雷公藤对女性生殖系统的影响是多方面的、广泛的。雷公藤影响月经周期，致使月经紊乱、稀发乃至闭经，使雌激素、孕激素明显降低。雷公藤还可引起多细胞凋亡，对下丘脑 - 垂体 - 卵巢轴具有严重影响，常常直接导致卵巢功能降低乃至衰竭。

另有临床研究报道，在运用干扰素及聚肌胞治疗病毒性肝炎时，也出现过类似卵巢早衰的病例。有学者推测，可能由于两种药物的协同免疫促进和免疫调节作用，致使机体产生抗卵巢抗体而引发卵巢功能障碍。

参考文献

［1］赵叶．182 例雷公藤多苷片不良反应分析及预防措施［J］．山东中医杂志，2012，31（8）：572-574.

［2］付雨．雷公藤多苷对大鼠卵巢血管生成及血供的影响［J］．四川中医，2011，29（6）：51-53.

［3］邹爱英，刘秀书．雷公藤多苷片的不良反应及防治对策［J］．天津

药学，2008，20（1）：25.

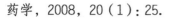

［4］王桂玲，任春娥，王丽．雷公藤多甙对雌性大鼠不良反应的实验研究［J］．河北医药，2009，31（4）：416-418.

［5］吴克明，谌婕，熊巍．雷公藤多甙对雌性小鼠生殖功能影响的实验研究［J］．中医研究，2007，20（4）：28-33.

［6］高慧，李巧芬．雷公藤制剂致性腺损害的研究进展［J］．国医论坛，2007，22（1）：55-56.

（十二）卵巢早衰与卵巢切除因素

在临床上，有些疾病不得不直接切除双侧卵巢，其所引发的卵巢功能缺失不属于卵巢早衰，尽管症状非常接近。有些手术，虽未切除双侧卵巢，但也会导致卵巢早衰，譬如常见的子宫全切或次全切术、输卵管结扎或切除术、子宫内膜异位症（endometriosis，EMT）保守或半根治手术、卵巢肿瘤剥除术或一侧卵巢切除术、卵巢囊肿部分切除术等，都是卵巢早衰的发病诱因。其原因是，上述手术均会损伤卵巢周围的血液供应，或者直接损伤卵巢组织，直接或间接地影响了卵巢的微循环系统，进而引发卵巢功能衰竭。

在以往，很多人认为一些手术就是简单的手术，不会干扰到卵巢。其实，人体组织是一个整体，任何一个组织的切除，都会影响到相关组织。这种观点符合中医所说的整体观念。由此可见，进行相关手术操作时，不仅要尽量保护正常的卵巢，还要保护卵巢的周围组织，保护好卵巢的血液供应，进而避免卵巢功能受到伤害。

医学研究还证明，卵巢与周围组织不仅有密切的、内在的联系，而且还有相互协调的作用。比如子宫，以往大部分学者认为切除子宫不会影响卵巢功能，但事实上并非如此。已经有证据证明，子宫也参与激素分泌，与卵巢有着不可替代的协同作用。子宫切除后，卵巢功能一定会受到明显的不良影响。倘若在40岁之前，因疾病原因切除一侧或者部分卵巢，就会导致卵巢组织功能减退，使卵巢功能发生早衰，因为卵巢自身的代偿能力是有限的。

有学者为了证实卵巢切除对女性体内激素水平的影响，进行了手术前后激素水平的对照观察。观察结果显示，切除卵巢组织后，体内的LH、FSH均有不同程度的升高，而雌激素明显降低，骨代谢发生异常，这无疑影响到了卵巢功能。

（十三）卵巢早衰与感染因素

幼年曾发生的部分疾病也是导致卵巢功能异常的常见因素。幼女罹患腮腺炎并发卵巢炎者，常常会破坏卵巢的生理功能。由于腮腺腺体与卵巢腺体组织形态相近，在发生腮腺炎，特别是严重的腮腺炎的时候，如未及时控制病情容易并发卵巢炎，使卵巢腺体受到严重甚至是致命的伤害。这种伤害，常常使卵巢对垂体促性腺激素失去应有的反应能力，导致卵巢功能发生不可逆转的损害。

我们知道，腮腺炎是儿童比较常见的疾病，特别是以前没有注射预防疫苗的年代，腮腺炎的发病率很高。单纯的腮腺炎危害并不大，但这种病毒感染，常常影响患者的生殖能力。男孩发病常常并发睾丸炎，如果不及时治疗，会导致睾丸萎缩，甚至使睾丸失去制造精子的能力；而女孩一旦罹患腮腺炎，则容易并发卵巢炎，使卵巢功能受到严重的创伤，以至到了成年卵巢仍然无法正常发育，出现卵巢功能障碍。

除此之外，卵巢自身感染因素也会影响卵巢功能。目前，卵巢感染特别是反复感染引起的卵巢早衰，已经引起了医学界的广泛认可与重视。据美国《科学研究》杂志报道，美国太平洋沿岸研究所的专家发现，有些女性出现更年期症状并非自然的生理过程，而是感染上一种可以治愈的疾病。

据报道，美国的医学科学家杰烈米·马库斯从实验室母猴的血液中分离出一种特殊类型的蛋白质，并称之为Prion。这种物质一旦进入雌性动物体内，就会引起疾病，其症状与更年期症状相类似。

此外，严重的盆腔感染或长期的慢性感染，严重的结核性、淋菌性或化脓性盆腔炎，沙眼衣原体（chlamydia trachomatis，CT）、解脲支原体（ureaplasma urealyticum，UU）等感染引发的卵巢炎，水痘病毒与巨细胞病毒感染等，对卵巢都是严重的威胁，都有可能引发卵巢功能减退。

在感染类疾病中，还有结核病、疟疾、痢疾杆菌、单纯疱疹，均可能引发卵巢功能减退等。另有资料报道，HIV阳性的妇女，发生闭经的风险明显增大，约是HIV阴性者的3倍，临床上HIV阳性妇女窦卵泡计数（antral follicle count，AFC）、FSH、AMH、抑制素B检验值均会出现异常。

（十四）卵巢早衰与精神心理因素

精神压力过大，不仅直接影响情绪、食欲、生活等，还会影响人体的免疫系统、内分泌系统、代谢系统等。

从临床资料分析可以看到，精神压力过大的职业女性，发生卵巢早衰的概率明显高于正常女性。这一与精神心理因素有关的现象，已引起广大学者的广泛关注。有些精神压力长期过大的女性，在体检时虽经过多方面检查，并未发现相关疾病，但卵巢功能的确出现了明显而严重的问题。这些患者经过治疗与调理，精神压力得到缓解之后，病情会相应得到缓解乃至消除。这说明，卵巢早衰与精神压力的确具有一定的内在联系。

有关研究资料证明，一些职业女性在35岁或多一点就出现更年期的症状，特别是在一些较发达城市的职业女性中，其发生率更高。可见，快节奏的生活、精神压力过大、工作不够安定、生活极其艰辛、精神状态压抑、经济负担过重，对女性卵巢功能的不良影响都是不可低估的。

另有媒体报道，山东某学校高三女生由于学习过度紧张，发生月经推迟、经量稀少乃至闭经的情况，经检查内分泌功能确认，其化验指标居然达到了卵巢功能早衰的标准。其实，这样的病例在现实生活中并非罕见，说明精神压力过大、精神过度紧张，有可能导致下丘脑功能失衡，最终引发卵巢功能障碍。

社会矛盾增多、生活压力增大、生活节奏加快、经济负担加剧、社会不安定等因素，导致一些女性心理压力过大，长期处于焦虑、恐惧、忧伤、烦闷、担心等负性心理状态之中。这些不良情绪，不仅会给身心带来伤害，也会影响下丘脑－垂体－卵巢性腺轴，影响卵巢功能和内分泌系统，久而久之导致卵巢早衰。从大量的临床资料分析后得出，巨大的精神创伤引发卵巢早衰者并非罕见。

在临床，有些长时间有严重心理压力的女性，更容易出现月经稀发、闭经，甚至类似更年期的症状，这说明心理的不良刺激对内分泌系统、卵巢功能的不良影响是巨大的。有一项问卷调查资料称，在30岁的女性白领中，27%的人存在着不同程度的类似更年期的症状。出现诸如身心疲惫、潮热出汗、体重增加、烦躁失眠、皮肤干燥、月经稀发或闭经等症状，有的患者厌烦工作，莫名其妙生病，严重影响了正常的生活与工作。

早在古代，《女界须知》就对肝气郁结所导致的生殖功能下降、闭经、不孕有所记载。女性情志抑郁、肝气郁结、疏泄失常，直接影响气血，影响脏腑功能，进而导致气血不和、冲任失调，直接或间接影响摄精成孕。

（十五）卵巢早衰与化学物理因素

卵巢早衰的确切发病因素不明，一些学者在研究其发病因素过程中发现，诸多不良的环境因素，也会对卵巢功能产生干扰作用。

研究发现，常见的铅、镉、汞、砷、苯、甲醛等，属于环境内分泌干扰物，也称之为环境雌激素或化学因素。这些因素，可引起卵母细胞染色体畸变，损害卵巢功能，进而引发卵巢早衰。

一些含有铅、汞的化妆品，长期、大量使用会引起卵巢细胞基因突变，影响卵泡发育及胚胎分化。

染发剂中含有大量的铅，特别是一些无人监管、质量不合格的染发剂，女性经常使用可降低 E_2 代谢酶活性，对女性生殖健康构成严重影响，有的甚至会导致自然流产、胎儿畸形等。其所含的砷，则可杀死着床胚胎。

不合格的室内装修材料污染相当严重，一些装修材料中含有大量的苯与甲醛，如果在没有完全散发的情况下入住，会直接侵害人体，对女性卵泡与胚胎发育均具有非常严重的影响，容易造成自然流产。

有些物理因素也会导致生殖方面的问题。卵泡是维持卵巢功能延续的决定性因素，任何导致卵泡衰亡的物理因素，对卵巢来说都是严重的伤害。在现实生活中，常见的物理因素主要有腹部照射等。不符合健康要求的腹部照射，对人体会构成一定伤害。具有杀伤力的物理治疗，不仅对卵母细胞具有损害作用，还会对性腺产生不良影响。其伤害的大小，取决于放射剂量、患者年龄以及个人敏感性。临床资料研究证实，腹部或盆腔照射剂量超过800rad，可对卵巢产生严重的不良影响，长期照射则可引起永久性卵巢功能衰竭。

电磁辐射也是与卵巢早衰有关的因素。常见的电磁辐射有X射线、原子与中子射线等。这些辐射，主要来源于微波炉、电磁炉、手机与电脑等。

研究资料证实，电磁辐射可使卵泡发育停止，卵泡数量逐渐减少，长此以往，最终引发卵巢早衰。

研究还发现，手机电磁波的电场，在拨号时或偏僻地带等信号弱的地方会达到高峰，是平时通话时的3~4倍，所以使用次数越多、通话时间越长，所受到的伤害也就越大。

（十六）卵巢早衰的特发因素

特发性卵巢早衰是指病因不明、染色体核型正常、自身免疫抗体正常的女性，在40岁之前发生持续性闭经、性器官萎缩，并伴有促性腺激素包括FSH和LH升高，而雌激素明显降低的综合征。

在国外，普通人群卵巢早衰发病率约为1%，我国为1%~3.8%。由于一些医学检验手段的限制，诊断为特发性卵巢早衰者约为80%。其主要临床特征，与普通卵巢早衰相同，会出现月经紊乱、潮热、出汗、情绪波动、闭经等更年期的一系列症状。

特发性卵巢早衰没有明显的发病原因，患者的染色体无异常，也没有相关的重大疾病，而在生育期本来应该有月经的时期，却出现月经过早停止。这类闭经所表现的症状，往往与更年期的症状、体征是一样的，与更年期的病理、内分泌状况等也是相同的，也有生殖器官萎缩、代谢综合征、心血管疾病、骨质疏松等绝经后才有的疾病。

在发病的初期，常常是月经量逐步减少、月经周期紊乱，继而稀发，最终发生闭经。闭经之后，会出现诸如更年期才有的心慌、潮热、烦躁、阴道分泌物显著减少、外生殖器萎缩等症状。如果进行B超检查，可发现卵巢变小、萎缩，有的卵巢成为条索状；倘若进行卵巢活组织检查，可以发现3~5个不成熟的卵泡，常常缺少原始卵泡。

虽然目前研究已发现多种病因与卵巢早衰相关，但仍有大部分病例病因无法明确。为此，医学上常常将该部分病例，定义为特发性卵巢早衰。其实，随着分子生物学和分子遗传学的进展以及大样本的随机研究，通过医学手段会找到更多的明确的病因，到那时，那些属于特发性卵巢早衰的患者，也许会被取消特发的“资格”。

（十七）卵巢早衰与性早熟因素

有资料显示，卵巢功能早衰与月经初潮的年龄有一定关系。月经初潮年龄越早，卵巢功能衰退越快，发生绝经的时间也可能越早。

临床资料显示，性早熟的女性，其生育年龄提前，在每个月经周期的排卵过程中动用了卵泡储备，使一生有限的卵泡提前耗竭，更容易发生卵巢早衰。

凡是月经初潮过早的女性，就应该特别留心自己发生的月经量过早减少、周期推迟，甚至月经稀发、闭经等异常现象。一旦发生，应该加强治疗与呵护，以延迟卵巢功能衰竭的到来。

（十八）卵巢早衰与流产因素

频繁做人流手术，也是促进卵巢功能衰退的危险因素。一些女性认为，人流没有什么大不了的，甚至把流产当成家常便饭。实际上，肉体的创伤很快能修复，但流产对人体性内分泌系统导致的不良影响，并非是短期内可以修复的。

假若反复多次人流，除对机体、精神、心理等方面的不良影响外，还会扰乱性腺轴系统、免疫系统、代谢系统等，给整体带来诸多看不见的伤害，进而影响到卵巢功能。

有学者认为，过多药物流产也会干扰内分泌系统，影响卵巢功能。流产药物主要为米非司酮，一些专家认为，经常大剂量服用可能会导致卵巢损害，尽管该观点尚未得到临床研究证实，但可以肯定的是，长期、大量服用激素类药物，对身体，特别是对内分泌系统肯定无益。

（十九）卵巢早衰与生活习惯因素

一些研究资料显示，不良生活习惯与不良生活方式对身体健康有害，对卵巢功能同样有害。

酗酒、吸烟可影响卵巢功能。大量的临床观察证实，长期大量喝酒、吸烟或者经常被动吸烟，对整个人体的免疫系统、内分泌系统等都是有害的。

临床研究资料显示，吸烟对雌激素代谢、卵巢功能均具有不良影响。香烟中的尼古丁、苯并芘、镉等，对人类的生殖功能具有一定的危害。特别是镉，对男性的睾丸与附睾，具有明显的损伤，会导致精子数量减少，活动能力下降；对女性的卵巢、卵泡发育也会构成一定程度的伤害，同时还会干扰排卵，对早期胚胎产生明显的不良影响。这种伤害不仅仅来自直接吸烟，更会影响被动吸烟者。有学者对178例妇女进行随机抽样调查发现，卵巢早衰和卵巢储备功能下降的妇女当中，吸烟的比率比正常妇女高5倍之多。我们知道，维持女性的青春和第二性征，要依靠卵巢分泌的雌性激素，而在雌激素的合成过程中有一种必不可少的酶即芳香化酶。香烟中的尼古丁类物质，对芳香化酶的不良影响非常明显。研究证实，尼古丁类物质对卵巢中的芳香化酶具有特异性的抑制作用，可直接导致雌激素的生成减少。

酒精对女性卵巢功能的不良影响也是不可低估的。妇女大量、长期饮酒，卵巢会发生脂肪变性，导致卵泡发育障碍，最终引发卵巢早衰；酒精对男性睾丸具有毒性作用，使其产生精子的能力下降，最终引发男性不育。

生命在于适当运动，对于女性内分泌系统重要器官卵巢来说，同样需要运动，需要良好的身体素质，需要良好的血液供给。女性久坐、久卧、久立等相对活动少的姿势，都或多或少地影响卵巢组织的血液循环，长期不活动对卵巢功能都是不利的。

睡眠不足不利于生殖健康。充足的睡眠对人体各个系统的益处是显而易见的。而维持女性第二性征的雌激素，其分泌水平在夜间达到峰值。因此，如果女性长期缺乏睡眠，处于精神高度紧张、心理压力过大的状态，无疑会导致内分泌紊乱、激素水平下降，从而引发如卵巢早衰、子宫萎缩、外阴萎缩等疾病。国内曾有课题组对此进行研究，结果表明，患有卵巢早衰及卵巢储备功能下降的女性，睡眠不足的比率高达50%，是正常女性的5倍。由此可见，保证睡眠充足对于防治卵巢早衰是十分必要的。根据最新研究数据显示，成年育龄女性，每天最佳睡眠时长约为7.5小时。

（二十）卵巢早衰与减肥因素

一些临床资料证实，有的育龄期女性，以往月经周期、月经量在正常的状态，但由于长期、大量服用减肥药物，特别是一些不合格的减肥药物，导致月经周期推后，甚至稀发，还有个别患者出现闭经等症状，结果经过相关检查，发现卵巢功能出现异常。

在现实生活中，有一些女性，过分追求瘦长身材，过量控制饮食，过度限制肉类食物摄入，显然这是不符合健康要求的。这种做法使机体的脂类物质大量减少，不仅对人体健康造成伤害，而且还可能对生殖能力、卵巢功能造成严重影响。快速不当地减轻体重，会直接导致体内脂肪急剧降低，当脂肪比率过低时，雌激素水平降低，继而引起月经紊乱、闭经，卵巢排卵功能受到抑制，长期如此容易造成卵巢功能早衰。

我们知道，人体所必需的常量与微量元素，大多是来自于动物肉类食品。假若一味盲目减肥与拒绝进食肉类食物，就容易引发相关疾病。饮食单调、偏食、三餐比例不科学等，都有可能影响生殖功能。

如由过度节食引起的缺铁性贫血，会直接影响月经量和月经周期；由肉食进食过少引起的缺锌，会直接影响身体乃至生殖系统正常发育，发生卵巢功能发育不全；由偏食引起的缺碘，会导致女性内分泌失调而引起闭经……女性不可盲目减肥，女性身体中的脂肪量不能低于 17%，如此才可以维持正常的月经周期和性欲水平，确保生殖功能正常。

这种情况，在临床上是比较常见的。有些女性由于过度节食甚至发生厌食症，也有一些滥用减肥药的女性，体重低于正常范围，出现月经量减少、月经稀发、闭经等现象，甚至出现类似更年期的主要症状，当检查性激素六项、B 超探查卵巢时发现，其结果已经达到了更年期的水平。

（二十一）卵巢早衰与卵巢癌因素

卵巢癌是比较常见的疾病，由于其发病快、可发生在任何年龄（并非都是老年女性），往往难以及时发现。从临床资料来看，真正做到早期发现、早期治疗者不足 1/3，大部分患者就诊的时候，已经到了中晚期。这给临床治疗带来诸多不便。

近几十年来，尽管妇科癌瘤的诊断与治疗技术取得了长足的进展，但唯独卵巢癌的疗效尚无明显改善与提高。据有关资料统计，卵巢癌的发病率目前居妇科肿瘤的第三位，但病死率却排在各肿瘤疾病之首。造成其病死率居高不下的原因，往往是由于卵巢癌生长部位隐蔽，无法直接看到，对早期患者仍缺乏简便实用的诊断方法。大多数（约 70% 以上）初诊患者已有盆腹腔转移。

早期发现、早期诊断、早期治疗，对卵巢癌来说同样非常重要，也是提高其治愈率、延长寿命、提高生活质量的关键。

在临床上，应该特别关注如下几个方面：

1. 卵巢癌的发病年龄

卵巢癌可发生于任何年龄，高发阶段大多在40岁以后，其中以50岁左右绝经前后的中年妇女最为多见，但20岁以下女性也时有发生，切实不可大意。

2. 卵巢癌的常见症状

胃肠道不适：早期患者首发症状，常常表现在胃肠道，患者几乎都因腹胀、胃纳不佳、饮食减少或明显消瘦而就医，若出现腹水，腹胀症状将更为明显，也可出现明显的腹痛。

腹部肿物：多数患者在早晨醒来膀胱充盈时无意中摸到下腹部肿物，若肿物长势迅速或出现腹水者应高度怀疑为本病。

月经改变：由于卵巢受到癌细胞的侵袭，雌激素分泌发生异常，大约有1/2的卵巢癌患者月经不正常，阴道有不规则出血，临床也有卵巢功能不全者，如月经初潮推迟，绝经期提前。有痛经、独身、不孕或有卵巢癌家族史的人群，更要提高警惕。

压迫症状：较大的盆腔肿物常出现明显的压迫症状，并有尿频、便急、肛门憋堵、下腹坠胀或大便不畅等不适表现，当有上述症状的时候，应该引起重视，及时到医院就诊。

3. 卵巢癌常用治疗方法

目前多采取手术、放疗、化疗、免疫与中药等手段综合治疗。这些治疗方法，对中、晚期患者的疗效往往较差，而且难以避免复发。而早期就得到诊治的卵巢癌患者的预后则大不一样。据有关临床报道，卵巢上皮癌5年存活率的情况是，Ⅰ期为80%，Ⅱ期为40%，而Ⅲ、Ⅳ期仅为5%以下。由此可见，早发现、早诊治对卵巢癌患者是生死攸关的大事。当女性发生上述异常的时候，或者没有发生异常而年龄较大者，应该进行必要的定期妇科防癌检查，如发现5cm左右的卵巢肿物，即使没有足够的证据证明是恶性肿瘤，也需要做定期的随访复查，万一是恶性疾病，也能够及时发现，将损失降低到最低限度。

在卵巢癌的治疗过程中，无论是放疗还是化疗，对卵巢的功能都是致命的打击，至于切除卵巢，其功能自然不复存在。

（二十二）卵巢早衰与其他因素

有学者认为，卵巢功能早衰与生育状况有关，认为首次怀孕的年龄越大，发生绝经的时间可能越早。这种观点，正好与社会上流行的晚婚晚育可以推迟衰老的说法相左。其实，作为育龄期的女性，应该顺其自然，不宜违背自然规律。

哺乳时间越短，或者根本没有哺乳经历，女性发生绝经的时间越早。有一些女性，误认为不哺乳可以保持自己的健美身材，也可以使自己的乳房避免萎缩。其实，这种想法是完全错误的。相反，进行合理哺乳，不仅不会导致乳房萎缩，还会促进乳房二次发育，对防止卵巢功能早衰还有好处。

子宫切除对卵巢具有较大影响。在以往，许多人认为子宫切除对卵巢影响很小，目前来看，这种认识是错误的。在绝经期之前行子宫切除的妇女，卵巢衰竭的年龄比自然绝经者早 4 年，34% 的术后妇女在术后 2 年出现卵巢衰竭与更年期症状，其中重度更年期症状的发生率明显高于正常人群。有学者在临床中发现，子宫切除越早，卵巢早衰的发病率越高。子宫切除后，即便保留完整的卵巢，但由于供血发生障碍，血流量约减少 1/2，从而加速了卵巢功能衰竭的进程。

其他手术对卵巢功能也会产生影响。腹腔镜电灼及子宫动脉栓塞术，是临床常做的手术，这些手术都有可能发生非目标性卵巢功能损伤。输卵管切除术、卵巢囊肿切除术，对卵巢储备功能也会产生不良影响。需要特别注意的是，临床一侧卵巢切除对卵巢的不良影响是不可忽视的。一些研究资料证实，切除一侧卵巢，其分泌激素能力下降，而垂体分泌的 FSH 升高，保留的一侧卵巢发生卵巢储备功能下降（decreasing ovarian reservation，DOR）或卵巢功能衰退的概率增加。子宫手术会对卵巢血行阻断，直接影响卵巢血液供应，也会导致DOR及卵巢早衰。即便不切除子宫，而进行子宫动脉栓塞治疗，同样会影响患者卵巢血管流通，最终也会导致卵巢功能伤害。卵巢血液供应尤其重要，任何影响卵巢血液供应的手术，都会影响卵巢功能。因此，凡是曾经进行相关手术者，发生卵巢早衰的概率都会明显增加。为此，在行妇科手术时，既要注意保留更多的卵巢组织，也要注意尽可能保留卵巢的血液供应，最大限度地保护正常卵巢组织、保护卵巢功能，做到防患于未然。

参考文献

[1] 王忠民，刘茜．雌激素奥秘 [M]．北京：人民卫生出版社，2014:266-277.

[2] 王忠民，刘茜．哺乳新学问 [M]．天津：天津科学技术出版社，2014:16-18，204.

（二十三）判断卵巢功能的性激素六项

性激素六项是人们熟知的检验项目。该项目的检测结果，不仅可以帮助我们了解整体的内分泌状况，还会了解卵巢功能，对疾病的诊断、治疗、预后判断等，均有重要的临床意义。

性激素六项检查，是目前妇科内分泌检查最为常用的检验项目。由于该检查对脑垂体、卵巢等诸多分泌腺具有重要的临床意义，故在诊断、治疗妇科疾病过程中具有非常重要的参考价值。

由于性激素水平在月经周期不同时间变化较大，为准确判断相关疾病，必须确保性激素六项的准确性。在月经来潮的 2~3 天系基础期，相对稳定，可靠性强，因此应尽量选择在这一时间段抽血检查。

在女性体内，下丘脑－垂体－卵巢三者之间，构成一个轴系，形成了人们常说的性内分泌体系。在这个体系中，下丘脑调节垂体功能，垂体调节卵巢功能，卵巢激素再作用于多种靶器官，如子宫、乳腺、皮肤等。凡是与雌激素相关的器官，均与卵巢有关。也就是说，HPOA 的功能，均体现在具体的器官功能上。同时，卵巢激素对下丘脑－垂体有正、负反馈调节作用，以维持正常的、适合人体生理需要的、相对平衡的激素分泌水平。HPOA 的功能正常，是维持女性正常生育功能的前提，是维持正常月经周期、卵子发育成熟、受精、早期胚胎着床发育的生理条件。倘若这一功能失调，整个生殖功能就会发生障碍。因此，检查血清性激素六项，可了解被检验者发生疾病的原因，明确哪个环节出现问题，对临床诊断与治疗具有非常重要的指导意义。

需要说明的是，为了保证检查结果更为准确，在抽取标本的时候，至少 1 个月经周期不能使用性激素类药物，包括临床颇为常用的孕激素、雌激素类药物，以免影响检查结果的准确性。

关于抽血检查的时间，原则上任何时段都是可以的，育龄期女性可根据卵泡期、排卵期与黄体期的不同参考值判定。但这种方式很难准确把握每一个阶段的时间，特别是对不孕症患者，需要了解其基础性激素水平，应该在月经来潮的2~3天进行，一般认为第3天最好，且在上午9时左右，需要空腹。这个时段检查，可不检查孕激素，因为此时的孕激素较为恒定，没有太大的临床意义。

对于月经稀发或闭经者，如尿妊娠试验（尿TT）阴性、阴道B超检查双侧卵巢无≥ 10mm卵泡，子宫内膜（endometrium，EM）厚度< 5mm，也可视为性激素处于基础状态，属默认基础值来判断疾病。

对于基础性激素化验单，不能按照一般的检验参考值进行分析。基础性激素时段，基础黄体生成素和卵泡刺激素的正常值，均在5~10 IU/L之间，此时的雌二醇正常值则为25~50pg/mL。LH、FSH、E_2是不能根据普通的检验参考值进行分析的。此时段的泌乳素、睾酮则可以对照其普通时段的参考值进行病情分析。

性激素六项检查具体项目的临床意义如下：

1. FSH和LH检查的临床意义

FSH、LH检查结果，两者参考基础值一般均为5~10 IU/L，LH略低于FSH。

在正常的月经周期中，月经的第2~3天属于卵泡早期，血清FSH、LH均维持在低水平状态。在排卵之前则会迅速升高，其中LH高达基础值的3~8倍，可达160IU/L或者更高，而FSH，仅仅可达基础值的两倍左右，很少高于30IU/L。在排卵之后，FSH、LH迅速回到卵泡期水平。

FSH、LH水平高低，受促性腺激素的直接影响。Gn受下丘脑、垂体的影响，Gn高FSH、LH就高，反之则低。但在生理状态下，比如怀孕之后，Gn分泌就会明显减少，因而FSH、LH也会显著降低，因此也可作为是否怀孕的参考指标。

FSH、LH水平的高低，在临床具有非常重要的参考价值。由于该激素是垂体分泌的，故对判断卵巢功能正常与否意义重大。

（1）FSH、LH同时升高的临床意义

检查FSH、LH可大致判断卵巢功能是否正常。在一个月不用性激素类药物的情况下，如果两次检查基础值两项均高于 30 IU/L（也有学者认为在 40 IU/L）即可基本确定卵巢功能衰竭，这样的情况常常都会发生闭经，单纯运用黄体酮月经也不会来潮。如果 B 超下发现子宫明显缩小、卵巢发生萎缩，病程长久者，恢复正常月经周期的可能性大大减少。上述情况倘若发生在 40 岁之前，就可以诊断为卵巢早衰。

假如检查基础 FSH ＞ 20 IU/L 而 LH ＜ 30 IU/L，可在下一个月经周期复查一次，如果依然如此，则可认为是卵巢早衰的隐匿期，倘若得不到有效治疗，往往在 1 年之后发生闭经，进入卵巢早衰阶段。在临床，监测卵泡早期的 FSH、LH 水平，可以初步判断性腺轴功能是不是正常。其中，FSH 在判断卵巢潜能方面比 LH 更有临床价值。

两者同时升高，可以确定卵巢功能是不是衰竭。过了 40 岁之后，卵巢的基本功能还继续存在，有许多的女性还有正常的生育功能，个别女性甚至维持到 50 岁以上。检查 FSH、LH，即可大致判定卵巢功能的基本情况，如果检查值依然在正常范围之内，说明卵巢功能依然存在；假使轻度升高，则说明卵巢功能在下降。一般情况下，FSH、LH 升高程度与卵巢功能成反比，换句话说，FSH、LH 越高，卵巢功能就越低。

显而易见，任何卵巢功能缺乏、丧失的疾病，FSH、LH 都会升高，诸如先天性卵巢发育不全（Turner 综合征）、卵巢缺如或卵巢因故切除、幼年时发生卵巢病毒感染、原发性性腺功能低下、更年期综合征、卵巢功能衰竭（绝经期）等。

FSH 与 LH 都具有促进卵泡发育成熟的作用，对促进女性雌激素分泌以及男性雄激素分泌，都具有十分重要的作用。临床可见，原发性闭经、原发性性功能减退、早期垂体前叶功能亢进、睾丸精原细胞瘤、Turner 综合征、Klinefelter 综合征（先天性睾丸发育不全）等疾病，以及服用克罗米芬、左旋多巴等药物时，二者同样会有不同程度的升高。

（2）FSH、LH 同时降低的临床意义

我们知道，FSH、LH 的分泌来源于垂体，因此，任何导致垂体分泌功能减退或丧失的疾病，都会导致 FSH、LH 值下降。

基础 FSH 和 LH 均 ＜ 5 IU/L 引发的闭经，属于低 Gn 闭经，这种情况与下丘脑或垂体功能减退有关。如果要了解两种激素水平降低的具体原因，还要借助促性腺激素释放激素兴奋试验。FSH 和 LH 均降低，尚可见于高泌乳素血症（hyperprolactinemia，HPRL）、口服避孕药（oral contraceptive，OC）后、药物性垂体调节后等情况。

（3）FSH 值高低的临床意义

测定 FSH，可了解卵巢的储备功能及基础状态。在卵泡期，FSH 保持平稳低值，一般为 5~10IU/L。基础 FSH 的高低，常常与促排卵过程中卵子的质量和数量有一定关系。假如采取相同的促排卵方案，基础 FSH 值越高，治疗后得到的卵子数目会越少，体外受精 – 胚胎移植（in vitro fertilization and embryo transfer，IVF–ET）的妊娠成功率就越低。因此，凡是检查 FSH 偏高者，为提高成功率，一般需要经过治疗降低后再做 IVF–ET。

在排卵期，FSH 升高，一般为基础值的两倍，但不会超过 30IU/L；在排卵之后，则迅速下降至基础值水平。基础 FSH 升高，往往提示卵巢储备功能不良。如果在卵泡期基础 FSH 测试 > 12IU/L，则是非常可疑的，为确诊，可在下一个卵泡期复查，如果 FSH 依然 > 12IU/L，则可以诊断为 DOR。

FSH 降低，特别是以往高于正常值者，则在雌激素和孕酮治疗后会降低。另外，服用避孕药、性激素等药物也会致使 FSH 水平下降。如果没有服用任何性激素药物，则应结合临床考虑继发性性腺功能减退、席汉综合征（Sheehan’s syndrome）、晚期垂体功能低下等疾病。

FSH 高低还要根据 LH 值进行判断。不要以为 FSH、LH 均在正常范围内，就一定属于正常，还要看二者的比值。如果 FSH 高于 LH 两倍以上，要注意结合临床，看看卵巢功能是否衰退，必要时进一步做相关检查；如果 LH 高于 FSH 两倍以上，则要注意结合临床，看看是否罹患多囊卵巢综合征。有些疾病正是通过这些细微的变化发现的。因此，不能以为数值在正常范围就判定没有问题。

（4）LH 值高低的临床意义

LH 检查值的临床参考意义，与 FSH 有许多相同之处。

单纯 LH 升高，也有一定的临床意义。我们知道，LH 与 FSH 均是由垂体产生的促性腺激素。该激素在女性体内刺激卵巢分泌雌激素，而在男性体内，则能刺激睾丸间质细胞分泌雄激素。如果卵泡期水平升高，则可能为临床最常见的疾病之一——多囊卵巢综合征。该病一般 FSH 略有降低，而 LH 升高，一般高于 FSH 两倍以上。

LH 降低，与 FSH 降低一样，也常常提示 Gn 水平低下。

（5）FSH、LH 在临床诊断中的应用

①评价卵巢功能

基础 FSH ＞ 40IU/L、LH 略有升高，或 LH ＞ 40IU/L，这两种情况的闭经，可以确诊为高 Gn 闭经，属于卵巢功能衰竭；如这种闭经发生于 40 岁以前，则可诊断为 POF 或卵巢不敏感综合征（insensitive ovarian syndrome，IOS）。

基础 FSH 和 LH 均 ＜ 5IU/L，这种情况下导致的闭经，可以确诊为低 Gn 闭经，属于下丘脑或垂体功能减退，而二者的区别需借助促性腺激素释放激素试验。

②判定卵巢储备功能

卵巢功能衰竭患者 FSH 出现升高的时间早于 LH 升高，因此更有诊断价值。如连续两个月经周期的基础 FSH ＞ 12IU/L，是 DOR 的重要表现，具有一定的诊断意义。若卵泡期 FSH/LH ＞ 2~3.6，即便 FSH 在正常范围，也提示 DOR，可以确定为卵巢功能不良。一旦出现这种情况，则提示患者对超促排卵（controlled ovarian hyperstimulation，COH）反应不佳，受孕成功率会大打折扣。这种情况应及时调整 COH 方案，加大 Gn 的剂量，以提高卵巢的反应性，促进卵泡正常发育，以有效提高助孕方式、获得妊娠率。

除此之外，克罗米芬兴奋试验对了解 DOR 具有重要意义。方法是在月经第 5 天，开始口服 CC，每天 100mg，共 5 天。在服药的第 3、5 天及停药后第 5 天分别抽血测定 FSH、LH，若停药后 FSH、LH 检测值比用药前提高 3~10 倍则为阳性反应，表明下丘脑调节功能正常，下丘脑 – 垂体轴功能健全。若 FSH、LH 值无明显升高，则为阴性反应，提示下丘脑 – 垂体功能障碍、卵巢储备功能差，妊娠率自然极低。

③预测排卵

在排卵前，如果 LH ≥ 40IU/L，则提示 LH 峰出现，有利于判断排卵的具体时间。这是因为，排卵多发生在血 LH 峰后的 24~48 小时。需要了解的是，LH 峰上升及下降均极快，有时检测的所谓峰值并非 LH 的最高值，因此需要 4~6 小时检测 1 次，以免误诊。

为了方便一些，有时检查尿 LH 峰，虽较血 LH 峰晚 3~6 小时，也有一定的参考价值。LH 检测结合 B 超观测卵泡大小与形态（直径大于 18mm，形态是圆形的、透声好的）、宫颈评分、基础体温等综合分析，预测排卵期更加准确，对指导受孕、人工授精、取卵等均有重要的临床意义。

如果排卵前 LH 峰值低，或者出现较晚，或与 E_2 峰值同一天出现，基础 FSH 及黄体期 FSH 均高于正常，E_2 显著升高，P 较低，这种情况则提示不排卵，结合 B 超检查更有利于确诊。排卵之前 FSH 过低，还可能导致黄体期缩短或异常，提示正常受孕更加困难。

④诊断 PCOS

PCOS 很重要的一个特点，是基础 LH 高于 FSH 的 2~3 倍，这是诊断 PCOS 的主要指标之一。一般情况下，基础 LH 水平 > 10IU/L 即为升高；或 LH 维持正常水平，而基础 FSH 相对低水平，同样形成了低水平的 LH 与 FSH 比值升高，只要达到 2~3，同样有重要的临床诊断意义。

在临床，LH 升高被认为是诊断 PCOS 的主要内分泌变化之一。FSH 分泌之所以相对低水平，是因为 PCOS 患者垂体 FSH 分泌细胞对 GnRH 的反应性降低所致。LH/FSH > 2~3，是诊断 PCOS 的主要指标，约 70% 的 PCOS 患者的 LH 与 FSH 比值 > 2~3。另有相当比例的患者睾酮升高，结合临床肥胖、多毛、痤疮、月经推迟或稀发、不孕等症状，以及结合超声检查即可确诊。

⑤检测黄体功能

在临床上，黄体功能不足是很常见的现象，但如何准确诊断，尚缺乏特异性的诊断手段。FSH 是卵泡成熟过程中不可缺少的激素，其释放量常常与黄体功能有密切关系。在黄体期有缺陷的月经周期中，FSH 检测值偏低。卵泡中期如果 FSH 分泌减少，卵泡成熟不够充分，即使足量的 LH 也难以使黄体功能正常，最终形成黄体缺陷，因而 FSH 偏低也是引发流产的原因。

有学者临床研究发现，表现为 FSH 升高的卵巢储备功能下降也可在反复流产中起作用。可能由于在 DOR 时，卵巢功能已经开始下降，卵巢反应发生异常，导致卵巢激素分泌减少。DOR 可发生在不同年龄，如同卵巢早衰一样，即使是年轻的反复流产妇女，也会有罹患 DOR 的可能。即基础 FSH ≥ 10IU/L 时，再次流产的可能性就会增加。因此，对反复流产患者应在卵泡早期常规检测 FSH，以确定病因。

⑥查明不孕与流产原因

在临床，有许多的所谓不明原因的不孕或流产，往往是没有检查到相关项目。其中，LH 升高常常会造成不孕和流产，对于尚未检查该项目而又未确定病因者，应检查 LH。

我们知道，卵泡期高 LH 水平（ > 10IU/L），对卵子胚胎和着床前的子宫内膜均有损害。LH 能诱导卵母细胞过早成熟，进而造成受精能力下降和着床困难，这无疑会导致不孕或流产。

有关研究资料证实，正常人在卵泡期仅需低浓度的 LH，高水平的 LH 常常是 IVF-ET 失败的重要原因之一。注射 HCG 前 LH 值较低，相应卵细胞及胚胎细胞发育质量就会提高。

⑦鉴别闭经的原因

在诊断闭经时，需要弄清闭经的确切原因，只有这样，才有可能进行针对性的治疗。如果 FSH、LH 均 > 40IU/L，这样的情况属于高 Gn 闭经，也就是卵巢功能衰竭引起的；倘若这种情况发生在 40 岁以前的女性，大多是 POF 造成的。

当基础 FSH 和 LH 均 < 5IU/L 时，同样会引起闭经，而这种闭经为低 Gn 闭经，是下丘脑或垂体功能减退导致的。不过，与高 Gn 闭经的区别有时还需借助 GnRH 试验进行判断。

⑧诊断真假性早熟与青春期启动

促黄体生成素释放激素（luteinizing hormone releasing hormone，LH-RH）激发试验，对区分真性性早熟与假性性早熟具有一定的临床指导意义。有些女孩，乳房发育有真假性早熟之分，对女童进行 LH-RH 激发试验，同时测骨龄及子宫、卵巢容积，可以明确诊断。真性性早熟组的 LH 峰值明显高于基础值，而假性性早熟组则低于基础值。此外，幼女发生体质性性早熟时，LH 会升高。

也有学者认为，若白天 FSH > 4.0 IU/L、LH > 7.5 IU/L，或 GnRH 类似物兴奋试验的 FSH 峰值 > 7.5 IU/L，LH 峰值 > 15 IU/L，表示被测试者已进入青春期。

⑨指导人工助孕技术

在人工助孕过程中，无论是试管婴儿还是输卵管配子移植（gamete intra

fallopian transfer，GIFT），都可以通过检查基础 FSH 值做出较为正确的判断。另外还可以判断卵巢功能及 IVF-ET、GIFT 的预后。GIFT 是直接将配子——即已获能的精子和 1~4 个卵子置入输卵管壶腹部授精的方法。

一般情况下，当基础 FSH ＞ 15IU/L 时，IVF-ET 和 GIFT 的预后不好；基础 FSH ＜ 15IU/L 时妊娠率大约为 24%；基础 FSH ＞ 25IU/L 时 IVF-ET 则很少获得成功，这种情况常常提示卵巢老化，即使受精卵发育很好，植入宫腔后也会枯萎。

2. 雌激素检查的临床意义

雌激素与孕激素对于女性来说，是伴随一生的性激素。检测这两种激素，对诊断与治疗疾病，指导临床治疗用药，是非常重要的。

女性在育龄期，体内的 E 主要来源于卵巢，由卵泡分泌。E 分泌量多少，又取决于卵泡的发育情况与黄体功能。孕妇体内雌激素，除卵巢之外，胎盘也会产生一部分，主要是雌三醇，少量 E 由肾上腺产生。在妊娠早期，E 主要由黄体产生；妊娠 10 周之后则主要由胎儿 - 胎盘单位合成；到了妊娠末期，E_2 大量增加，为非妊娠期的 100 倍左右。

最常见的雌激素有三种，包括 E_2、雌酮（E_1）、E_3。其中，E_2 是生物活性最强的雌激素，是卵巢产生的主要激素之一，因此性激素六项检查中就是查的 E_2；E_3 是 E_2 和 E_1 的降解产物，活性最弱，但是在孕期明显升高。用于诊断疾病时，临床检验 E_2 即可。

雌激素水平减低属于疾病，而雌激素升高也是疾病，比如雌激素过多综合征，就是雌激素绝对升高或相对升高导致的。

月经是雌激素基础值高低的“晴雨表”。雌激素基础值高低，常常直接影响到月经周期与月经量等方面。对于诊断月经过少、功能失调性子宫出血、月经推迟或稀发、闭经等，都需要检验 E_2，以确定发病的基本原因。E_2 基础值在卵泡早期处于低水平，一般为 91.75~165.15pmol/L（25~45pg/mL）。在 E_2 排卵峰时，随着卵泡的生长发育，E_2 水平会逐渐升高。文献研究资料显示，每个成熟卵泡可分泌 E_2 达 918~1101pmol/L（250~300pg/mL）。卵泡开始发育之初，仅有很少的雌激素分泌，从月经第 7 日开始，卵泡分泌的 E_2 量才逐渐增加，于排卵前的 1~2 天迅速上升，E_2 水平达到第 1 次峰值，这就是排卵峰。在自然周期中排卵之前，E_2 可升高至 918~1835pmol/L（250~500pg/mL）。E_2 排卵前高峰大多发生在 LH 峰出现的前 1 天，大约持续 48 小时，排卵后迅速下降。排卵峰的出现非常重要，一般预示在 48 小时左右时可能出现排卵。在临床上，可根据 LH 值、卵泡大小及宫颈黏液评分考虑 HCG 用量及注射时间，对指导不孕不育的治疗具有重要意义。E_2 黄体峰在排卵后水平开始下降，黄体成熟后 6~8 天 E_2 再次上升，形成第 2 高峰，其峰值在 459~918pmol/L（125~250pg/mL），大约为排卵峰的 1/2。如未妊娠，E_2 峰维持一段时间后与 P 值高峰均下降，黄体萎缩时雌激素水平急剧下降恢复到早卵泡期水平。

（1）E_2 测定与临床诊断

①判断卵巢功能

雌激素水平的高低，直接与卵巢功能正常与否有关。因此，检查 E_2 即可判断卵巢功能，判断卵巢是否处于早衰的隐匿期。

在卵巢早衰隐匿期，基础 E_2 往往升高，而 FSH 为正常水平，这种情况是界于卵巢功能衰竭和正常者之间的中间阶段，也就是卵巢早衰隐匿期。随着年龄增大以及卵巢功能持续下降，就会出现两高一低（高 FSH、LH，低 E_2）状态，但在卵巢早衰初期的代偿期，E_2 反而升高，不可不知。卵巢早衰一旦发生，临床常常会出现四肢乏力、出汗、心慌、失眠、健忘、阴道干涩、性欲低下等更年期综合征的症状。

②确诊卵巢功能衰竭

卵巢功能一旦发生衰竭，基础 E_2 就会大幅度降低，而 FSH、LH 也同时大幅度升高，尤其 FSH ≥ 40IU/L 时，则提示卵巢功能已经发生衰竭。这时，临床会出现更年期综合征的大部分症状，子宫、卵巢都会逐步发生萎缩。上述指标对卵巢功能衰竭的确诊具有决定意义。

③用于诊断性早熟

女孩在月经来潮（一般 11~14 岁）之前的幼女期，E_2 一直处于极低水平状态，如果 E_2 异常升高，甚至在 9 岁之前月经来潮，则可诊断为女性性早熟。我们知道，E_2 是确定青春期启动及诊断性早熟的激素指标之一。假如女孩在 8 岁以前出现第二性征发育，血清 E_2 > 275pmol/L（75pg/mL），就可诊断为性早熟。

④ E_2 升高与相关疾病

E_2 需要平衡，过高过低都属于疾病状态。当然，E_2 分绝对升高和相对升高，不过，无论哪种升高都会导致疾病。E_2 水平过高，可见于雌激素过多综合征、颗粒细胞瘤、卵巢浆液性囊腺瘤、肝硬化、系统性红斑狼疮、肥胖、大量长期吸烟者、糖尿病孕妇，生理状态 E_2 升高则见于妊娠期、服用雌激素类药物后。

⑤ E_2 降低与相关疾病

E_2 降低，特别是基础 E_2、FSH、LH 均呈低水平，常常是低 Gn 缺乏症的表现，提示病变在下丘脑－垂体，例如席汉综合征，是垂体前叶功能减退引起的。单纯 E_2 降低，在卵巢功能降低、内分泌紊乱、雄激素过高、过度节食、消瘦（全身脂肪含量低于 17%）等疾病中常常有之。此外，E_2 在正常妊娠情况下升高，因而还可作为流产患者保胎治疗是否有效的观察指标。

⑥用于诊断 PCOS

多囊卵巢综合征患者尽管 T 升高，但雌激素依然维持在较高水平，而且无周期性变化，这是 PCOS 一个重要的内分泌特征。雌激素的升高包括 E_2 和 E_1 水平的升高，同时，T 及 LH 分泌增多，而 FSH 分泌减少，这就形成了 LH/FSH ＞ 2~3 的内分泌特征。

⑦预测超促排卵效果及妊娠率

基础 E_2 水平高低对预测 COH 的效果以及妊娠率具有重要的参考意义。一般情况下，基础 E_2 ＜ 165.2pmol/L（45pg/mL）者，其妊娠率明显高于 E_2 ≥ 165.2pmol/L 者；基础 E_2 ＞ 293.6pmol/L（80pg/mL）时，无论年龄大小与 FSH 水平高低，均提示卵泡发育过快和卵巢储备功能下降；在 IVF 周期中，如基础 E_2 ＞ 367pmol/L（100pg/mL），则提示 COH 疗效不良，因卵巢低反应或无反应而造成的周期取消率明显增加，临床妊娠率自然下降。

⑧监测卵泡成熟与指导用药

在临床治疗因排卵障碍导致的不孕症，常常需要促排卵治疗，常用的药物有绒毛膜促性腺激素、人绝经期尿促性腺激素与克罗米芬，过度应用这些药物，都有可能导致卵巢过度刺激综合征，检测 E_2 水平是其中一项重要指标。

促排卵治疗时，当卵泡直径 ≥ 18mm，血 E_2 ≥ 1100pmol/L（300pg/mL），则要停用 HMG，改用 HCG10000IU 肌肉注射；促排卵治疗中卵泡成熟时 E_2 ＜ 3670pmol/L（1000pg/mL），发生 OHSS 的可能性极小；在促排卵治疗时，常常有较多卵泡发育，若 E_2 ＞ 9175pmol/L（2500pg/mL）~11010pmol/L（3000pg/

mL）时，极有可能发生 OHSS；超促排卵时 E_2 > 14680pmol/L（4000pg/mL）~22020pmol/L（6000pg/mL）时，则 OHSS 发生率高达 100%，并有可能迅速发展为重度 OHSS，应立即采取措施。

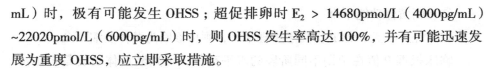

3. 孕激素检查的临床意义

孕激素也有多种，主要包括孕酮、17α－羟孕酮、孕二醇（pregnanediol P_2）等。在性激素六项检查时检查的项目是 P。

P 是由卵巢、胎盘和肾上腺皮质等分泌的，在妊娠期，其主要来源为胎盘。P 基础值一般 < 1ng/mL。月经周期中外周血中的 P，主要来自排卵后所形成的黄体，其含量随着黄体的发育而逐渐增加。

正常情况下，卵泡期 P 一直处于低水平，平均为 0.6~1.9nmol/L，一般 < 3.18nmol/L（1ng/mL），0.9ng/mL 是子宫内膜分泌期变化的最低限度；在排卵前出现 LH 峰时，成熟卵泡的颗粒细胞在 LH 排卵高峰的作用下黄素化，进而分泌少量 P，血 P 浓度可达 6.36nmol/L（2ng/mL），P 的初始上升为即将排卵的重要提示。

排卵之后黄体形成，P 值随 LH 峰出现开始上升，所产生的 P 浓度大幅度提高；当黄体成熟时（LH 峰后的 6~8 天），血中 P 浓度达到高峰，一般可达 47.7~102.4nmol/L（15~32.2ng/mL）或更高。

若未妊娠，排卵后 9~11 天黄体开始萎缩，P 分泌浓度大幅度减少，在月经前 4 天降至卵泡期水平。在整个黄体期，血 P 含量高低变化呈抛物线状。

（1）孕激素测定与临床诊断

①用于判断排卵

检验 P 值，可以判断排卵情况。黄体中期是指排卵后至月经来潮的中间时间，比如月经周期是 28 天，月经第 21 日就是黄体中期。为确保检查值的准确性，检查前务必确定这一时间。假如 P 值检测结果 > 16nmol/L（5ng/mL），则提示正常排卵；倘若 < 16nmol/L（5ng/mL），则提示无排卵。

在整个卵泡期，P 值应维持在 < 1ng/mL，排卵之后大量增加。在卵泡早期，如 P > 1ng/mL，则预示促排卵疗效不佳。在黄体中期，P > 16nmol/L（5ng/mL）提示本周期有排卵，未破裂卵泡黄素化综合征（luteinized unruptured follicle syndrome，LUFS）除外；P < 16nmol/L（5ng/mL），则提示本月经周期无排卵。

②诊断黄体功能不全

在月经4~5天，如P仍高于生理水平，则可诊断为黄体萎缩不全。

临床根据P值在孕期不同阶段的水平高低，可判断黄体功能是否正常，为临床诊断提供重要参考。

在黄体中期，若血P＜32nmol/L（10ng/mL），或排卵之后的第5、7、9天3次所测P值相加＜95.4nmol/L(30ng/mL)，则可诊断为黄体功能不全(luteal phase defect，LPD)；或孕10周前P＜47.7nmol/L（15ng/mL），则为LPD的诊断标准。

若早期妊娠P浓度降低，则提示黄体功能不足或胚胎发育异常，或两者兼而有之。需要指出的是，约有10%的正常妊娠妇女，血清孕酮值低于79.25nmol/L。

③评价体外受精－胚胎移植效果

如何判断IVF–ET是否有效，可通过检测P值确定。

在肌注HCG日，如果P≥3.18nmol/L（1.0ng/mL）可认定为升高，易导致内膜容受性下降，胚胎种植率及临床妊娠率均会受到不良影响。P＞4.77nmol/L（1.5ng/mL），则提示过早黄素化。

临床研究发现，在IVF–ET长方案促排卵治疗过程中，肌注HCG日即使无LH浓度的升高，若P（ng/mL）×1000/E_2（pg/mL）＞1，则提示有卵泡过早黄素化的可能，或卵巢功能低下，治疗后临床妊娠率会明显降低。

④用于妊娠监护

了解P在妊娠期的变化情况，对妊娠期的监护具有很重要的意义。

我们知道，妊娠早期P由卵巢妊娠黄体产生，妊娠8~10周之后，胎盘合体滋养细胞是产生P的主要来源。随着妊娠时间延长，母血中的P值逐渐升高，临床可参照正常值确定P是不是在正常范围，以确定用药时间、剂量。P是临床治疗先兆流产患者保胎的重要观察指标与参考依据。

参考值如下：妊娠7~8周血P值79.5~89.2nmol/L（25~28.6ng/mL），妊娠9~12周血P值约120nmol/L（38ng/mL），妊娠13~16周血P值约144.7nmol/L（45.5ng/mL），妊娠21~24周血P值约346nmol/L（110.9ng/mL），妊娠末期P值可高达312~624nmol/L（98~196ng/mL），至分娩结束后24小时内，P值迅速减退为微量。

⑤判断胚胎发育情况

P 在监护胚胎发育方面具有重要的临床意义。早期妊娠测定血清 P 浓度，可准确评价黄体功能和监测外源性 P 的治疗作用，能够明显改善妊娠预后。

在妊娠早期，P 水平在 79.25~92.76nmol/L（25~30ng/mL）范围内，提示宫内妊娠存活，其敏感性为 97.5%；随着孕周增长，孕激素水平缓慢升高。

如果妊娠期 P ＜ 47.7nmol/L（15ng/mL），提示宫内妊娠存在发育不良，或可能发生异位妊娠；倘若妊娠期 P 水平低于 15.85nmol/L（5ng/mL），往往提示胎停育，无论是宫内孕还是宫外孕，都会出现这种情况。

在临床上，P 水平高低可鉴别是否发生异位妊娠，可作为重要的参考依据。我们知道，异位妊娠血 P 水平偏低，绝大多数患者 P ＜ 47.7nmol/L（15ng/mL），仅有 1.5% 的患者≥ 79.5nmol/L（25ng/mL）。而正常宫内妊娠者，90%P ＞ 79.5nmol/L，10%P ＜ 47.6nmol/L。

4. PRL 临床检查意义

在女性疾病的诊断中，尽管 FSH、LH、E_2、P 有很重要的临床意义，但催乳素、睾酮的检查也是很有必要的，有时对某些妇科疾病的诊断是不可缺少、不可替代的项目。

PRL 是由腺垂体嗜酸性的 PRL 细胞合成和分泌的，是一种多肽蛋白激素，受下丘脑催乳激素抑制激素和催乳激素释放激素的双重调节。PRL 在血循环中，具有单节型、双节型和多节型 3 种形式。单节型相对分子质量为 22000，称为小分子 PRL，在血循环中占 80%~90%；双节型由 2 个单节型构成，相对分子质量为 50000，占 8%~20%，称为大分子 PRL；多节型由多个单节合成，相对分子量可大于 100000，占 1%~5%，称为大大分子 PRL。

单节型小分子 PRL 具有较高生物活性，而大分子 PRL 与 PRL 受体结合能力较低，但免疫活性不受影响。在临床检验的 PRL，是各种形态的 PRL 的总和，并没有分类，因此在临床上有些患者血清 PRL 升高却能正常生育，这种情况常常是血循环中多节型 PRL 所占比例较高所致。

PRL 分泌不够稳定，常常受异常情绪、剧烈运动、乳头刺激、性生活、手术、胸部创伤、带状疱疹、饥饿及进食等方面的影响。不仅如此，其分泌状态还随月经周期有较小的波动，而且具有与睡眠有关的节律性。一般情况下，入睡后短期内 PRL 分泌增加，下午较上午略有升高。

垂体分泌 PRL 是呈脉冲式的，具有节律性的特点。因此，抽血检查应在上午 9~10 时，而且需要空腹、安静。对于 PRL 显著升高者，一次检查即可确定；PRL 轻度升高者，应进行第二次检查，以免误诊，特别是升高比较轻微者，不可轻易诊断高泌乳素血症而滥用溴隐亭治疗。

在非妊娠期，PRL 正常值为 5~25ng/mL（222~1110nmol/mL）。妊娠后，PRL 开始升高，并随妊娠月份增加而逐渐升高。在孕早期，PRL 升高约为非孕期的 4 倍；妊娠中期，可升高至 12 倍；孕晚期，最高可达 20 倍，约 200ng/mL 以上。未哺乳者，产后需要 4~6 周降到非孕期水平，哺乳者 PRL 分泌水平的升高可将哺乳期延长而且持续一段时间。

此外，生理性应激状态、神经刺激、产后未哺乳、长期哺乳等情况下，PRL 会轻度减低。

（1）PRL 测定与临床诊断

① PRL 升高的临床意义

一般情况下，PRL ≥ 25ng/mL 或高于本单位检验正常值为 HPRL；PRL > 50ng/mL，约有 20% 的可能为泌乳素瘤；PRL > 100ng/mL，约有 50% 的可能为泌乳素瘤，可根据具体情况做垂体计算机断层扫描成像或核磁共振成像（nuclear magnetic resonance，NMR）检查确诊；PRL > 200ng/mL，常存在微腺瘤，而且常有头痛、恶心等症状，必须做垂体 CT 或 NMR 确诊。需要说明的是，多数患者 PRL 水平与有无泌乳素瘤及其大小成正比，但血清 PRL > 150~200ng/mL，月经依然规则者则非如此。除此之外，垂体肿瘤或增生，垂体柄切断或破坏等也可出现 PRL 升高。

在临床，诸如垂体催乳素瘤（约 94% 发生闭经）、下丘脑肿瘤、神经胶质瘤和颅咽管瘤，颅内炎症如颅底脑膜炎、结核病和结节病，都会导致 PRL 升高。此外，服用灭吐灵、吗丁啉、氯丙嗪、抗组胺药、甲基多巴、利血平、超排卵药、大剂量雌激素、三环抗抑郁药、酚噻嗪等药物，以及慢性肾功能不全、甲状腺机能低下等疾病，也可引起 PRL 增高，但大多 < 100ng/mL。

此外，PRL 升高还与 PCOS 有关。临床研究发现，约 30% 的 PCOS 患者伴有 PRL 升高，因此还要结合其他项目综合诊断；PRL 升高与甲状腺功能有一定的关系，部分原发性甲状腺功能低下者 TSH 升高，也会导致 PRL 增加；PRL 升高与子宫内膜异位症有关，部分早期子宫内膜异位症患者，PRL 有升高现象。

当发生 PRL 升高但未发现常见疾病时，还要考虑临床不多见的疾病，诸如原发性甲状腺或性腺功能减退、特发性溢乳症、男子乳房发育症、重型甲状腺功能亢进、柯兴病和阿狄森病等；下丘脑神经胶质瘤、颅咽管瘤、结节病和转移性癌肿；青春期闭经、消瘦厌食综合征与产后闭经－溢乳综合征等；乳腺癌、肾癌、支气管癌和肺癌等疾病，也会引起异位泌乳素分泌综合征；慢性肾衰竭、胸腔手术、胸壁损伤、带状疱疹等也会导致 PRL 升高。

② PRL 降低的临床意义

PRL 分泌过少一般与下丘脑－垂体区域病变有关，可见于席汉综合征，另外使用抗 PRL 药物如溴隐亭、左旋多巴、维生素 B_6 等 PRL 也会降低。

PRL 病理性降低的原因有：原发性不育症、全垂体功能低下、多囊卵巢综合征、乳腺癌次全切手术后、功能性子宫出血等。

③查找闭经原因

一般情况下，当女性 PRL 介于 101~300ng/mL 时约有 86.7% 发生闭经。PRL ＞ 300ng/mL 时，约有 95.6% 发生闭经。

闭经、不孕及月经失调的原因是复杂的，检查 PRL 具有一定的临床意义。无论有无泌乳，只要具有上述疾病，均应检验 PRL，以排除高泌乳素血症。

PRL 显著升高者，一次检查即可确定相关疾病；首次检查 PRL 轻度升高者，进行第 2 次检查即可确定。对已确诊的 HPRL，应测定甲状腺功能，以排除甲状腺功能低下，因为该病也可以导致闭经。

5. T 临床检查意义

T 是人体内的雄性激素，又称睾丸素、睾丸酮或睾甾酮。T 是一种类固醇荷尔蒙，男性由睾丸分泌，女性则由肾上腺分泌，少量由卵巢分泌。

T 是主要的男性性激素及同化激素。无论男性还是女性，T 对生殖健康具有重要影响，其功能主要包括增强性欲、体力、免疫功能，并有对抗骨质疏松症等作用。

正常情况下，放射免疫法测定 T 的参考值，男性为 12.5~31.5nmol/L，女性血清中 T 的含量较低。成年男性睾酮的分泌量是成年女性的 20 倍上下。女性基础值总 T 为 1.04~2.1nmol/L（0.3~0.6ng/mL），生理上限为 2.8nmol/L（0.8ng/mL）；游离 T ＜ 8.3nmol/L。35 岁以后随着年龄增加 T 逐渐降低，但在绝经期变化不明显，甚至轻微上升；绝经后 T 水平 < 1.2nmol/L。

在胎儿时期，T 的分泌高峰在妊娠第 12~18 周，之后下降，直到出生前达到最低水平；在男性新生儿时期，外周血 T 水平为一高峰，到青春期前又下降至最低水平；男性青春期时 T 水平升高，T 外周血中浓度升高的年龄，一般在 12~17 岁，此时的男子性功能已基本成熟，具备产生精子和性行为的能力。

男性在 20~30 岁时，外周血 T 水平高达 600μg/dL。这一年龄段 T 呈节律性波动。一年中和每天中 T 值都不同，秋季时最高，为 800μg/dL；春季时最低，为 600μg/dL。每天中清晨最高，晚间最低。这种脉冲式分泌与 LH 的脉冲式分泌节律有关。男性 50 岁之前，T 水平尚未下降，50 岁后开始下降，一般为 200~500μg/dL。

正常女性月经周期的卵泡期，T 浓度平均为 0.43ng/mL，高限为 0.68ng/mL；如超过 0.7ng/mL，即称为高睾酮血症，或高雄激素血症。

在生育期，T 无明显的节律性变化，总 T 的 98%~99% 以结合体的形式存在，仅 1%~2% 游离而具有活性。从这一意义上来说，游离 T 比总 T 更能准确地反映体内雄激素的活性。

（1）T 测定与临床诊断

①诊断部分肿瘤

在临床，有些肿瘤可导致 T 升高，主要为卵巢功能性肿瘤。卵巢肿瘤患者有男性化倾向者，测定血浆 T 有助于确诊，如卵巢睾丸母细胞瘤、门细胞瘤等患者，其 T 均有不同程度的升高。此外，肾上腺皮质增生或肿瘤患者，其 T 水平也会增高。

当女性短期内出现进行性加重的雄激素过多症状时，T 水平 > 5.2 nmol/L（1.5ng/mL），硫酸脱氢表雄酮（DHEAS）水平 > 18.9μmol/L（726.92μg/dL），雄烯二酮 > 21nmol/L（600ng/dL）时，常提示卵巢或肾上腺可能罹患分泌雄激素的肿瘤。

②确诊有关疾病

诊断两性畸形。当男性发生假两性畸形、真两性畸形时，T 水平均在男性正常范围内；而女性假两性畸形，T 则常在女性正常范围内。

多囊卵巢综合征是女性常见的内分泌疾病，大多数患者睾酮 T 水平可有不同程度的增高，升高者常常有多毛、痤疮等症状。一些女性多毛症，血浆

T 水平也会增高。

③诊断多毛症

当女孩阴毛和腋毛过早出现时，伴 DHEAS > 1.1μmol/L（42.3μg/dL），提示肾上腺功能初现。

40%~50% 总 T 升高，游离 T 几乎均升高，这在女性多毛症中比较常见。女性多毛症若 T 水平正常时，常常是毛囊对雄激素过于敏感所致。

④诊断其他疾病

临床若 T 升高并伴有 DHEAS 升高，同时观察血 17α－羟孕酮（17-OHP）及 ACTH 激惹试验的 DHEAS 反应，常常可以诊断为迟发型 21－羟化酶缺陷。T 升高而 DHEAS 正常，常常是间质－卵泡膜细胞增殖症的表现。

女性血 T < 0.02ng/mL 时，预示有卵巢功能低下的可能。

T 水平正常是维持女性性欲的基本条件，女性 T 过低时，就会导致性欲低下，甚至导致性功能障碍。T 有促进精神系统兴奋的作用，因此有人将它作为兴奋剂服用。此外 T 还有促进男性肌肉生长的作用。

二、卵巢早衰的常见不良影响

卵巢的生理作用主要体现在女性生殖、第二性征等方面，因此卵巢功能的强弱，也会体现在与卵巢相关的器官与功能方面。这些表现，往往反映出卵巢健康与否的真实情况。根据这一现象，即可通过现象看本质，透过体征、临床表现等，及早发现卵巢功能有无异常。

（一）卵巢早衰对外表的影响

当卵巢成熟后，女性即具备了女性特有的外表体征，而当卵巢功能发生衰退乃至衰竭的时候，同样会影响女性的外表。可以说，了解卵巢早衰对体表的影响，即可从一个侧面及早发现卵巢早衰，为及时诊断与治疗奠定基础。

有些女性，原先光洁滋润的皮肤变得干燥、发暗、衰老，经常搔抓的部位会出现色素斑、老年白斑，使皮肤发生不良改变，这常常与卵巢功能下降有一定的内在联系。

皮肤是雌激素的靶器官，而雌激素的主要来源是卵巢。当卵巢功能减退的时候，特别是卵巢功能已经发生到难以逆转的地步时，雌激素由开始的短暂性升高发展为显著下降。此时，就会显现出皮肤干燥、皱褶增多等现象，还有一些患者出现老年斑、黄褐斑等。这些皮肤衰老现象的出现，与卵巢功能下降都有直接或间接的关系。

雌激素水平降低，当皮肤出现创伤的时候，创口愈合的时间就会延长。皮肤愈合的过程，主要包括炎症细胞的聚集、基质沉积、再上皮化以及成熟瘢痕形成等过程。这个过程往往有雌激素的参与。雌激素与皮肤的功能相关，其范围包括表皮、真皮、血管、毛囊和皮脂腺等。因此，有学者认为，当皮肤创伤后愈合时间延长时，可能与卵巢功能衰退有关。

当雌激素水平降低的时候，女性常常出现疲惫乏力、腰膝酸软、头晕耳鸣、失眠健忘、心慌气短、夜尿增多、月经稀少、闭经等，这些症状与中医所说的肾虚有关。雌激素对体内增加蛋白质具有促进作用，当卵巢功能低下、雌激素降低时，容易出现脱发。因此，脱发也是卵巢早衰的外在指征。

除此之外，卵巢功能低下或衰竭后，雌激素分泌减少，脂肪代谢也会出现异常，患者常常出现脂肪堆积，特别是臀部、腹部脂肪增加，体重明显增加，发生类似绝经后的肥胖。

当卵巢功能下降时，雌激素水平开始同步下降，体型也会发生变化。小腹部渐渐隆起，腰围慢慢变粗，乳房萎缩下垂，优美的身体曲线逐渐崩溃。这种状况的发生，其原因尽管是多方面的，但雌激素降低影响了脂肪代谢是人们公认的原因之一。卵巢功能下降后，脂肪代谢逐步发生紊乱，脂肪分布不均，女性曲线就会发生改变。雌激素每下降正常水平的15%，脂肪就会增加5%，这种生理上的因素，会使一些卵巢早衰患者在不知不觉中发胖。

（二）卵巢早衰对月经的影响

卵巢对月经的影响是显而易见的。月经受内分泌系统的影响，受卵巢功能的支配，是最早反映卵巢功能正常与否的指标之一。

卵巢早衰发生时，对月经的影响程度是不一样的，大致有以下几个表现形式：

月经紊乱。表现为月经周期不确定，正常的周期出现忽然提前、忽然推后，也会出现功能失调性子宫出血，这种功血，几乎全部是无排卵型的。

月经量减少。在卵巢早衰早期，多数患者尽管周期大致正常，但月经量逐渐减少，月经期缩短，甚至伴有情绪、心理等方面的异常。

月经周期缩短。在卵巢早衰初期，月经周期常常缩短，以前1个月左右一潮的月经周期，改变为22~26天一潮，月经期由原来的3~5天，改变为2~3天。这种情况也是卵巢早衰的早期标志。

月经周期延后。一部分患者，当雌激素水平明显降低后，不仅月经量减少，经期缩短，还会同时出现周期延后，6周乃至10周来潮1次。

月经稀发或闭经。当卵巢功能极度低下或完全衰竭后，就会出现月经稀发、闭经。出现上述情况后，已基本达到卵巢早衰的标准，特别是内分泌指标，已经接近或可以确诊为卵巢早衰。

因此，从患者月经状况可以间接判断卵巢功能。

（三）卵巢早衰对乳房的影响

卵巢分泌的雌激素与孕激素可直接对乳房产生影响。因此，乳房的变化也会受卵巢功能的影响。

卵巢分泌的雌激素具有引发性感的作用。有一些人认为，臀部丰硕的女性更具有生殖能力，这种从外形判断生殖功能的简单方法，具有一定的科学道理。

在雌激素的作用下，女性呈现出细腻而丰满的身体、柔软而富有弹性的臀部、耸立而坚实的乳房。这些特征的出现，实际上是卵巢在发挥着它无可替代的作用。当卵巢功能低下或衰竭时，乳房就会发生相反的改变。

卵巢早衰的患者，乳房失去雌激素与孕激素的足够支持，常常会发生松弛、下垂，不再具有以往饱满、耸立的形态。临床上结合月经周期等方面的改变，可以大致判定卵巢功能是不是发生衰竭。

（四）卵巢早衰对生殖能力的影响

卵巢功能决定着女性的生殖能力，一旦发生卵巢早衰，正常的孕育功能也会随之受影响，而且常常是最早期就会出现。

在以往，很多人认为月经异常是卵巢早衰最早出现的症状，其实不然。卵巢早衰最早时期，往往没有明显的症状，而生育能力下降是最先出现的，由于一些患者没有生育要求，故不能确定生育能力是否下降。在不孕不育门诊，一些患者月经正常，性激素六项也在正常范围内，但就是难以怀孕，甚至运用促排卵药物治疗后也是如此。其实，这正是卵巢早衰的前兆，是最早的前期表现。因此，一旦发生这种情况，则应做进一步检查。

在临床上，有一些患者常常是因为月经稀发甚至闭经引发不孕就诊。这些患者，则是已经到了卵巢早衰的症状明显阶段。卵巢早衰早期症状并不明显，仅仅表现为生殖能力下降，之后表现为FSH轻度升高，再往后才出现月经方面的异常。如果月经出现异常尚未引起高度警觉，那么打算怀孕时则常常难以如愿，至少需要花费很大的精力才有可能实现生育目标。

其生殖能力下降的直接原因，系卵巢难以正常分泌雌激素、孕激素等，正常的生殖基础已经受到影响，甚至不再有正常的排卵，所以是不可能正常怀孕的。

当女性出现月经稀发、闭经，特别是出现潮热、出汗、心慌、失眠、烦躁等症状时，应该尽早做相关的临床检验，特别要检查基础性激素六项，查明月经异常与不孕的病因，排除卵巢早衰的可能。

（五）卵巢早衰对生殖健康的影响

卵巢分泌的各项激素，对女性生殖健康具有重要的临床意义。对女性生殖健康影响最为明显的是雌激素。

卵巢早衰发生后不久，雌激素会持续下降，甚至达到绝经期水平。在雌激素持续降低的情况下，阴道正常分泌物减少，pH值逐渐上升，往往超出4.5的水平，其自洁能力不断下降，容易出现生殖系统感染性疾病，甚至出现类似老年性阴道炎的症状。

由于阴道自洁能力下降，在性生活之后发生生殖系统感染的概率增加。同时，也容易发生尿道炎、膀胱炎等。

除此之外，卵巢功能降低后，由阴道感染疾病发生上行感染的机会也会增加，容易发生盆腔炎等疾病。

（六）卵巢早衰对性活动的影响

有些女性，发现自己性欲突然降低，欲望不再强烈，性生活时也没有往日的爽快，甚至出现阴道分泌物严重减少乃至干涩的现象。一旦发生这种情况，特别是年龄在35岁左右的女性，而且伴有月经稀发或者闭经，就应该引起高度重视，看看是不是发生了卵巢早衰。

事实上，出现上述现象，均与卵巢功能下降或衰竭有关，是雌激素水平降低的结果。需要特别说明的是，卵巢早衰对性活动的影响，与更年期导致的性活动障碍是不同的。卵巢早衰引发的性生活障碍，往往对患者的精神压力影响更大。由于患者及患者配偶还较年轻，故卵巢早衰对婚姻等方面的影响更为现实。因此，更应该积极治疗，尽可能消除卵巢早衰带来的负面影响。

当卵巢发生功能衰退的时候，起初往往是阴道分泌物明显减少，甚至出现阴道干涩，性生活常常出现不适、疼痛，这在生理与心理上都会对性欲产生消极影响。随着疾病的发展，阴道内壁的皱褶也会出现萎缩，无论是阴道的紧握力，还是阴道内的柔软度、湿润度，都会发生不利于性生活质量的变化，使性生活频率愈发减少、性欲愈发低下，并容易导致恶性循环，使夫妻性生活失去和谐，使和睦的家庭产生危机。

在现实生活中，有好多的女性，当发生了卵巢功能早衰的时候，性生活常常处于停顿或半停顿状态。这样更不利于卵巢功能的康复，不利于内分泌系统的康复。无论从夫妻性生活质量角度还是从身体健康角度考虑，及时纠正这种现象都是十分必要的。

对于这样的情况，应首先查明病因，之后进行针对性的治疗，不要盲目进行滋补。即使需要滋补，其原则应该是具有针对性、无明显不良反应。首先选择的是食疗，比如适当增加豆制品的食用量，如果需要使用药物，要在大夫的指导下进行。

有些女性，为了提高自己的性欲而去进补，这是不恰当的。正确的方法同样是要查明上述症状的病因，倘若确定性欲低下是卵巢早衰导致的，应该针对病因服用一些可以改善卵巢功能而又没有或者几乎没有不良反应的中药。

当然，性欲的强弱与心理具有非常重要的联系，一旦发生性欲低下，还要进行心理方面的调理，注意加强夫妻感情，保持精神欢愉，摆脱忧愁和烦恼。有时，这样的调节比药物更为重要。

（七）卵巢早衰对寿命的影响

卵巢早衰会导致女性过早衰老是可以肯定的，而至于对寿命的影响，则要具体情况具体分析。

我们知道，卵巢分泌正常水平的雌激素，是确保内分泌系统稳定的重要因素，也是确保女性健康的前提。当卵巢出现早衰的时候，雌激素水平提前降低，这会给整个身体健康带来不良影响，并非是仅仅不来月经的问题。

卵巢功能下降导致的内分泌水平变化，必然给女性身体带来相关的变化，这种变化甚至是进入老年期才有的，可以说与老年期提前到来几乎相当。卵巢功能的衰退，常常还伴随发生全身性的功能衰退，特别是在35岁左右发生卵巢早衰者，对身心健康的影响更为显著。

大量的临床资料显示，凡是卵巢早衰的患者，常常合并一些相关疾病。因此，确保卵巢的功能正常，才能防止有关疾病、延年益寿、提高生活质量，这是确保身心健康的重要保障。中医学认为，卵巢早衰的本质是血瘀，继而导致肾、肝、心等诸多脏腑功能下降，气血精尤以精血虚衰为主。卵巢早衰的结局是形体与功能早衰，如不及时控制与纠正，就一定会给寿命长度带来不利影响。

从卵巢早衰的一系列症状来看，卵巢早衰的到来，常常是进入老年期的表现，骨质疏松、毛发发白或脱落、生殖器官萎缩、老年病提前产生、生殖能力提前结束……这些都与衰老有直接的联系。无论从生理改变还是病理改变来说，卵巢功能衰退都意味着女性衰老提前到来。卵巢早衰对于延年益寿肯定是不利的。

（八）卵巢早衰对心理的影响

卵巢功能与心理状况具有明显的关联性。之所以如此，不是因为卵巢本身具有心理调节的功能，而是卵巢分泌的激素特别是雌激素对心理状况具有非常重要的影响。

雌激素对脑中枢调节情绪、习惯和认知功能具有多重影响。E_2可增强单胺类物质活性和突触后5-羟色胺能效应，还可增加5-羟色胺能受体数量和神经递质的转运和吸收。当卵巢功能减退后，雌激素水平下降，导致体内相对平衡的激素水平被打破，脑内的多巴胺D_2受体呈现超敏状态，多巴胺转运蛋白表达水平在大脑中急剧增加，则会引起相应的抑郁情绪和行为改变。不仅如此，卵巢功能下降常常也会导致孕激素降低，同样会加剧精神抑郁等病情。笔者曾在辨证治疗产后抑郁症（postpartum depression，PPD）的临床研究中观察到，E_2、P大幅下降与抑郁症、心理压抑等临床表现具有内在联系。

卵巢功能低下对心理的负面影响，在现实生活中是比较常见的。有一些女性，当卵巢功能出现衰退后，随之发生了心理方面的异常，出现诸如精神紧张、情志不悦、疑虑重重、怨天尤人等平时少有的状态。

对这种心理异常的治疗，单纯的心理调节往往难以奏效，而调整内分泌功能则有治本的良好效果。临床资料显示，卵巢早衰的女性，往往存在心理方面的障碍。这种状况，对身心健康非常不利，应运用中医学的优势及时调理。

形成心理障碍的原因是多方面的。一些卵巢早衰患者，患病之前常常精神压力过大，本身存在一些心理问题，诸多的压力汇集在一起，常常形成心理上的病态。从临床资料来看，心理障碍尤其对内分泌系统、代谢系统、免疫系统不利，如果心理障碍长期处于不能自我解脱的恶性循环中，容易发生身体健康方面的问题。在身体健康受到不良影响的情况下，当然也不利于卵巢自身的健康。

具有心理障碍的女性，一旦罹患卵巢早衰，精神更加紧张、心理压力更大，有一些女性甚至对生活失去信心，觉得卵巢早衰就是生命的衰退，容易出现严重的精神抑郁，甚至产生轻生念头。这种现象，又会不同程度地加重卵巢早衰的病情。

在临床上，通过对卵巢早衰进行有效治疗，病情好转之后，一些患者心理也发生了向积极方面的转变，身体状况得到改善，心理抑郁有效缓解。这说明，治疗卵巢早衰同样可以通过改善患者心理状态、大大提高其生活质量等方面来实现，从而使患者心情舒畅、精神愉快。从一定意义上来说，这种卵巢功能的改善，更具有重要的现实意义。

（九）卵巢早衰对部分疾病的影响

患卵巢早衰之后，一些在绝经之后才可能发生的疾病往往会提前到来。这是由于女性身体失去了雌激素等激素的保护。卵巢早衰的发生会使一些绝经后疾病提早到来。即便患者较年轻，但如果不及时改善卵巢功能，相关疾病还是会如期而至，发生一些在绝经后才有可能发生的疾病。

卵巢早衰后会发生更年期才会发生的骨质疏松。雌激素和孕激素均可抑制骨吸收，防止骨丢失，对预防骨质疏松发挥着至关重要的作用。在正常生理情况下，到了更年期之后女性才容易发生这种病理现象。如果在年轻的时候就出现卵巢功能衰退，血清中的雌、孕激素水平过早降低，造成大量的骨钙丢失，同样会发生骨质疏松乃至骨折。

卵巢早衰患者即便年轻，但只要雌激素水平下降对骨密度、骨质疏松的不良影响加剧，同样会导致骨转化加速，松质骨受累最大，尤其是患者正处于骨量峰值形成的阶段，对骨质的积累影响最大。30岁左右的人更是骨量峰值形成的年龄，一旦此时发生卵巢早衰，后果比绝经期对骨质的影响更严重。卵巢早衰并不是自然绝经到来，它有着不同的病理原因，很多人常伴随有其他的疾病，故对身心的影响不容忽视，常见以下情况：

冠心病发病率增加。由于具有保护血管、心脏作用的雌激素水平降低，使本来在绝经后容易发生的冠心病，随着卵巢早衰的到来其发病概率提前上升。雌激素可降低血浆胆固醇和β-脂蛋白，同时提高磷脂与胆固醇的比率，不易使血脂在动脉血管壁沉积，不容易发生血管硬化等病变。当雌激素水平降低后，这种功能就会降低，因而高血压、心血管疾病、中风、动脉粥样硬化、脑血管疾病等的发病率也会明显增加。

睡眠改变。卵巢早衰发生后雌激素水平降低，对睡眠具有较为明显的影响。颜面红热、出汗、烦躁、失眠、情绪障碍等症状最早出现，其中失眠健忘比较明显，而且伴有精神抑郁、肢体乏力，常预示卵巢功能发生衰退。

皮肤改变。有些卵巢早衰患者，在雌激素水平大幅度降低之后，皮肤开始变得干燥、粗糙、松弛，老年斑也愈来愈多。

糖尿病发病率升高。雌激素对2型糖尿病患者内皮祖细胞的数量及功能均可产生影响，它可能在防止糖尿病周围血管病变上发挥一定作用。女性血中雌激素、孕激素水平下降，会发生糖、脂肪代谢方面的改变，发生2型糖尿病的概率明显增加。

容易精神过度紧张。有些女性，温柔的性格突然发生显著改变，出现心理紧张、精神异常等种种现象，有的患者出现过于敏感、兴奋，类似精神病之类的症状，这些均与卵巢功能减退、体内雌激素水平降低有关。因此，当出现上述症状又发生闭经时，应注意观察是否罹患卵巢早衰。

第三章 卵巢早衰的治疗

卵巢早衰，是指妇女在40岁之前由卵巢功能衰退引发闭经，雌激素水平降低，血清中垂体性腺激素升高，以潮热、出汗、头晕、失眠、情绪波动、阴道干涩、性欲减退等症状为主要临床表现的疾病。

人类的生殖能力，本身随着年龄的增大而逐年下降。女性在36岁之后，卵泡的数量急剧下降，卵子细胞质量、颗粒细胞增生率不断下降，产生激素水平降低，凋亡率升高。而在卵巢早衰的发病人群中，35~40岁者占有较大比例。这在临床上应引起特别注意。对于卵巢早衰，从笔者的临床实践来看，只要及时发现、有效用药，相当一部分患者经正规、系统治疗，可以获得较好的临床效果。

在以往，有一些学者认为卵巢早衰是不可逆的，实践证明这样的结论不符合实际。倘若说不可逆，只能是针对一部分长时间未得到治疗、病情相对严重，甚至由遗传等原因引发的患者。

因此，对于每一位卵巢早衰患者，我们都应该认真对待，科学、客观、准确地评价其是否可以治疗，这是非常重要的。

一、卵巢早衰的治疗原则

对于卵巢早衰患者，一些可以改善症状、改善卵巢功能的治疗方案与方法，都是可取的。

显然，所采用的治疗方案与方法，不管是西医、中医，还是中西医结合等手段，均应坚持对患者康复有益的基本原则。

要实现这一基本原则，就必须弄清卵巢早衰的基本病机，寻找具有针对性、有效性的基本途径。笔者临床40余年，特别是近20年来，对卵巢功能的修复、内分泌系统的调理、卵巢早衰的临床研究特别关注，并在临床研究现状、治疗方法、临证分型、具体用药等方面，结合临床实践进行了长期的、翔实的分析，有了自己的见解与观点。

（一）卵巢早衰的病机探索

关于卵巢早衰的病机，大多数的中医学者认为其首要病机为肾虚。

这是因为所有的卵巢早衰患者，都有或轻或重的肾虚脉证，正是这一外在表现和共有症状，使得人们多认为卵巢早衰就是以肾虚为主的疾病。

但事实并非完全如此。在出现肾虚症状之前，机体发生了哪些变化，或者说是什么原因导致了肾虚，这是我们必须弄清楚的首要问题。

我们知道，发生卵巢早衰之前机体已经发生了诸多的变化，在没有出现症状之前，其实机体已经出现异常，而这些异常是怎样发生的，哪些变化我们可以早期发现？其病机又是什么？

我们需要探索的重点，并非针对已经出现的肾虚症状，而是出现肾虚症状的前期病机，是什么原因导致了肾虚？这对于防止肾虚症状的出现，具有非常重要的研究价值和临床意义。

这一问题的症结，还要从中医药理论中探索。肾－天癸－冲任－胞宫性腺轴中，已经明确显示，月经来潮需要先天发育正常，而继发性闭经不存在先天肾与天癸异常的直接问题。若出现肾虚，常常是气血异常、冲任失调导致的间接肾虚。因此，当临证卵巢早衰之病时，务必先明确病因病机，明确矛盾的主次，方可辨证准确、用药对症、治疗有效。

1. 卵巢早衰的病机研究现状

中医诊断卵巢早衰，主要靠临床脉证。在古代，尚无卵巢早衰的临床命名，也没有专门治疗卵巢早衰的论述。但其临床表现，与“血枯”“闭经”“血隔”等颇为相似。

中医肾主生殖的理论来源于《素问·上古天真论》。该书认为：“女子七岁，肾气盛，齿更发长，二七而天癸至，任脉通，太冲脉盛，月事以时下，故有子……七七任脉虚，太冲脉衰少，天癸竭，地道不通，故形坏而无子也。”这一论述，成为中医肾主生殖的主要理论依据。

（1）古代医学有关闭经原因的论述

《医学正传》曰：“月经全借肾水施化，肾水即乏，则经血日以干涸。”也是强调肾对月经来潮的重要影响。

《傅青主女科》亦曰：“经水出诸肾。”言明月经与肾有直接的联系。“经水早断”的主要内因则为“似乎肾水衰涸”，“肾气本虚，何能盈满而化经水外泄”，说明闭经是由于肾气本虚进而导致肾水不足。

气血对月经的影响是非常显著的。《本草衍义》认为：“夫人之生以气血为本，人之病未有不先伤其气血者……思过虑当，多致劳损……女则月水先闭。”说明月经来潮需要有充足的气血，气血受伤，则直接影响月经正常来潮。

气血的生成主要依赖后天脾胃，脾胃运化功能异常，则会导致气血不足，冲任二脉不盈。《兰室秘藏·妇人门·经闭不行有三论》所言：“妇人脾胃久虚。或形羸经绝，为热所烁，肌肉消瘦，时见渴燥，血海枯竭，病名曰血枯经绝。”脾为后天之本，气血生化之源，后天水谷运化不济，气血亏虚冲任失养，经水自断。正如《万氏妇人科》所说：“妇人女子，经闭不行……乃脾胃伤损，饮食减少，气耗血枯而不行。”

肝藏血主疏泄，肝郁气滞则气血运行失常。《素问·阴阳别论》即有“有不得隐曲，女子不月”之记载，认为女子压抑委屈或有难言曲情日久，均可致使气血郁滞，月经不调、稀发甚或闭经。

《傅青主女科》亦云：“经水早断……吾以为心肝脾之气郁者，盖以肾水之生，原不由于心肝脾，而肾水之化，实有关于心肝脾……心肝脾俱郁，即肾水真足，尚有茹而难吐之势……执法必须散心肝脾之郁，而大补其肾水，仍大补其心肝脾之气。”说明月经早闭不仅仅在肾，而且与心肝脾相关。

情志抑郁，肝失疏泄，气机郁结，久则化火生变，暗耗五脏气血，引发气血亏虚之证，冲任二脉无源。《万氏妇人科》指出：“忧愁思虑，恼怒怨恨，气郁血滞，而经不行。”不仅如此，气血不足则无以化精施泄于肾，肾精亏耗，天癸无源，冲任空虚，胞宫胞脉失养，经血无主，血海空虚，月经何以来潮？

闭经的病因是复杂的，并非单一因素。正如《陈素庵妇科补解》所说：“而妇人多居闺阁，性多执拗，忧怒悲思，肺肝脾三经气血，由此衰耗。惊恐伤胆及肾，亦或十之三四。肝脾主血，肺主气，肾主水，一有郁结，则诸经受伤。始起，或先或后，或多或少，久则闭绝不行。”说明一些闭经是由多种因素形成的。尤其不可忽视的是，现代女性在工作、生活、经济等方面压力较大，精神紧张、情绪抑郁、思虑过度等现象尤其常见。

气血为月经之本，无论涉及何脏腑、何经脉，均离不开气血。正如《妇人大全良方》所说:“妇人以血为基本。”《圣济总录》亦曰:“血为荣，气为卫……内之五脏六腑，外之百骸九窍，莫不假此而致养。矧妇人纯阴，以血为本，以气为用，在上为乳饮，在下为月事。”《本草衍义》指出：“夫人之生以气血为本，人之病未有不先伤其气血者……女则月水先闭。”《景岳全书·妇人规》云:“正因阴竭所以血枯。枯之为义，无血而然，故或以羸弱，或以困倦，或以咳嗽，或以夜热，或以食饮减少，或以亡血失血，及一切无胀无痛，无阻无隔，而经有久不至者，即无非血枯经闭之候。”

寒伤阳气，影响气血功能，导致冲任二脉功能障碍，进而引发闭经。《诸病源候论》曰：“妇人月水不通者，由劳损血气，致令体虚受风冷，风冷邪气客于胞内，伤损冲任之脉，并手太阳少阴之经，致胞络内绝，血气不通故也。”

（2）现代中医药临床辨证分型

由于卵巢早衰或多或少具有肾虚等脉证，为此一些学者认为，肾虚与卵巢早衰具有必然的、直接的、毫无疑问的内在联系。

在临床分型上，自然是以肾虚为主。从近些年有关中医治疗卵巢早衰的文献来看，最为常见的分型分别为肝肾阴虚、脾肾阳虚、肾虚肝郁、肾虚血亏、肾虚血瘀、肝郁气滞六种，其中前五种直接与肾虚有关。

据有关资料统计，卵巢早衰的上述六种分型方法，出现的概率最大，可谓最有代表意义。因此，也由此衍生了相应的治疗方法，即滋补肝肾、温补肾阳、补肾调肝、补肾养血、补肾活血、疏肝行气活血。这些治疗原则已被广大学者所认可。

有文献研究资料报道，卵巢早衰的中医证型中，所占的比例是有差异的。肾虚血瘀型占25.64%，肝肾阴虚型占23.26%，占据比例为1/4上下；之后依次为：肾虚肝郁型16.41%，肾虚血亏型15.66%；而脾肾阳虚型占8.81%，肝郁气滞型占6.73%；其他分型如心肾不交加痰湿内阻型大约占3.48%。

肾虚血瘀型是最为常见的分型。认为肾主一身之气，是推动气血运行的原始动力。发生肾气虚时，则无力推动气血运行，进而导致血瘀；肾虚，也会导致精血生化无源，瘀血阻滞胞宫，则月经失去来源，因而导致闭经。该类型的治疗方法主要以补肾活血为主，常用药物为淫羊藿、菟丝子、熟地黄、当归、丹参、香附、枸杞子、山茱萸、龟甲、鹿角胶等。

肝肾阴虚型，仅低于肾虚血瘀型2.38%。该分型的依据是肾藏精、肝藏血，乙癸同源，肝肾阴虚最易导致精亏血少、冲任失调，以至于血海不能如期充盈，故发生闭经。该类型治疗方法主要是滋补肝肾，常用药物为菟丝子、当归、淫羊藿、枸杞子、山茱萸、女贞子、山药、熟地黄、白芍、紫河车等。

肾虚肝郁型占16.41%，也是较为常见的分型。该分型的依据是，肾藏精、主生殖，当肾阴亏损时，则会发生精亏血少、冲任血虚，以至于血海难以如期充盈，故致月经量少、月经稀发、闭经，更不能凝精成孕。肝藏血、主疏泄，性喜调达而恶抑郁，情志不畅则肝气郁结，久则冲任失调、胞脉阻滞，最终引发闭经。该类型治疗方法主要以补肾调肝为主，常用药物为熟地黄、菟丝子、淫羊藿、杜仲、枸杞子、益母草、党参、当归、甘草、柴胡等。

肾虚血亏型占15.66%，居第四位。该分型的依据是，肾气虚失去原始动力，推动气血化生不力，致使冲任不足、经血无源、血海难充，月水无以下，故而月经稀发、闭经。该型治疗方法主要以补肾养血为主，常用药物为熟地黄、菟丝子、紫河车、山茱萸、制首乌、杜仲、女贞子、淫羊藿、柴胡、白芍等。

脾肾阳虚型占8.81%。该分型的依据是，肾主一身之阴阳，肾阳虚则命门火衰，不能温煦后天而致脾阳不振，不能鼓动气血生化，导致血海亏虚、冲任失调，血海不能应期充盈，导致月经稀少、闭经、不孕。该型治疗方法主要以温补肾阳为主，佐以温补脾阳。常用药物为仙茅、淫羊藿、当归、山药、甘草、山茱萸、知母、黄柏、牡丹皮、巴戟天等。

肝郁气滞型占6.73%，为六种分型中最少的类型。该分型的依据是，素有抑郁，情志不畅，日久致使肝气郁结，肝之疏泄功能失常，导致气滞血瘀，阻于胞宫则经水稀发、不潮、不孕。该型治疗方法主要为疏肝行气，佐以补肾。常用药物为当归、淫羊藿、白芍、柴胡、制香附、乌药、甘草、熟地黄、白术、茯苓、菟丝子、川芎等。

在中药成方加减治疗方面，文献报道也是以补肾为主。其中，左归丸加减是报道较多的处方。

2. 血瘀为主引发卵巢早衰的依据

《素问·上古天真论》云："女子七岁，肾气盛，齿更发长，二七而天癸至，任脉通，太冲脉盛，月事以时下，故有子……七七任脉虚，太冲脉衰少，天癸竭，地道不通，故形坏而无子也。”这一古训，一直以来是解释女性生理、生殖的主要理论依据。因此，肾气盛一直被认为是月经来潮的原始动力，原始动力从七岁开始，二七时天癸至，任脉方通，太冲脉盛，月经开始来潮。

在正常情况下，七七任脉虚，太冲脉衰少，天癸衰竭而月经自然停止。但如果在40岁之前的三七、四七、五七等年龄段出现天癸竭，显然与任脉虚、太冲脉衰少的生殖功能提前衰竭有关。从这一意义上来说，“任脉虚、太冲脉衰少”是导致卵巢早衰的病理基础，而并非肾气首先衰竭。

在女性生理与生殖方面，西医学中有一个互相调节、互相影响的，完整而协调的神经内分泌系统，它的每个环节均有其独特的神经内分泌功能，这就是下丘脑－垂体－卵巢轴系统。中医同样有相似的神经内分泌系统，也就是肾－天癸－冲任－胞宫生殖轴系统。

中医的肾－天癸－冲任－胞宫生殖轴系统，与下丘脑－垂体－卵巢性腺轴之间的关系相似。肾、天癸、冲任、胞宫所形成的生殖轴系统，同样具有相互影响、相互调节、相互反馈等复杂而协调的关系。基于这一点，如果将卵巢早衰仅仅归咎于肾虚，显然是不正确的，至少是不全面的。

天癸竭，是一种导致月经停止、生育能力丧失的原因，更是一种结果，需要弄清楚的问题是哪种因素导致的天癸竭。毫无疑问，天癸至，是肾气盛、机体逐步成熟的结果；而天癸竭，正常情况下发生在七七年龄段，也就是月经正常闭经。卵巢早衰所表现的提前闭经，根据肾－天癸－冲任－胞宫之间的生理关系，天癸之病显然与肾、冲脉、胞宫有非常紧密的内在联系。正常情况下，“任脉虚、太冲脉衰少”就会发生不同程度的月经量少、月经周期延迟、闭经。

在肾－天癸－冲任－胞宫生殖轴系统中，肾具有类似西医学中所说的卵泡储备功能，这与肾藏精的生理特点基本吻合。当然，肾藏精除藏先天之精外，还藏后天五脏六腑之精。假若肾藏精之一功能，即卵泡储备功能尚存而发生闭经，则可以推断，在天癸已至的情况下出现了生殖功能危机，主要环节理应是“任脉虚、太冲脉衰少”。

当然，卵泡储备完全丧失，或者卵泡储备减少，则可以说肾藏精已经出现异常。这时应考虑以补肾填精法治疗为主。可惜的是，如果卵泡储备功能完全丧失，无论怎样用补肾填精的方法，月经也难以来潮，生育希望几乎没有。在这种病理情况下，天癸已经真正衰竭。这种衰竭，对恢复正常生殖功能来说，调理冲任也将无济于事。

由此可以认为，只要通过检验抗苗勒管激素等具有重要参考意义的相关项目，就可以比较准确地判断卵巢储备功能，也会为中医辨病治疗提供准确的信息，为辨证施治提供相应的指标，为中西医结合治疗奠定坚实的基础。事实上，卵巢早衰患者中，依然具有卵泡储备功能者占有较大的比例。因此，积极、及时治疗卵巢早衰十分必要。

根据上述分析，只要肾藏精功能处于正常状态，治疗的重点则不是补肾，应是调理冲任二脉，而调理冲任的主要途径，就是要调理气血与相关脏腑。笔者在临床发现，现代女性精神压力不断加大，体育锻炼总体不足，身体素质普遍下降，出现肝郁气滞、气滞血瘀病变的诸多因素不断增加，在卵巢早衰患者中存在气滞血瘀之证已成为普遍现象。女子以血为本，生理、生殖等无不与气血有关。对于多数女性而言，只有气血调畅，脏腑功能、冲任功能、胞宫功能才有可能正常，因而气血充足、畅通是维持冲任功能、正常月经与生殖的基础，其中活血化瘀是治疗卵巢早衰的重要途径与手段。

血瘀是一种广泛的病机表现，存在于诸多的疾病之中。对于卵巢早衰来说，血瘀是非常重要的早期发病机制。我们在内分泌失调、卵巢功能低下、过剩抑制综合征、排卵功能障碍、卵巢残余综合征（ovarian remnant syndrome，ORS）、无排卵性功能失调性子宫出血等疾病的临床观察中发现，卵巢功能正常与否，常常与血瘀具有内在的联系。

卵巢是一个相对独立的器官，但又与周围组织有着密切的联系，从神经、血管等方面来说，又具有非独立的特征。

在以往，有许多人认为，卵巢具有一定的代偿能力，两侧卵巢中切除一侧，还可以保证卵巢的正常功能；如果切除了子宫而保留卵巢，也会维持正常的卵巢功能；当发生卵巢自身的疾病，剔除部分卵巢组织，也不会影响卵巢功能……其实，这种观点仅仅是一个假想。大量的临床研究资料证明，凡是破坏卵巢组织、神经、血液循环的任何做法，都会或多或少地影响卵巢的正常功能。

在卵巢功能的维持系统中，血液循环是最重要的生理基础。卵巢发挥正常功能，或者在特殊情况下完成代偿功能，最基本的是需要确保卵巢自身的血液循环正常，只有这样，卵巢组织才能发挥正常或代偿、超负荷功能。

在卵巢即将发生功能障碍、低下、衰竭的过程中，血液循环常常同步表现出异常。而在卵巢功能障碍初期，并没有典型的肾虚症状，也没有月经方面的异常。换言之，由于卵巢血液循环发生障碍，继而影响到了卵巢自身的内分泌功能，这种情况在很多与卵巢相关的疾病中均得到验证。

在临床上笔者观察到，在卵巢疾病的相关手术中，无论是切除卵巢还是在相关的治疗中影响到卵巢组织的血液供应，都会引发血液供应减少、障碍，这种病理变化，与中医所说的气血瘀滞有一定的关联。比如子宫切除，即便保留两侧完整的卵巢，但由于子宫与卵巢之间的连接被切断，血液供给发生障碍，卵巢功能也会受到影响。这种影响，在子宫切除之后一段时间内便会显现出来。

在放化疗治疗中，卵巢组织首先受到的伤害除组织自身外，也有血液循环系统。当卵巢周围血液循环系统遭受破坏后，卵巢组织失去发挥功能的源泉，失去了正常分泌激素的基础，进而导致卵巢功能障碍。

中医认为，气血是一切组织、器官乃至脏腑功能发挥的基本动力，而血液流通是生命之本，没有血液正常循环、供应，一切均无从谈起。

西医学研究证实，雷公藤抑制卵巢功能的病机，是因为卵巢血管中抑制血管生成的内皮抑素表达显著升高，血管内皮生长因子（VEGF）及其受体 Flk-1 表达显著降低，这一结果会直接导致卵巢血管横截面积变小，血管壁厚度面积比增大，影响卵巢正常的血液供应。实验研究也证明，雷公藤多苷可造成大鼠卵巢血管生成障碍，血液供应减少，进而导致卵泡发育障碍，卵巢功能降低。

西医学通过检测卵巢血流情况，可以较为准确地了解卵巢的储备能力。在早卵泡期，通过阴道 B 超观察卵巢基质血流，可以预测卵巢对促排卵的反应情况，进而也说明血流情况好与差，与卵巢储备能力具有相关性。当血流速度差时，往往提示卵巢功能下降，与中医所说的血瘀轻重与卵巢功能强弱具有关联，佐证了瘀血可影响卵巢功能。

3. 卵巢早衰的病机核心是血瘀

中医认为，血液的生理作用主要体现在三个方面：其一，血液具有濡养全身所有组织器官的作用，为全身各脏腑组织提供着源源不断的营养物质，以维持正常的生理活动；其二，血液具有无可替代的运载功能，既可将吸入的清气和水谷精微运载于全身，进而发挥其营养濡润作用，又可把脏腑组织代谢后所产生的浊气、浊物，运载至肺，完成吐故纳新；其三，血液可运载与传递体内的各种信息。血液一旦发生血流不畅、瘀滞等异常，会直接导致组织、器官功能受到制约，信息传递出现故障。作为女性重要性腺的卵巢，自然也与血液关系极为密切。

气血乃生命之本，矧女性以血为本，血液对女性更有特殊意义。纵观女性所有疾病，无不与血之关系极其密切，未有不先伤其气血者。女子以血为本，主要体现在生殖器官、冲任功能等诸多方面。古代所言胞宫，实质包括卵巢，胞宫的所有功能时刻离不开血的供养，血液出现亏虚、流通不畅等异常，会立刻显示在胞宫的功能方面。

肾主生殖，直接关乎月经、生育等正常与否。但肾之功能既来源于先天，与遗传、基因、孕期发育等有关，又与后天补充、生存环境、身体健康状况等相联。先天已发生的不良影响，后天难以改变；而后天的补充是否得当、生存环境是否优良、健康状况是否正常等，是可以改变的。

改善后天生存环境与健康状况，是预防疾病的基本举措，也是预防卵巢疾病的重要方法。

人体健康的基础是什么？归根结底，最重要、最能体现脏腑功能与生理状况的莫过于气血。中医认为，肾主经水、主生殖，先天禀赋不足，肾气未盛，冲任气血不充则肾精衰竭，是说先天因素对生殖具有决定性影响；在先天正常的情况下，后天的补充同样非常重要，后天无源，同样会导致肾精匮乏。

《素问·上古天真论》云："肾者，主水，受五脏六腑之精而藏之。"若五脏气血亏虚，肾精则无以储藏，肾水耗竭，肾主生殖的功能无从谈起。肾是气血之根，当已经发生肾之功能障碍时，单纯补肾难以启动肾之原始动力，活血化瘀之法可直接或间接启动五脏之一的肾，同时施以补肾大法，具有事半功倍之效，远比单一补肾更佳。王清任曾说："气通血活，何患不除。"《冯氏锦囊秘录》曰："气之根，肾中之真阳也；血之根，肾中之真阴也。"在气血通畅之时，补益真阳、真阴，方可生生不断，形成良性循环。其中重要的玄机，还是必须有正常量的气血、畅通无阻的气血。正如朱丹溪所说："气血冲和，百病不生。一有怫郁，诸病生焉！”

卵巢早衰症状的出现，往往在气血发生异常之后。也就是说，在出现卵巢早衰症状之前，胞宫卵巢所接受的气血总量、流通速度已经发生异常改变，此时常处于量变状态，当得不到及时纠正而异常继续加重时，则肾虚等症状就会逐步显现出来，最终形成质变状态，体征、症状、检验指标等，均出现异常改变。

由此可见，纠正卵巢早衰的最佳时机是在气血的量变之时，也就是血瘀形成的初期阶段，而不是肾虚等症状完全显现的质变之后。从这一意义上来说，调理气血、防止血瘀病机出现，对预防、治疗卵巢早衰都是非常重要的。尽管在卵巢早衰患者中早期发现血瘀症状具有一定困难，但任何疾病都有先兆，“有病于内，必有形于外”，卵巢早衰同样有患病前的蛛丝马迹，同样可以寻觅到血瘀的临床指征。

4. 卵巢早衰之前的血瘀指征

在卵巢早衰发生之前，机体已经存在血瘀方面的病理改变。如及时对临床诸多表现加以分析，是可以早期发现的。

（1）月经异常

月经量少，是卵巢早衰早期的临床表现之一，但量少须兼见血瘀指标，才符合卵巢早衰初期特征。如症见月经量少，经期缩短，经色紫暗，伴有血块，出血量忽多忽少，腹部坠胀刺痛，按压不能缓解甚或加重，身体疲惫，情绪抑郁，肢体酸痛，舌质偏暗、暗红，或见瘀点，脉沉细或细涩，且多个月经周期均出现上述症状，或有逐步加重现象，应注意月经周期是否有延后或者先后不定期，当这些症状出现时，应做性内分泌相关检查，譬如性激素六项检查。

（2）全身症状

精神抑郁，情志不悦，心胸作痛，压力过大，睡眠不佳，肢体不温，时而麻木，小腹发凉，头发脱落，有气无力，面色不华，嘴唇色暗，唇缘为重，眼眶灰暗，上下眼睑呈现紫黑色，皮肤干燥无华，肤质粗糙，皮屑增加，甚则如鱼鳞状，指甲或趾甲不够红润，增厚变硬，甲面高低不平，有条状或点状白色花纹，腰、背、胸、腹、头、四肢等部位时时出现固定疼痛，常有胃脘饱胀痛、按压不适加重，痛经，月经推迟，月经稀发等，系血瘀的早期表现，应进行相关检查，综合分析，以便排除卵巢早衰的可能。

（3）卵巢、子宫体积改变

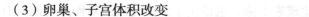

当有血瘀可疑症状时，特别是伴有月经异常者，应尽早做B超等影像学检查，观察卵巢、子宫的体积大小，凡卵巢、子宫缩小，应注意患者有无月经等方面的异常改变，及时排除卵巢早衰的可能。

（4）西医学检验指标

血液流变学等检验可作为参考指标，必要时配合盆腔血流图检查。盆腔血流缓慢者，均应注意根据女性月经等情况，进行综合分析。当卵巢功能衰退之后，雌激素水平降低。我们知道，雌激素对代谢系统具有重要的影响，雌激素降低后患者很容易发生腹型肥胖，同时出现血脂、血黏度、胆固醇等升高，这些指标，与中医所说的血瘀有一定的联系。因此，当上述指标出现异常时，可作为辨证为血瘀的一个重要参考。

（5）卵巢及卵巢周围相关组织遭受伤害

卵巢血液供应对周围组织血管、神经等有依赖性，一旦这些组织、器官发生病变，则或多或少会影响卵巢的血液供给，即便不对卵巢本身造成伤害，也会明显增加罹患卵巢早衰的概率。比如放疗、卵巢自身手术、卵巢周围组织手术等，同样会累及卵巢，导致卵巢功能损害，同样存在不同程度的血瘀现象。

5. 运用活血化瘀法治疗卵巢早衰的临床实践

有报道显示，活血化瘀中药，具有改善盆腔血液流变学和微循环的重要作用，能使卵巢自身及周围组织器官供血加强，使内环境得到有效改善，卵巢功能得到提高。活血化瘀药还能抑制抗卵巢抗体对卵巢细胞的免疫损伤，从而保护卵泡，使其得以正常发育。

笔者在20世纪90年代初期治疗卵巢功能低下、排卵功能障碍时，开始仅仅重用补肾之品，尽管有一定效果，但并非十分理想。后根据一些患者常常存在月经有块、颜色紫暗、量忽多忽少等瘀血症状，分析其原因不单单有肾虚病机，而同时存在血瘀指征，故将排卵障碍的治疗方案改为补肾活血，其促排卵的有效率大为提高。

笔者在临床观察过剩抑制综合征的过程中，发现卵巢功能受到抑制时，卵巢体积往往缩小，并伴有瘀血指征。在补肾填精的治疗中，增加诸如丹参、桃仁、红花等活血化瘀之品，卵巢的体积有增大趋势。同时，雌激素水平上升，卵泡刺激素与黄体生成素下降，也证实了活血化瘀法对卵巢功能具有一定的改善作用。

在治疗卵巢残余综合征的实践中，笔者观察到切除一侧卵巢而发生病变者，由于血液循环发生障碍，容易出现滤泡囊肿、闭锁卵泡、出血性囊肿或黄体囊肿并伴有卵巢周围炎。临床根据脉证，运用活血化瘀、温经通络、理气止痛等法，可以改善卵巢周围组织的血液循环，使病变得到明显改善，也同时改善了卵巢功能，使下腹痛、性交痛症状得到缓解，包块得以缩小或消除。

在活血化瘀治疗卵巢疾病获得良好临床效果的基础上，笔者采用活血化瘀、补肾填精之法，治疗卵巢功能早衰、抗卵巢抗体阳性不孕、抗心磷脂抗体阳性不育、卵巢不敏感综合征等疾病，同样获得较好的效果。这一思路，还在运用化瘀补肾法治疗无排卵性功血的临床观察中得到验证。

临床实践证明，活血化瘀之法，在改善全身气血运行、改善女性生殖系统功能、改善卵巢血液循环等方面，均具有不可低估的作用。在治疗卵巢功能障碍时，运用活血化瘀法的同时，佐以补肾填精、疏肝理气、补益气血、温经通络等法，颇感得心应手。

在运用活血化瘀法时，还要根据患者具体情况配伍其他治法，当有气血两虚脉证时，应同时施以补气养血之法；当有气滞血瘀脉证时，同时施以理气除滞之法；当有气虚血瘀脉证时，同时施以补气扶正之法。如斯，胥有治病求本之效。

活血化瘀法在卵巢早衰中的应用，要特别注重气与血两者的特殊关系。正如《妇人大全良方·调经门》所说："人之生，以气血为本；人之病，未有不先伤其气血者。"气与血是构成人体和维持人体生命活动的基本物质，气与血两相维附，气非血不和，血非气不运。因此，活血化瘀不可忽视理气、补气、温阳等法。在一些情况下，调气的重要性超过理血，如《医学真传·气血》云"气为主，血为辅，气为重，血为轻"，《医宗必读·水火阴阳论》也强调"气血俱要，而补气在补血之先，阴阳并需，而养阳在滋阴之上"。

参考文献

[1] 蔡立荣．补肾活血方对小鼠实验性卵巢早衰防止作用的研究［J］．中国中西医结合杂志，2001，21（2）：126-129.

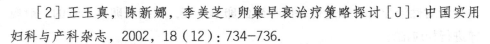

［2］王玉真，陈新娜，李美芝．卵巢早衰治疗策略探讨［J］．中国实用妇科与产科杂志，2002，18（12）：734-736.

［3］杨冬梓，杨炜敏．卵巢储备功能的检测方法［J］．实用妇产科杂志，2003，19（4）：196-198.

［4］周笑梅，陈颖异．补肾活血中药治疗卵巢储备功能低下的机理概述［J］．中国中医药科技，2014，21（3）：345-346.

［5］王忠民．活血化瘀法在疑难杂证中的运用［J］．中医杂志，1990，31（9）：7-8.

［6］王忠民，刘茜．辨证治疗过剩抑制综合征的经验［J］．江苏中医，1991，12（12）：8-10.

［7］王忠民，刘茜．辨证治疗卵巢残余综合征的经验［J］．北京中医学院学报，1992，15（5）：60-61.

［8］王忠民．中西医结合治疗过剩抑制综合征临床观察［J］．中医杂志，1992，33（7）：34-36.

［9］王明闯，张菲菲．王忠民．化瘀为主辨治抗卵巢抗体阳性不孕经验［J］．世界中西医结合杂志，2013，8（11）：1090-1093.

［10］罗晓庆，王明闯，王忠民．王忠民化瘀为主论治抗磷脂综合征不育经验［J］．中医药临床杂志，2015，27（10）：1413-1417.

［11］王荣，王明闯，王忠民．王忠民中西医结合论治卵巢不敏感综合征经验［J］．中医药临床杂志，2016，28（4）：492-496.

［12］王忠民，王明闯，张菲菲．中西医结合治疗卵巢早衰的临床观察［J］．世界中西医结合杂志，2013，8（8）：818-821.

［13］王忠民．化瘀补肾治疗无排卵型功血临床观察［J］．山东中医杂志，2001，20（3）：150-151.

（二）卵巢早衰的病因治疗

尽管卵巢早衰的最后结局是相同的，但其发病原因迥异，故此，卵巢早衰的治法也存在很大差异。凡有明显发病相关或疑似原因者，“治病必求于本”，应根据病因进行针对性的治疗。

当然，对于无法弄清病因者，比如特发性卵巢早衰，或已知病因但无法进行针对性治疗者，如遗传基因导致的卵巢早衰，则按照卵巢早衰的一般规律进行相应治疗。

1. 针对卵巢早衰的病因对症干预

预防卵巢早衰，要体现出中医治未病的思想，“务必先安未受邪之地”，尽最大可能防止卵巢功能受到不良影响，防止卵巢早衰的发生。

需要特别注意防范的是，当女孩月经推迟特别是超过16周岁尚未来潮者，一定要注意检查卵巢功能情况，以便及时弄清病因，及时采取相应措施，把疾病对患者的影响降低到最低限度。

凡见卵巢形态异常，卵巢发育不良，第二性征发育不良，下丘脑、垂体、甲状腺、肾上腺、胰腺等组织发生疾病时，都要考虑到对卵巢功能的影响，及时采取对应措施，防患于未然。

临床大量的研究资料证明，卵巢部分切除、一侧切除子宫切除等，卵巢细菌、病毒等感染，辐射、放疗、化疗等，服用部分特殊药物如中药雷公藤等，免疫功能异常，代谢疾病，精神压力过大，心理异常，物理因素，不良生活习惯等，在治疗时均应加以考虑，避开相关不良影响，使药物治疗更具有针对性，更具有临床效果。

要特别注意的是，如果女性直系近亲中有发生卵巢早衰者，则属于高危人群，应进行重点观察，一旦有异常症状与指征，应进行医学干预，将预防工作做在发病之前。

2. 卵巢早衰的中医药治疗

针对卵巢早衰发生的原因或相关因素，采取辨证与辨病相结合的手段，进行有针对性的临床干预与治疗，是提高疗效、防止疾病加重的重要方法。

比如，当子宫切除、卵巢部分或一侧切除，要及时运用中药进行治疗，特别是根据病情运用活血养血、补肾填精等治疗方法，可有效补充卵巢功能，防止雌激素、孕激素继续下降。更重要的是，通过上述治疗可以增强卵巢的代偿能力，建立良好的微循环系统与侧支循环补偿。活血化瘀之法，不仅可以消除血管淤滞，还能扩张血管，强化循环系统，对卵巢组织具有良好的保护作用。

在化疗、放疗过程中，除了治疗时采取保护卵巢的措施外，还可以配合中药进行治疗。此时治疗除扶正祛邪之法外，还要根据卵巢的具体情况进行调理。现代药理研究证明，一些中药不仅可以给缺乏雌激素的机体补充植物性雌激素，还可以通过改善卵巢自身的微循环系统、内分泌系统，缓解卵巢所遭受的伤害，修复自身组织。

中医在调理心理、精神方面具有一定优势，对于精神抑郁、心理压力过大等问题，可通过疏肝解郁、畅通气血等方法加以调理，同时顾及卵巢功能，具有较好的效果。

卵巢功能不全（primary ovarian insufficiency，POI），是一种多因素导致的高特异质疾病，与现代环境恶化、情志抑郁、不良生活方式等有关，其致病因素复杂，既有遗传因素、免疫因素、酶缺陷、盆腔手术、放化疗、流行性腮腺炎、长期服用雷公藤等因素，又有无明显原因的特发性POI。其中，后者占多数。为了弄清中药治疗卵巢损伤性卵巢早衰的效果，有学者通过去氧乙烯基环己烯（4-vinylcyclohexene diepoxide，VCD）造成POI的大鼠模型，选择性破坏原始卵泡和初级卵泡，最终引起次级卵泡及窦卵泡的减少乃至消亡，使其AMH明显降低，模拟类似于女性生理性卵巢早衰过程。此种情况下运用坤泰胶囊对POI模型大鼠的卵巢功能进行治疗观察，结果表明坤泰胶囊治疗后卵巢功能得到改善。卵巢形态学研究发现，坤泰胶囊低、中、高剂量组与模型组比较，原始卵泡、初级卵泡的计数等，均存在不同程度的增加。坤泰胶囊可有效调节POI模型大鼠FSH、AMH水平，说明坤泰胶囊对受到伤害的卵巢具有康复作用。另有实验报道，坤泰胶囊有效成分可促进卵泡发育，恢复卵巢分泌激素功能，改善卵巢血供，延长卵巢生命力。

坤泰胶囊对化疗后卵巢早衰具有一定的治疗作用。有学者用坤泰胶囊联合雌孕激素序贯法治疗因白血病化疗及骨髓移植术后卵巢早衰患者38例，观察其临床症状及血清激素水平改善情况，结果发现，上述方法比单一雌孕激素治疗疗效明显。研究认为，上述方法治疗该类卵巢早衰，对改善患者血清激素水平、卵巢早衰症状，具有明显的效果。该法既避免了单纯激素替代治疗的不良反应，又在缓解患者症状方面具有明显优势。

坤泰胶囊对子宫切除后卵巢功能衰退具有较好的治疗效果。子宫全切术后，患者卵巢功能衰退及激素水平降低，这是由于卵巢血液供应因子宫切除至少减少50%。卵巢的血液供应减少，直接影响血液循环与卵巢功能，诱发卵巢功能衰退，导致激素水平下降，出现诸如心烦失眠、潮热出汗、头晕耳鸣、胸闷易怒等更年期症状。坤泰胶囊由黄连、黄芩、阿胶、熟地黄、芍药、茯苓组成，具有滋阴养血、清虚热、安神除烦的功效。

对服用大量中药雷公藤制剂引发的卵巢早衰，坤泰胶囊具有一定的治疗作用。对于服用雷公藤制剂引发的卵巢早衰，当出现肝肾不足的阴虚型证候时，坤泰胶囊具有较好的滋阴降火、滋肾养肝、养心安神、调节阴阳平衡等功效，通过调补肾阴、增加卵巢供血及营养，从而达到活化卵巢功能的治疗效果。有学者通过临床观察发现，应用坤泰胶囊治疗后，患者 E_2 水平较前升高、血清 FSH 及 LH 略有下降，具有统计学差异，认为坤泰胶囊对服用雷公藤引发的卵巢早衰具有治疗作用。

参考文献

［1］周蓓蓓，陈文俊，谈勇．坤泰胶囊对 VCD 所致 POI 模型大鼠的疗效探究［J］．中成药，2017，39（4）：695-700.

［2］南燕，薛清杰，尹宝靓．坤泰胶囊联合雌孕激素对白血病患者卵巢早衰的治疗探索［J］．中外健康文摘，2013（37）：128-129.

［3］吕清媛，郑培兰．坤泰胶囊对绝经前子宫切除患者卵巢功能的影响［J］．医药导报，2010，29（6）：716-718.

［4］李木子．坤泰胶囊对女性子宫切除术后围绝经期症状的影响［J］．中草药，2014，45（17）：2522-2524.

［5］王瑛，刘元，李娜，等．坤泰胶囊治疗雷公藤引起类风湿关节炎卵巢早衰的临床观察［J］．陕西中医，2015，36（7）：773-774.

3. 卵巢早衰的中西医结合调节

当卵巢功能因故受到不良影响时，特别是月经稀少、不孕不育者，出现相关疾病时应予以有效治疗。由于该类疾病见效较慢，笔者大多采用中西药同时应用的方法治疗，这不仅可以减轻患者的思想压力，还对卵巢组织修复、快速控制疾病等十分有益。

中西医结合调节，重点体现在防范卵巢早衰的相关伤害以及在伤害后的弥补措施方面。在这方面，中医与西医各有各的优势和长处，在防治卵巢早衰的过程中，要根据具体情况，采用中西医结合的手段，把对卵巢的伤害程度降到最低，把卵巢康复方法运用到最佳状态。

中医在调理整体功能，辨证施治方面具有强大的优势。在卵巢受到伤害时，可通过气血、脏腑、冲任、经脉等途径，对卵巢采取有益的干预措施。特别是在卵巢功能降低的早期，及时采取相应措施是非常重要的。但在一些情况下，单一的中医防治还不够十分理想，同时配合西医学手段，可及时弄清病情、了解转归。由此可见，中西医结合治疗疾病具有相得益彰之效。

（三）卵巢早衰的雌激素治疗

雌激素是女性最重要的性激素。雌激素是由脊椎动物的卵巢、胎盘、睾丸、肾上腺皮质产生的十八碳固醇类激素。绝大部分哺乳动物的雌激素主要是17β-E_2，其他重要的雌激素，还有E_3和E_1。E_2可调节女性基本特征、促使附属性器官成熟、维持月经与排卵周期，并可促进乳腺导管系统的产生。

雌激素水平一旦因故降低，机体就会出现一系列的症状与体征。当卵巢功能低下时，体内的雌激素水平下降。此时，根据中医辨证施治的基本原则，补充具有植物雌激素（phytoestrogen，PE）的中药，对缓解卵巢早衰病情、提高体内雌激素水平，具有可靠的治疗作用。

卵巢早衰发生后，最早出现的就是雌激素水平先代偿性升高而后持续下降。需要特别注意的是，在雌激素代偿性升高时就应采取果断措施，特别要重视中医药的治疗，可适量补充植物雌激素。一旦雌激素水平处于持续下降状态，治疗的难度就会加大。

判断雌激素水平是不是代偿性升高，就要进行性激素六项及一些相关检查。在卵巢早衰初期有一个特殊的现象，即雌激素常常处于高水平状态，但卵泡刺激素明显高于正常水平，而黄体生成素大多正常。出现这种现象时，中医辨证比较困难，患者并没有明显的肾虚症状，也没有卵巢早衰发生的突出早期表现。但此时中医药治疗尤其重要，根据患者的具体临床表现与检验结果，根据辨证与辨病相结合的基本原则，适当运用活血化瘀的治疗方法，配合脏腑、冲任等方面的调理，对防止疾病加重、有效缓解病情大有裨益。

药理研究证实，一些中药富含植物性雌激素，特别是一些补肾的中药，对改善症状、防止卵巢早衰加重，具有重要的作用。不仅如此，该类中药既对补充患者雌激素有益，又对卵巢功能的修复、血液循环的改善，有可靠的效果。在多年的临床实践中，笔者根据这一思路，及时采用中西医结合的方法加以调理，效果明显。

卵巢早衰补充雌激素要遵循针对病因的治疗原则。该治疗原则，也就是治本原则，即根据病因进行针对性的治疗。卵巢早衰并非只要补充雌激素就是治疗，还需要根据病因采取具体的、对症的、针对个体需要的治疗。任何仅仅进行雌激素补充就万事大吉的想法都是非常错误的。

周期治疗基本方法。使用外源性雌、孕激素来弥补卵巢功能的不足，可以延缓病理发展过程。目前采用周期性激素替代治疗方案，是以 28 天为一个治疗周期，在周期的第 1~21 天，每天服用低剂量天然雌激素，第 12~21 天加用天然孕酮，一般停药 3~7 天月经来潮。这种模拟女性正常月经周期之法，可让卵巢逐渐恢复其原有的分泌功能。由于治疗卵巢早衰见效缓慢，激素替代治疗需要持之以恒，根据病情调整药物的种类、剂量、配伍方法以及用药途径，以便减少激素的不良反应。

药物品种选用原则。卵巢早衰的治疗与更年期治疗有许多相似之处，但卵巢早衰的治疗，务必要重视病因治疗，而非更年期单纯补充雌激素的治疗；卵巢早衰治疗的重点是恢复卵巢功能，并非单纯使雌激素达到正常水平。在选择药物时，应该根据这一基本特点进行。

药物剂量使用原则。在治疗过程中，卵巢早衰所使用的药物剂量一般较小，不宜超过正常生理需要，补充雌激素仅仅是治疗手段，刺激卵巢恢复其功能才是最终目的。在临床实践中，笔者发现使用大剂量雌激素治疗或者进行人工周期治疗后，患者月经周期恢复正常，而在停止用药之后，病情容易反复。而采用小剂量的人工周期治疗，配合服用中药，效果持久而不易反复。这一现象说明，对于卵巢早衰不能单纯依靠外源性雌激素，而是要刺激卵巢，通过促进排卵期的恢复而实现卵巢自身功能的康复。

正规系统治疗原则。卵巢早衰的治疗并非一朝一夕之事，需要正规、系统、连续的治疗。在治疗过程中，要有连续性，不可吃吃停停；要坚持综合治疗，不能靠单一方法、单一药物进行治疗；综合治疗、中西医结合治疗效果尤其明显，不仅可以有效改善卵巢功能，也可同时消除卵巢早衰引发的症状。

食疗不能替代药物。在治疗卵巢早衰的过程中，一些患者常常希望通过食疗的方法实现卵巢功能的恢复，而非将精力放在诊断与治疗方面。目前，任何食疗方法都不可能替代药物对卵巢早衰的治疗。至于一些食物中的雌激素，比如大豆异黄酮（soy isoflavone），缓解由卵巢早衰引发的雌激素水平降低虽然有效，但对卵巢早衰的治疗作用微乎其微。因此，不能将治疗卵巢早衰的希望全部寄托于食疗或者一般的大豆异黄酮上，食疗充其量是一种辅助措施，而非真正的治疗方法。一些专门治疗卵巢功能低下的中药，含有丰富的植物雌激素，是任何食疗方法都不能比拟的。

及时治疗卵巢早衰的原则。这对于卵巢早衰的预防尤其重要，早期的有效治疗，也是防止卵巢早衰加重的重要措施。在卵巢早衰的隐匿期，抓住其蛛丝马迹，进行有效治疗就是对该病进展趋势的阻断，就可以避免发生一些严重的后果。因此，当卵巢功能出现异常表现时，就应该认真检查治疗，防止卵巢早衰继续朝着加重的方向发展。

1. 补充雌激素的原则

雌激素主要来源于卵巢，当卵巢功能衰退之后，机体处于低雌激素水平状态。我们知道，雌激素具有促进子宫发育、维持子宫基本功能的作用，并可促进卵泡发育；雌激素使子宫内膜腺体及间质增生与修复；使宫颈口松弛与扩张，宫颈黏液分泌增加，为精子顺利通过提供便利条件，同时促进输卵管基层发育及上皮的分泌活动，增加输卵管肌节律性收缩的振幅，有利于精子与受精卵通过；雌激素使阴道上皮细胞增生与角化，使阴道保持自洁的酸性环境；雌激素促使阴唇发育与丰满、色素加深；雌激素促使乳腺管增生，乳头与乳晕着色，促进第二性征发育；雌激素影响全身代谢，促进水钠潴留，促进肝脏高密度脂蛋白（high-density lipoprotein，HDL）合成，抑制低密度脂蛋白合成，进而降低血液中的胆固醇含量，并维持与促进骨基质代谢；雌激素还通过下丘脑与垂体的正负反馈调节，进而控制促性腺激素的正常分泌。雌激素的上述功能，只有在卵巢功能正常的情况下才得以发挥。当卵巢功能下降或发生早衰时，上述功能均会发生异常。

因此，当卵巢早衰发生后，恢复卵巢功能之法是治疗的主要途径。其中一个重要的手段是补充雌激素，但在补充雌激素的过程中，医者与患者最为担心和顾虑的是雌激素的不良反应问题。其实，合理、科学地补充雌激素，则不存在或很少存在不良反应。要避免出现不良反应，最关键的是辨证准确，正确选择用药品种与用药方法。

当雌激素在病态情况下过早降低，不仅会导致诸如更年期症状的发生，还会发生骨质疏松、高胆固醇血症、血甘油三酯未增高者的HDL降低、心血管病危险性增高等，此时属于补充雌激素的临床指征。

事实上，当患者体内缺乏雌激素的时候，补充雌激素实现体内激素水平平衡，不仅没有不良反应，还会防止机体出现由于雌激素缺乏导致的并发症，以及防止由于雌激素缺乏导致机体内分泌系统形成的恶性循环。

补充雌激素，实现激素水平相对平衡，维持机体正常需要，达到治疗疾病的目的，并注意防止严重不良反应的发生，总体情况利大于弊。暂时无补充雌激素禁忌证，以上是补充雌激素的基本原则。所谓的严重不良反应，是指补充雌激素可能给服用者带来的伤害。

根据用雌激素利大于弊的原则，只要通过临床检验、相关诊断确认卵巢功能衰退或衰竭者，均可及时服用雌激素治疗。

2. 补充雌激素的要点

补充雌激素，需要将不良反应降低到最低限度。在运用雌激素时，选择不良反应小的天然制剂，同时服用孕激素，对抗单纯服用雌激素带来的不良反应。

运用雌激素的目的，主要是缓解卵巢早衰引发的临床症状，对于月经量少、月经稀发、闭经者，以期恢复正常月经周期。对部分过早出现更年期综合征症状、老年性疾病者也可酌情选用。序贯疗法，对卵巢早衰没有或者很少有直接的治疗作用，只是对卵巢早衰导致的雌激素过少具有平衡作用。笔者认为，序贯疗法应配合中药治疗，特别是通过活血化瘀、调理冲任、益肾填精、疏肝养血等方法治疗，可发挥其标本兼治的作用，对卵巢的血液循环、卵巢功能的恢复具有一定的作用。

常用的雌激素类药物，包括已烯雌酚、已烷雌酚、已炔雌二醇、戊酸雌二醇、氯烯雌醚、尼尔雌醇、炔雌醚、妊马雌酮、雷洛昔芬、克龄蒙、芬吗通等，可根据病情选用。

3. 常用激素替代疗法

雌孕激素联合补充治疗，也就是平时所说的雌孕激素替代疗法。有些患者发生卵巢早衰后具有明显的类似更年期的症状，不仅给患者带来诸多不适症状，同时还会带来一些并发症，特别是一些更年期才有的诸多症状。在必要时，及时运用激素替代疗法（hormone replacement therapy，HRT），具有重要的临床意义。

所谓的HRT，是指给予绝经后或卵巢早衰者适量雌激素，缓解雌激素缺乏引发的血管舒缩功能异常，以及生殖道、泌尿道萎缩等一系列症状。为了减轻雌激素带来的子宫内膜增生等不良反应，常常加用孕激素。HRT可调整卵巢早衰患者月经周期，防止阴道大出血；可缓解或解除患者潮热、出汗等；可治疗泌尿生殖道萎缩；可减少雌激素缺乏导致的骨量过度丢失，延缓或防止骨质疏松症的发生。

HRT药物分口服和非肠道使用两种用药方式。前者经肝肠循环进入血液循环，然后作用于靶器官，这种口服方式使血中雌激素浓度易于波动，并对肝脏代谢有一定影响；后者主要用药途径为经皮肤（皮贴、皮埋、涂抹霜剂或胶剂）与阴道使用（霜、片、栓、硅胶环），该法优点为使用天然雌、孕激素，药物不经肝肠循环直接进入体循环，可使患者达到稳定的激素浓度。

（1）结合雌激素

该药药理作用与内生雌激素药理作用相似，常用于改善脂类代谢，以及卵巢早衰带来的相关症状，针对卵巢早衰初期可望恢复月经周期。倍美力可连续或周期性服用，治疗时每周期加用10~14天孕激素，以防子宫内膜过度增生；倍美盈栗色片，每片含结合雌激素0.625mg，淡蓝色片每片含结合雌激素0.625mg与醋酸甲羟孕酮（depotmedroxyprogesterone acetate，DMPA）5mg。上述药物可恢复患者的月经周期，配合中医药治疗大有裨益。倍美安为复方雌孕片，每片含结合雌激素0.625mg和DMPA 2.5mg，该药可用于闭经时间较长者。

（2）爱斯妥凝胶

本品系天然雌二醇透皮吸收制剂，透皮吸收后暂存皮下组织，之后缓慢释出，无首过效应，而且不经肝肠循环，对肝脏无损害，适用于卵巢早衰合并糖尿病、肝病、心血管疾病及肥胖者。

（3）尼尔雌醇

该药为雌三醇的衍生物，对子宫内膜的增生作用较弱，可用于卵巢早衰患者的雌激素替代治疗（estrogen replacement therapy，ERT）。该药具有长效作用，一次口服5mg，每月1次；或2mg，每2周1次。但该药有使子宫内膜增生的危险，应注意防范。一般每3~6个月给予孕激素10~14日，即可对抗雌激素的内膜过度增生作用。

（4）雌二醇控释贴片

该药可使雌二醇恒定地按生理需要量直接进入血液，并使雌二醇的血浓度升至卵泡早期水平，进而缓解乃至消除卵巢早衰带来的一系列症状。该类药物使用方便，更乐及得美素贴片，每3.5天更换一次；伊尔及松奇贴片每周更换一次。

（5）戊酸雌二醇

该药具有雌二醇的药理作用。其中克龄蒙是一种高效的雌孕激素复方制剂，对缓解卵巢早衰引发的诸多症状有缓解作用。该药含有戊酸雌二醇（2mg）11片，戊酸雌二醇（2mg）与醋酸环丙孕酮（1mg），复方片剂10片，按顺序服用。该药不良反应很小，不仅可缓解卵巢功能低下引发的症状，还可维持血清中脂蛋白水平的稳定。此外，芬吗通与克龄蒙相似但比其更安全，特别是有生育要求的患者可以服用。该药为戊酸雌二醇与地屈孕酮复合制剂，前半周期服用戊酸雌二醇，后半周期服用戊酸雌二醇与地屈孕酮。该药属于天然制剂，对于有生育要求者，即便是怀孕也无妨。

（6）利维爱

本药又名替勃龙。该药可分别生成具有雌、孕、雄三种激素作用的代谢产物，可为不同组织器官提供所需，缓解更年期症状较快，对预防和治疗骨质疏松、泌尿生殖系统萎缩具有一定效果；该药兼有雄激素样作用，在改善情绪、提高性欲等方面优于传统雌孕激素，是绝经后雌孕激素干预（Postmenhopausal female progesterone intervention，PEPI）最常用的药物之一；该药不刺激乳腺与子宫内膜，故发生乳腺胀痛率低，也不需要加服孕激素，无撤退性出血，可用于不希望月经来潮仅缓解更年期症状者。

4. 中药在补充雌激素中的运用

中药补充雌激素，并非如同西药那样直接补充。一般是通过两个方面实施的，其一是部分中药本身含有植物性雌激素，服用该类药物，可以改善雌激素缺乏的现状，使失去平衡的内分泌水平趋于平衡；其二是通过中药调理改善卵巢自身的功能，缓解与减慢卵巢衰竭的进程，并使其功能得到提高。

药理研究证明，一些中药含有较为丰富的植物性雌激素，有多数是属于补肾类的，但也有其他类含有植物性雌激素的，比如野葛根、升麻等，同样含有较高的植物性雌激素。

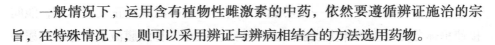

一般情况下，运用含有植物性雌激素的中药，依然要遵循辨证施治的宗旨，在特殊情况下，则可以采用辨证与辨病相结合的方法选用药物。

（四）卵巢早衰的其他西药治疗

在卵巢早衰的治疗中，除雌激素类药物外，另外有些西药是比较常用的，其中包括孕激素与其他药物。

1. 运用孕激素原则

黄体酮是孕激素的代表性药物，在临床应用中，该药常常协同雌激素用于女性激素替代治疗。该药不仅可以减低雌激素的不良反应，还会配合雌激素实现维持月经周期，达到最佳治疗效果。

孕酮衍生物常用制剂有甲孕酮、甲地孕酮、氯地孕酮、己酸孕酮等。

19- 去甲基睾酮衍生物具有强孕激素作用，该类制剂包括炔诺酮、甲炔诺酮、异炔诺酮等。

当卵巢早衰发生后，一些疾病随之发生，应用孕激素与雌激素进行替代治疗，可有效控制相应疾病。卵巢早衰患者运用性激素治疗的临床适应证，主要为雌激素缺乏所引起的更年期症状、高胆固醇血症、骨质疏松症、血甘油三酯未增高者的 HDL 降低、心血管病危险性增高以及已确定患有心血管疾病者。

2. 运用其他药物原则

（1）抗雌激素类药

克罗米芬(CC)为三苯乙烯衍生物，与己烯雌酚的化学结构具有相似之处。该药在卵巢早衰患者有生育要求接受促排卵治疗时使用。CC 有较弱的雌激素活性，可与雌激素受体结合，发挥竞争性拮抗雌激素作用。CC 可通过刺激垂体前叶，促进促性腺激素分泌而诱使排卵。该药常用于不孕症与闭经的治疗，一般用法为每次月经来潮的第 5 天开始服用，每天 50~100mg，连续 5 天。该药的特点是促排卵成功率较高，但怀孕成功率偏低，主要与该药抑制雌激素，进而使患者在排卵期宫颈黏液黏稠而不利于精子通过所致。

（2）促性腺激素

常用的有人类绝经期促性腺激素与人绒毛膜促性腺激素。HMG 又称人绝经促性腺素，为绝经期妇女尿中提取物。该药可促使卵泡发育和成熟并分泌雌激素。在垂体和卵巢具有一定功能时，所产生的雌激素的正反馈作用，能间接使垂体分泌足量黄体生成素而诱发排卵。HCG 又称绒膜激素，为孕妇尿中提取物，作用类似黄体生成激素，可诱发排卵，适用于垂体能够分泌足量的卵泡刺激素而黄体生成素不足者。若垂体能分泌足量卵泡刺激素，而黄体生成激素不足，于接近卵泡成熟时肌肉注射 HCG 可以诱发排卵，继续应用则可维持黄体功能。如垂体功能不足者，则可先用 HMG，促使卵泡发育与成熟，之后用 HCG 替代黄体生成激素，方能达到诱发排卵的目的。

（3）促黄体生成素释放激素

卵巢早衰患者有生育要求者，可根据具体病情使用。黄体生成激素释放激素（LH–RH），也叫做促性腺激素释放激素，该药既有 LH–RH 作用，又有促卵泡素释放激素（follicle stimulating hormone releasing hormone，FSH–RH）作用。GnRH 主要用于垂体兴奋试验，也用于下丘脑性闭经与下丘脑性不孕等。

（4）来曲唑（letrozole，LE）

该药本是治疗乳腺癌的常用药。《新英格兰杂志》2015 年发表了一篇关于 LE 和 CC 治疗多囊卵巢综合征的随机对照研究文章，结果提示 LE 的促排卵效果优于 CC。研究发现，LE 生物半衰期相对较短，对子宫内膜及子宫颈黏液的影响较小，不影响精子穿行和受精卵着床，效果明显优于 CC。不仅如此，LE 很少导致多卵泡发育，减少了卵泡浪费，还可避免卵巢过度刺激综合征及多胎妊娠的发生。LE 促排卵的使用方法是，每天 2.5~5mg，连续用药 5 天，月经来潮的第 3~5 日开始服用。

（五）卵巢早衰的中医药辨证治疗

卵巢早衰一旦发生，即便在早期，也会有或多或少的临床表现。在治疗时，要注重发挥中医整体观念与辨证施治的优势，根据其脉证、检验结果、临床表现等，加以综合分析，抓住主要矛盾，对一些可逆患者尽早恢复其卵巢功能。

运用中药治疗，要注重掌握用药基本原则，并根据临床病情分辨证型，弄清用药规律，以提高疗效、改善病情、消除或缓解疾病带来的危害为最终目标。

治疗卵巢早衰，与其他疾病一样，需要早发现、早诊断、早治疗，如斯有利于阻止疾病恶化，有利于卵巢功能尽早恢复。《备急千金要方》云：“女人嗜欲多于丈夫，感病倍于男子，加以慈恋、爱憎、嫉妒、忧恚，染着坚牢，情不自抑，所以为病根深，疗之难痊。”罹患该病，不仅会因雌激素降低而影响情绪，还会因疾病导致的诸多症状影响患者身心健康继和家庭和谐幸福。故此，治疗卵巢早衰，还要注重对患者的心理疏导，做好解释工作，给患者以信心，改善患者悲观情绪，这在治疗中具有非常重要的意义。

1. 卵巢早衰的用药原则

中药在治疗卵巢早衰的过程中，为确保疗效，需要注意一些基本原则。

（1）有利于身体康复与防止疾病加重的原则

对于卵巢早衰的治疗，与其他疑难疾病一样，需要早发现、早诊断、早治疗，这对疾病康复与防止疾病加重，具有非常重要的意义。在未确诊之前，凡是具有卵巢早衰可疑指征者，应提高防范意识，及时进行相关检查，及早采取相应措施。当生殖能力下降、月经量减少、月经期短、月经周期推迟时，应及时调理月经，防止发生闭经；当已经发生月经稀发或闭经时，应尽快确定病因，采取相应措施，给患者自信。早期的治疗，特别是针对卵巢功能提高的治疗，比发生卵巢早衰、已经发生闭经后的治疗更有意义，难度也会更小。

（2）坚持尽早明确诊断的原则

早诊断不仅仅是患者需要关注的，更需要医者具有防范意识，一旦发现卵巢早衰的蛛丝马迹，就应该进行相关检查，特别是基础性激素六项、抗苗勒管激素等相关检查。在卵巢早衰的早期，卵泡刺激素、雌二醇都会升高。需要特别注意的是，许多人看见雌二醇升高，认为没有什么大问题。其实，雌二醇升高是卵巢早衰先期代偿性升高，这种升高是短暂的，继而会大幅度下降，出现月经稀发、闭经。抗苗勒管激素比基础性激素六项更有诊断意义，且不受月经周期的影响。只要出现可疑体征，就应该及时检查确诊，为及时治疗、提高疗效打下基础。

（3）坚持辨病与辨证相结合的原则

卵巢早衰治疗具有一定难度，其特点是病因不同而结局相同，都是以卵巢功能衰竭为基本特征。尽管如此，但治疗时务必考虑其发病原因，原因不同，其治疗方案也会具有一定差异。辨证务必考虑发病因素，所用药物应具有一定的针对性。在针对发病原因治疗时，应根据原发疾病的具体情况，结合卵巢早衰的基本特点，运用整体观念与辨证施治的思路进行治疗，必要时配合西药，以便尽快缓解病情。有关早期发现卵巢早衰的问题，详见本书有关章节。

（4）坚持抓主要矛盾的原则

卵巢早衰的病情多样，但在治疗时应分清主次，抓住主要矛盾，解除主要症状。根据患者具体脉证，确切辨证，精准用药。对于精神压力过重者，则首先注重疏肝解郁，使患者从精神抑郁中解脱出来；对于脾肾虚弱者，则要重点补肾健脾，使患者有一个良好的身体状况。凡此种种，患者最主要、最苦恼的证候，应放在优先解除的位置。

2. 卵巢早衰的辨证分型

在卵巢早衰的中医药治疗过程中，辨证分型是非常重要的一环。辨证分型是根据一种疾病，将临床所观察到的症状、体征、脉象等进行综合分析、归类，发挥提纲挈领的作用。笔者根据多年的临床实践，发现卵巢早衰的治疗应以活血化瘀为基础，以调理冲任气血为目标，结合肾、肝、脾等脏腑功能用药治疗，效果较为理想。

女子多血，以血为用；女性多郁，易生气滞；月经疾病，无不与气血相关，无不与冲任二脉相关。这一生理现象，有别于男性生理，而在妇科疾病中表现尤为突出。女性的生理特点，是易发生与气血相关的疾病，卵巢早衰一病同样如此。

纵观女性一生中所经历的经、孕、产、乳等生理变化，无不体现以血为用的生理特征。血为气之母，气为血之帅。血的生理与气直接相关，气发生异常则导致血异常，同样，血异常也会导致气生理异常。因此，气血发生异常或疾病时，又会直接导致脏腑功能异常。肾主生殖，离不开气血维系，气血出现异常会导致生殖系统疾病。肾决定天癸至与竭，决定其月经潮与闭，但肾发挥其功能，同样要以气血为基础。换句话说，气血是肾及其他脏腑功能正常与否的生理基础。

从中医性腺轴的理论来分析，肾决定月经是否来潮与何时来潮。肾为先天之本，没有肾的正常启动与正常功能，就会发生先天性疾病，就不会有天癸至，当然也不会有正常的冲任功能与胞宫功能，诸如西医学诸多卵巢发育不良等疾病，即属肾先天不足；而当有了正常肾的先天之本，就有了正常生殖能力的基础，但能否一直保持这一功能，除了肾的继续作用使其维系到“七七”外，还要有冲任二脉的正常功能，否则，生殖功能就会发生异常；在肾－天癸－冲任－胞宫性腺轴中，只要月经“二七”而至，且能维持一定时段，那么出现继发性月经异常，即卵巢功能提前衰退，原因就不在肾而在于冲任。这一观点，笔者在20世纪90年代初即有论文阐述，其中在中医药治疗卵巢功能异常综合征（ovarian functional abnormalities syndrome）、卵巢不敏感综合征、过剩抑制综合征等疾病中，较早提出重点从冲任二脉治疗继发性闭经的论述；在几十年的临床实践中，笔者特别注意研究冲任二脉在生殖轴系统中的重要作用，并在期间曾发表过有关论述。

调理冲任的现实意义是，治疗卵巢早衰不必拘泥于肾，除非卵巢早衰源于遗传因素，属于先天不足，否则，由后天形成的继发性闭经治疗重点应在冲任二脉。治疗冲任二脉的积极意义，在于调整肾－天癸－冲任－胞宫性腺轴的气血，使紊乱失调、瘀阻不畅的气血得到改善。在肾－天癸尚未发生病变或病变程度较轻的阶段，抓住冲任二脉功能失调这一主要矛盾，因为卵巢早衰引发的闭经与胞宫功能没有直接的、关键因素的联系。正如毛主席所说：“研究任何过程，如果是存在着两个以上矛盾的复杂过程的话，就要用全力去找出它的主要矛盾。捉住了这个主要矛盾，一切问题就迎刃而解了。”在卵巢早衰的疾病发生与发展过程中，冲任二脉是主要矛盾，是导致继发性生育能力下降的关键，故此，治疗该病应着重从冲任二脉入手。

冲任二脉涉及多脏腑、多脉络、多因素，并非一个独立的系统。调节冲任二脉，就要顾及到这些相关因素，顾及到与脏腑、经脉等诸多方面的关系，以使患者的整体功能得到康复，最终使冲任二脉功能正常，使患者的生殖能力在“七七”前维持在一个正常的、合乎基本生理要求的水平。

对于卵巢早衰，关键的措施是预防，是治未病，而不是已病。诸多疾病的发生，或者说亚健康状态，其最先的表现往往是气血异常。因此，保护脏腑功能，维系肾－天癸－冲任－胞宫之间的生理，关键是调理气血。维系冲任功能，防止冲任气血出现异常，是防止卵巢早衰发生、发展的关键措施。一旦发生卵巢早衰，如何使卵巢振衰起废、恢复正常的气血生理，是中医探索治疗该病的要点，也应该是中医研究的突破点。

在多年诊治卵巢早衰的临床实践中，笔者认识到，尽管从脏腑上来看卵巢早衰与肾、肝、脾等关系密切，但只要涉及脏腑时就已经不是该病的早期阶段。根据中医治未病、早预防的理念，卵巢早衰的防范时段不是脏腑出现异常之时，而是在气血功能异常阶段。因此，运用补肾填精、疏肝理气、健脾益气等治疗方法时，已经属于被动治疗阶段。从卵巢早衰的病机来看，当脏腑功能衰弱、肾－天癸－冲任失调之时，气血、经络协调关系紊乱已经发生多时。

这里提及中医所言之天癸，实系女性生殖功能的物质基础，主要作用于人体生殖系统，促进人体生长、发育与生殖。女性在发育期，天癸需要肾精、肾气支持，主要是通过性腺的特性与功能来实现其作用。天癸赖肾中精气盛衰支配，靠五脏六腑之精滋养补充，与冲、任、督、带脉有关，尤其与冲任二脉关系密切。天癸在联系调节脏腑与冲任二脉、胞宫方面，发挥着重要的生理功能，故在卵巢早衰的辨证施治过程中，也要考虑到天癸的生理作用。

需要特别说明的是，女性从发育成长，到生殖孕育，都离不开气血的支持，离不开脏腑功能的和谐运作。天癸是促进人体发育成长与生殖孕育的一种精微物质，虽来源于先天肾气，但靠后天水谷精气滋养，靠气血发挥作用，才能逐渐趋于成熟。当年老之时，其实也是气血首先出现异常，继而出现天癸竭。这一自然过程，与气血具有非常密切的内在联系。

笔者主张，一旦卵巢早衰发生并有脏腑功能异常时，在治疗脏腑的同时，依然要首先顾及气血的调理，顾及经络的疏通，只有这样，才会更有效地达到标本兼治的目的。具体地说，当出现肾虚证候时，肾虚并非病变之根，而是气血异常在肾脏方面的集中表现，是肾脏失去了生殖功能方面所需能量的来源。从这一意义上来说，调理肾脏、肝脏、脾脏、心脏、肺脏等，都需要顾及到气血的调理与补充，气血充和，百病皆休。

治疗卵巢早衰，很难一蹴而就，一经明确诊断，治疗方案无疑，药中肯綮，即应持之以恒。正如《备急千金要方》所言：“……女人嗜欲多于丈夫，感病倍于男子，加以慈恋、爱憎、嫉妒、忧恚，染着坚牢，情不自抑，所以为病根深，疗之难瘥。”

至于卵巢早衰的辨证分型与用药，并非一成不变，当证型在治疗过程中发生变化时，应方随证变，甚至需要重新审视辨证分型。

笔者认为，治疗卵巢早衰，平时应主要从如下几个方面加以调理：

（1）血瘀肾虚型

该型在卵巢早衰患者中最为常见。女子多血，气血充足、畅达，冲任二脉充盈，乃生殖功能正常的基本保证，一旦发生气血异常，肾的功能就会衰退，甚至衰竭。血瘀气滞之时，肾生殖等功能之源泉就会受到不同程度的影响，藏精孕育功能就会失职。《诸病源候论》曰："冷热血结，搏子脏而成病，致阴阳之气不调和，月水不通而无子也。"说明瘀血不仅会影响脏腑功能，还会导致生殖功能障碍，表现为月经异常。该书还认为："月水不通而无子者，由风寒邪气客于经血。夫血得温则宣流，得寒则凝结，故月水不通。"阐述了寒邪影响气血，进而影响生育能力的病因病机。不仅如此，现实生活中的一些不良习惯、疾病、情志等诸多因素，都会影响气血的生成、运行、充盈等。肾为先天之本，秉承于父母，藏精气而主生殖，受孕过程、胚胎发育、胎儿成长无不与肾气肾精息息相关。肾藏精，精生血，精血相互资生与依存，血液流通瘀滞不畅，日久肾精亏虚，胞宫失养易伤，封藏、固摄、生殖功能失职，最终导致血瘀肾虚或肾虚血瘀之证。因此，以活血化瘀为主，兼以调理肾脏气血，保持肾精充盈，对恢复月经周期与孕育功能，具有重要的现实意义。

在卵巢早衰发生之初，特别是仅仅表现在气血方面而尚未出现肾虚脉证之时，要特别注重调理冲任、益气养血，使肾脏功能有正常的物质支持，肾精自然充沛，胞宫得以充养。症见生育能力下降，排卵功能降低，月经量少，色暗有块，或月经周期推迟，经期缩短，月经稀发，阴道干涩，或见潮热，或见腰膝酸软，头晕耳鸣，失眠多梦，舌质略暗，或见瘀斑瘀点，脉细弱。治宜活血化瘀，补益肾精。药用当归、熟地黄、白芍、川芎、党参、炙黄芪、丹参、桃仁、肉苁蓉、巴戟天、鹿角霜、菟丝子等。若伴有胸闷烦躁，精神压抑，乳房作胀，上方加柴胡、枳壳、郁金；如小腹冷痛，形寒肢冷，夜尿增多，增肉桂、淫羊藿、熟附子。

（2）血瘀肝郁型

肝主疏泄，藏血，在人体气血调理、女性生殖等方面具有无可替代的生理作用。矧女子以血为用，血系根本，于其生理需要方面具有超过男性的特殊意义。肝在气血的调理过程中发挥着疏泄与调节作用，对维持女性月经生理周期具有特殊意义，对调理冲任具有特殊作用。气为血帅，血随气行，气旺则血足，气和则血调。女性受生理因素影响，禀性情志易郁，肝主疏泄、藏血等功能多受影响。肝疏泄失职，会致气郁不畅，血乏推动，形成气滞血瘀之变；肝藏血无能，会使血储备与流动失于调节，直接影响脏腑与周身基本功能。血与气之间相互作用、相互影响、相互资生。"血能藏气""血能寓气”“血能养气”，可谓血为气之母。因此，在调节气滞血瘀之类疾病时，需要明确的是，血流正常方可充养人体之气，使周身之气保持旺盛，从而避免发生气滞血瘀。血盈则气旺，血虚则气衰，气虚易血瘀。而气血之调节应首先重视肝的作用。

从肝调理治疗卵巢早衰，应顾及到气与血两个方面的平衡，不可只顾疏肝不顾养血，只顾化瘀不顾理气。同时，还要注意肝气郁结有化热化火、耗阴耗血之变。症见胸闷心烦，情志不悦，精神抑郁，两胁胀痛，纳谷欠馨，时常叹气，性欲淡然，小腹言满，腰膝酸软，头晕耳鸣，夜尿增多，月经量少或经期缩短，色暗有块，或月经稀发，或闭经，舌质偏暗或有瘀点，脉弦细。治宜活血化瘀，疏肝理气。药用柴胡、枳壳、白芍、制香附、当归、薄荷、川芎、续断、肉苁蓉、菟丝子、枸杞子、桑椹子等。若兼见四肢乏力，肢体肥胖，动辄汗出，上方加党参、陈皮、炙黄芪；如口苦口干，咽干而痛，小便短黄，增牡丹皮、赤芍、炒栀子。

（3）气虚血瘀型

女子生理与气血关系极为密切。气血是人体一切生命活动的物质基础，而妇女以血为本，以气为用，生殖能力与月经维持均依靠气血。气血充盛，血海满溢，脏腑与冲任二脉功能方可正常，月经才会正常来潮。卵巢产生与排出卵子，除依赖肾气盛外，尚需气血正常运行，冲任才有可能通盛。气血运行无阻与充足，卵巢血运丰富，性腺轴功能正常，才会有正常的月经周期与正常的生育能力。一旦气血化源不足，卵巢等性腺失养，生殖功能就会受到不良影响，内分泌系统就会发生紊乱失调。血脉瘀阻，运行不畅，冲任失调，则卵泡储存、发育、排出等发生困难，自然影响月经与生殖。气行则血行自如，气滞则血瘀为患，气有一息之不运，则血有一息之滞涩。补气可使血有动力运行，理气则促进血流通畅，祛瘀则使血流障碍得以去除，气足血流畅顺，脏腑功能康复，冲任气血条达，卵巢早衰自可得到预防或缓解。

从补气入手，旨在调理主因气虚引发之机体气血不调。发生气虚血瘀，大多系气之动力不足所为，但也要注意因血瘀而致气机受阻者。气虚血瘀主要根源为气虚，以虚为主；而因血瘀阻滞气机，主要根源为血瘀，以实为病。两者需要慎重区分。症见四肢乏力，心悸气短，面色不华，动辄出汗，劳则加重，精神疲惫，食欲不振，时常易外感风寒，大便不实，性欲低下，腰膝酸软，夜尿偏多，月经量少，经色紫暗，周期延长或闭经，舌质暗红，脉细弱。治宜补气益阴，活血化瘀。药用炙黄芪、党参、制香附、乌药、当归、川芎、熟地黄、桃仁、丹参、巴戟天、淫羊藿、鹿角霜等。若伴胸闷不适，精神抑郁，两胁胀痛，上方加柴胡、枳壳、佛手；如肢体肥胖，动辄气喘，胸脘满闷，添陈皮、姜半夏、茯苓；假使形寒肢冷，小腹发凉，小便清长，增炮附子、肉桂。

（4）气滞血瘀型

气血充盈，流通顺畅，是确保脏腑与冲任二脉功能正常的基础。在卵巢早衰之初，往往最早出现气滞血瘀的病理表现。气运行郁滞不畅，致血液运行滞涩或障碍，则会出现血瘀病理状态。情志内伤，气机阻滞，影响及血则致气血凝聚；或因外邪侵入，伤及气血，而致气滞血瘀；或因卵巢周围组织手术切除或创伤，或因放疗、化疗等影响，导致血液循环障碍，气血瘀阻不畅，形成气滞血瘀；或因慢性疾病日久折磨，气机郁结，最终影响气血运行而渐致瘀滞；或因寒热异常，影响气血运行而聚集成疾。如《诸病源候论》曰：“冷热血结，搏子脏而成病，致阴阳之气不调和，月水不通而无子也。”又说：“月水不利而无子者，由风寒邪气客于经血。”“月水久不通，非止令无子，血结聚不消，则变为血瘕；经久盘结成块，亦作血癥。”“月水不通而无子者，由风寒邪气客于经血。夫血得温则宣流，得寒则凝结，故月水不通。”实际上，这些病因之结局均与气滞血瘀有关。气滞血瘀，微循环瘀阻，也是卵巢早衰的发病基础。

气滞血瘀一般属于实证，但卵巢早衰之病，在气滞血瘀形成之后影响到脏腑与冲任功能，特别是对肾的影响相对明显，常表现为肾精亏虚、冲任不足，呈现出虚实夹杂之病机，治疗时应注重在活血化瘀的同时补益肾精、调养冲任，如斯方可尽快恢复月经周期与生殖功能。症见胸闷胁痛，叹息频作，脘腹胀满，嗳气时作，性格内向，心胸狭窄，忧郁寡欢，乳房作胀，或触及肿块，小腹刺痛，口唇紫暗，爪甲不华，皮肤粗糙，面部色素沉着，眼圈发黑，黄褐斑，经行腹痛，经色紫暗，伴有血块，或月经稀发、闭经，舌紫暗或有青紫斑点，舌下静脉瘀血，脉涩或弦。治宜疏理气机，活血化瘀。药用柴胡、郁金、制香附、当归、川芎、红花、枳壳、桃仁、玫瑰花、肉苁蓉、淫羊藿、菟丝子等。若伴有倦怠乏力，动辄心慌，面色萎白，加炙黄芪、党参、刺五加；如形寒肢冷，小腹冷痛，夜尿增多，增桂枝、熟附子、鹿角霜；倘肢体肥胖，沉重懒移，动辄气喘，添茯苓、陈皮、姜半夏。

（5）痰湿血瘀型

脾主运化，包括水湿，肾主水，脾肾对水湿调节具有非常重要的作用。脾肾虚弱，会发生多痰多湿之病因病机，而痰湿易影响气的运行，影响血的生化，进而影响女性的月经与生殖生理。当痰湿为患时，宜补肾健脾、化痰燥湿，同时佐以活血化瘀之法，对于卵巢早衰因痰湿而发者相得益彰。《万氏妇人科》云："妇人经候不调有三：一曰脾虚，二曰冲任损伤，三曰脂痰凝塞……脾胃虚弱，饮食减少，气日渐耗，血日渐少，斯有血枯、经闭及血少、色淡，过期始行，数月一行之病。"说明痰湿对女性的生理功能是很常见的影响因素之一。肾阳虚则气化失常，浊液不得排出，湿浊内聚久则成痰；肾阴亏日久渐生虚火，煎灼津液生痰为患。脾气虚弱，运化水液无力，复加肾气蒸化与肾阳温煦作用降低，则水湿内蕴聚湿成痰。正如《景岳全书》曰："五脏之病，虽俱能生痰，然无不由乎脾肾，盖脾主湿，湿动则为痰；肾主水，水泛亦为痰，故痰之化无不在脾，而痰之本无不在肾。"故此，痰湿的产生、发病与脾肾直接相关。反过来，痰湿又会影响气血、脏腑、冲任功能，导致月经与生殖功能异常。

月经与孕育需肾中精气充盈，而肾精赖后天脾之运化水谷精微滋养，进而促使天癸泌泄，冲任气血流通，月经与生殖方可如常。若脾虚失运，肾精不充，气血生化无源则胞脉空虚，血海不足，直接影响月经与生殖能力。在治疗时不可只顾痰湿之标，更要调理脾肾之本。症见体胖懒动，精神萎靡，疲惫乏力，腰膝酸冷，脘胀不适，面色苍白，形寒肢冷，月经量少，色淡质稀，舌质淡，舌体胖大或边有齿痕、瘀斑，脉滑。治宜除湿化痰，活血化瘀。药用苍术、陈皮、茯苓、制香附、枳壳、胆南星、鹿角霜、巴戟天、肉苁蓉、山茱萸、枸杞子、制首乌等。若伴有胸闷烦躁，精神抑郁，唉声叹气，上方加柴胡、佛手、降香；如乏力较重，动辄易疲，食则泛恶，增红参、刺五加、红景天。

（6）肝郁肾虚血瘀型

一些患者承受来自经济、工作、社会、家庭等诸多方面的心理压力，致使机体免疫系统、内分泌系统、血液循环系统等发生功能紊乱，最终引发多种疾病。这一发病转归，与中医所说的肝主疏泄功能、肾主生殖功能、气血调节功能等失调而致病有着相类似的机理。肝藏血，主疏泄，肝气郁结则易致血瘀，进而影响全身气血运行，影响脏腑与冲任功能，影响肾藏精、主生殖功能，进而影响正常孕育。究其原因，在病之初最先影响到的是气血，使气血运行、调节等环节出现问题，甚至发生气滞血瘀的结局。正如《丹溪心法·六郁》所云："气血冲和，百病不生，一有怫郁，诸病生焉。故人身诸病，多生于郁。"肝体阴而用阳，乙癸同源，精血互化，资生互助，与肾关系密切。肾脏发挥正常功能，需要肝藏血充足而确保精化生有源，肝藏血与疏泄功能失职，直接或间接影响肾的生殖功能，这也是在卵巢早衰患者中肝郁、肾虚、血瘀同时存在的一个基本病机特征。疏肝解郁旨在疏通气血，恢复正常的气血调节功能，同时予以补肾填精，是治疗卵巢早衰的重要途径，但需要同时进行的活血化瘀法也是不可缺少的治疗方法。从一定意义上来说，三者相辅相成、相互联系、相互影响、相互作用。

对情绪低落、精神抑郁、心理障碍之卵巢早衰者，疏肝解郁法对缓解症状、解除患者烦恼，具有独特的疗效，也是中医药调节情志的优势。笔者通过多年临床实践认为，临床凡同时具有肝郁、肾虚与血瘀诸症者，单纯补肾填精并不能很好地改善其病情，只有在疏肝理气、活血化瘀的基础上增加补肾治法，才有良好的效果。症见胸闷烦躁，失眠健忘，恐惧惊慌，精神抑郁，太息频作，两胁不适，情绪低落，睡眠不实，行动迟缓，性欲低下，月经量少，经色紫暗有块，经期腹痛或腹胀，月经稀发或闭经，舌质暗红，脉弦或弦细。治宜疏肝补肾，活血化瘀。药用柴胡、制香附、枳壳、青皮、丹参、桃仁、玫瑰花、川芎、枸杞子、桑椹子、肉苁蓉、巴戟天等。若伴有四肢乏力，动辄气喘，纳谷欠馨等，上方酌加炙黄芪、太子参、炒麦芽；若伴心悸怔忡，失眠严重，焦虑多疑等，可增酸枣仁、首乌藤、茯神。

（7）脾肾阳虚血瘀型

肾主蛰藏，诸阳之本，是机体阳气发源地；脾主运化，升清降浊，系气血化生之源。肾阳在卵泡储存、排出过程中发挥重要作用，体现出主蛰主闭藏的功能。脾阳在化生血液、补充能量过程中发挥重要作用。肾精充盛，卵子发育成熟，生育功能方可正常；脾为后天之本，脾阳正常，则有利于胚胎着床、发育。二者在孕育方面发挥着相互配合、相互协调的作用。《兰室秘藏·妇人门》认为："妇人脾胃久虚，或形羸经绝，为热所烁，肌肉消瘦，时见渴燥，血海枯竭，病名曰血枯经绝。"临床可知，当肾阳亏虚时，闭藏之功能失调，卵泡储备减少，月经周期难以维持。雌激素水平持续下降，卵泡无法正常发育，生殖功能便会逐步丧失。肾阳尚有温煦脾阳的作用，当肾阳不足时，脾胃运化功能直接受到影响，生化源泉受挫，同样会影响月经周期、影响孕育功能。

肾阳虚，命门火衰，化生精血失职，冲任气血亏虚，血海不盈而月经不潮生殖无能。肾阳不足还会导致脾阳不振，直接影响后天之本。临证之时，温补肾阳兼顾振奋脾阳，对改善病情与生理康复作用显著。症见月经量少，周期延长，经期缩短，或月经稀发、闭经，形寒肢冷，腰膝酸软，神疲倦怠，视物不清，心慌气短，失眠健忘，头晕耳鸣，夜尿增多，性欲淡漠，阴道干涩，舌质淡，苔薄白，脉沉细。治宜补肾壮阳，活血化瘀。药用鹿角霜、鹿角胶、肉桂、熟地黄、仙茅、淫羊藿、巴戟天、枸杞子、桑椹子、丹参、桃仁、红花等。倘若伴有胸闷不舒，精神抑郁，太息频作，上方加柴胡、枳壳、佛手；如食欲不振，大便不实，四肢乏力，增党参、山药、白扁豆；假使失眠多梦，心悸怔忡，时而汗出，添酸枣仁、远志、五味子。

（8）肝肾阴虚血瘀型

乙癸同源，肝藏血，肾藏精，精血同为生殖的重要物质；肝肾之阴，相互资生，相互为用，相互影响。阴虚则生内热，虚火内扰则精血内耗，冲任失充则月经难以正常来潮。西医学研究证实，肝肾阴虚日久不仅会直接导致女性卵巢功能衰退，而且还会导致患者机体过早衰老。肝阴虚时常表现为血虚，而血虚不能化生气，则易致气行无力，肝之疏泄功能发生异常，最终发生气滞血瘀。女性以血为用，对血虚、阴虚证候尤其敏感，常直接引发冲任二脉亏虚，致使月经量减少、稀发或闭经。卵巢早衰诸多脉证，与"血枯""血隔""闭经"等证候相关，而肝肾阴虚是其常见病因之一。肝肾阴虚表现形式多种多样，其中肾阴不足、肾精亏耗、肝阴虚、肝血不足等，是其常见的表现。

肾阴不足，真阴易受亏损，治疗时重点应滋养肾阴、填精益髓，阴精充足，阴平阳秘，精神乃治；肝之阴虚，应重点滋肝养血，恢复肝藏血与疏泄功能。肾之阴阳，互为影响，阴损及阳，阳损及阴，故滋阴时应兼顾其阳，补阳兼顾其阴，不可偏颇。症见五心烦热，颜面潮红，烦躁易怒，头晕耳鸣，失眠健忘，月经量少，色暗红或见血块，月经稀发或闭经，阴道干涩，性欲淡漠，白带量少，舌质红或暗红，舌苔少或见瘀斑，脉沉细。治宜滋补肝肾，养血化瘀。药用生地黄、当归、麦冬、枸杞子、桑椹子、山茱萸、肉苁蓉、鹿角胶、玫瑰花、桃仁、丹参、太子参等。倘若腰膝酸软，头晕耳鸣，时而盗汗，增知母、黄柏、胡黄连；如四肢乏力，心悸怔忡，口干欲饮，加刺五加、五味子、玄参。

参考文献

［1］王忠民，刘茜．辨证治疗过剩抑制综合征的经验［J］．江苏中医，1991，12（12）：8-10.

［2］王忠民，刘茜．辨证治疗卵巢残余综合征的经验［J］．北京中医学院学报，1992，15（5）：60-61.

［3］刘茜．王忠民辨证治疗库蒂斯氏综合征的经验［J］．甘肃中医，1995，8（1）：25-27.

［4］王荣，王明闯，王忠民．王忠民中西医结合论治卵巢不敏感综合征经验［J］．中医药临床杂志，2016，28（4）：492-496.

［5］王明闯，张菲菲．王忠民．化瘀为主辨治抗卵巢抗体阳性不孕经验［J］．世界中西医结合杂志，2013，8（11）：1090-1093.

3. 卵巢早衰治疗注意事项

卵巢早衰病因复杂，病机多变，给辨证施治带来一定难度。但根据急则治其标、缓则治其本的原则，分清主次，抓住主要矛盾，临证治疗就会立于不败之地，获得较为理想的治疗效果。

（1）及时恢复月经周期

卵巢早衰最早期的症状往往是月经异常，表现为月经量减少、月经周期延长、月经稀发或闭经。如何尽快恢复较为正常的月经周期，是患者首先期盼的目标。月经不潮，患者精神压力会进一步加大，往往认为自己所患为无法治愈的病证，严重影响患者情绪，影响患者治疗的信心。

因此，尽快恢复患者相对正常的月经周期，是非常重要的。实现这一目标，除对症治疗缓解相关症状外，可同时运用西药雌激素加孕激素的序贯疗法，尽快恢复月经周期。在卵巢早衰早期，没有出现月经稀发、闭经的时候，较容易使月经恢复到大致正常的状态。

在运用序贯疗法的同时，根据辨证分型，配合中药进行调理，月经周期恢复快，缓解症状迅速，对患者是一个很大的鼓舞，大大减轻患者的心理负担，对疾病的康复具有积极作用。

需要特别注意的是，发现月经周期缩短、月经总量减少，伴有气血亏虚与气滞血瘀证候时，要及时检查基础性激素六项，注意观察FSH值，观察FSH/LH比值，一旦FSH值高于正常，哪怕是高出不多，也要尽力恢复正常月经。事实上，一旦月经正式减少，治疗的难度也会加大。FSH升高、FSH/LH比值异常，往往在月经周期异常、月经总量减少之前就已经发生。

（2）及时使用活血化瘀法

笔者通过多年的临床实践经验认识到，活血化瘀治疗卵巢早衰是一种重要的、行之有效的途径。在临床运用中，要根据患者的具体脉证，应用活血化瘀法，并根据需要配合其他治疗方法。

除文中提及的配合脏腑辨证外，还要根据血瘀形成的基本原因，进行综合判断用药。血瘀有轻重之分，有主次之别，应用活血化瘀法并非不顾其余，要重视辨证施治，重视整体观念。

在运用活血化瘀法的过程中，要注意病情的变化，随时调整活血化瘀药的种类与剂量，做到药随证变，不可始终固定一张处方。活血化瘀药物品种较多，需要详细了解每一味药物的性味与归经，使每一味药物运用得恰到好处。

（3）针对原发性疾病用药

卵巢早衰的病因复杂，在治疗过程中要注意原发病的基本特点，明确原发性疾病对目前病情的影响。如果罹患肿瘤需要放疗化疗，要充分考虑药物对卵巢的不良影响，在用药、放疗过程中，选择治疗方案时要尽可能地避免对卵巢的伤害；在因故切除与卵巢相关的组织时，要尽可能避免对卵巢造成不良影响。

对于一些药物引发的卵巢早衰，应及时终止使用相关药物。比如治疗风湿、关节炎等疾病的雷公藤类药物，一经发现有不良影响，应及时停止用药，尽可能用其他同类药物替代。

（4）重视辨证与辨病相结合

在卵巢早衰的治疗中，运用活血化瘀、补肾填精等方法时，要重视结合卵巢早衰雌激素水平下降的实际情况。在使用中药的时候，选用既有活血化瘀、补肾填精等作用，又有提高雌激素水平作用的药物。

在中药中，含有植物雌激素的品种较多（详见本书有关章节），可在辨证施治的前提下，注重补充植物性雌激素，对提高疗效、改善症状、促进卵巢早衰康复，具有较好的作用。

（5）重视辨证施治与整体观念的统一

由于卵巢早衰治疗周期较长，在治疗过程中，主要症状、整体情况等都有可能发生变化，开始治疗时的主要临床表现与治疗后的主要临床表现，往往会发生变化，这时就不宜一直按照原先证型，继续使用以往的药物，而是应该根据变化之后的证型辨证用药。

尽管疾病属于卵巢早衰，但其病情与整个机体状况有关，与气血、脏腑、经脉等相关，临床用药要有整体观念，注重改善患者整体功能。有不少医者认为，卵巢早衰就是要补肾，但在脏腑功能存在异常迹象时，务必重视整体观念。整体功能复常，即便不加补肾药物，同样会使卵巢功能得到改善，而且具有更好的临床效果。

除此之外，患者的病情也常常是动态变化的，用药也要根据动态变化进行调整。如患者发生突受惊吓、遭遇寒凉、生气郁闷等并非疾病的意外情况，用药时均应考虑这些因素，以求药证相符。

（六）卵巢早衰的中西医结合治疗

治疗卵巢早衰，中西医结合具有较大优势，也是目前临床上通用的、公认有效的治疗方法。

中西医结合，不仅仅是中药加西药方面的结合，还包含诊断、用药思路、辨证与辨病分析、治疗方案与预后等方面，都应从中西医结合的角度进行充分考虑，以便在诊断方面更加明确，在治疗方面更加有效。

1. 中西医结合治疗卵巢早衰的临床意义

卵巢早衰属于疑难病，诊断特别是早期诊断，需要有一定的西医学知识，仅仅根据临床症状进行辨证是远远不够的。这是因为，在卵巢早衰的早期，往往没有较为明显的、具有特异性的症状，脉象也没有显现出特别的异常。初期症状尽管有月经量少等早期表现，但往往不是特异性的。

当有卵巢早衰的“蛛丝马迹”时，特别是生育能力下降时，可通过临床检验特别是 FSH 检测进行综合判断。检验结果等客观指标出现异常时，大多可以早期做出预测或诊断。倘若指标异常，符合卵巢早衰的早期诊断，就应该及时进行治疗，防止病情加重。

需要注意的是，卵巢早衰具有遗传倾向。如姊妹、母亲有卵巢早衰的病史时，更应该提高警惕。一旦出现月经量少、周期推迟或稀发，应及时检查基础性激素六项、抗苗勒管激素等，以避免漏诊。

在临床上，西医的早期诊断尤其重要。临证要善于捕捉卵巢早衰的早期症状，为及时进行调理打下基础。当月经周期正常，仅仅表现为月经量少的时候，西药一般是不方便治疗的。特别是伴有疲乏无力、腰膝酸软、胸闷烦躁、精神抑郁、失眠健忘、头晕耳鸣等症状时，如果用序贯疗法显然不当，即便应用，也很难缓解上述症状。但中医对上述症状的缓解方面具有非常大的优势，如果中药应用得当，疗效立竿见影，效如桴鼓。

中西医结合的优势，在于可以明确做出早期诊断，可以进行具有针对性的有效治疗，防止疾病进一步加重，对提高治愈率非常有益。

2. 中西医结合治疗卵巢早衰的基本原则

中西医结合治疗卵巢早衰，并非局限于中药与西药合用，而是根据各自的长项，取长补短，优势互补。要做到这一点，就要求医者既要熟练掌握中医药防治卵巢早衰的基本技能，还要了解与掌握西医有关卵巢早衰的病因、诊断与治疗方法。只有这样，才能真正实现实际意义上的中西医结合，提高卵巢早衰的诊治水平和治疗效果。

在诊断方面，发挥各自的优势，力求做到早期发现。对于卵巢早衰，中医可以观察脉证细节，而西医有严格的客观指标检验，将二者有机地结合，发挥两者的长项，对卵巢早衰的防治具有非常重要的现实意义。

在治疗方面，发挥各自的长处，力求做到有效治疗。由于卵巢早衰治疗困难，非一朝一夕之功。在早期，笔者主张中药、西药同时使用，对切实提高疗效大有裨益。

中西医结合诊治卵巢早衰，其主要目的就是弥补各自的缺憾，同时发挥

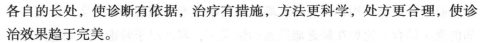

各自的长处，使诊断有依据，治疗有措施，方法更科学，处方更合理，使诊治效果趋于完美。

3. 中西医结合治疗卵巢早衰的用药技巧

在卵巢早衰的治疗中，中医与西医各有优势，并不相互排斥。有人认为中医药具有治本的作用，从而排斥西药；也有人认为中药作用缓慢，不值得提倡。其实，这两种观点都是片面的。

在临床上，我们经常看到，西药治疗常常运用序贯疗法，使用雌激素与孕激素之后，月经的确恢复较快，甚至具有药到经来的效果，几个周期过去，月经周期建立起来，但总有一天要停止用药。结果停药之后不久，又出现闭经或月经不正常的状态。而拒绝使用西药者，常常用药一个周期接连一个周期，月经还是不能来潮，疗程显得非常缓慢，使很多患者失去治疗信心，加重了患者的心理负担，显然也不是最佳的治疗方案。

笔者治疗卵巢早衰，均遵循序贯疗法结合中药辨证施治的基本原则。经过治疗，月经会及时来潮，而在停止用药之后，不至于药停经闭，故笔者认为中西医结合治疗方法简便可取。

卵巢早衰患者缺乏雌激素，也缺乏孕激素，造成这一现象的本质，就是卵巢功能衰退。而西药的使用，是发挥了外源性的雌激素作用，换言之，卵巢分泌的雌激素与孕激素并没有明显增加，当然也不是卵巢功能发生了根本性好转的改变，所以才造成停药后病情容易反复的局面。

一个不可忽视的现象是，如果长期补充外源性雌激素与孕激素，还可能导致卵巢功能“懈怠”，自身的分泌功能更差。因此，长期补充雌激素与孕激素，一定要遵循不影响内源性雌激素分泌的原则选择好药物，否则其治疗方案就不是完美的。而中药治疗，看似效果缓慢，但往往发挥了综合调理的作用与辨证施治的优势，从整体上改善了全身、脏腑、气血、冲任、经脉等诸多方面的功能，改善了类似于西医学理论中的下丘脑－垂体－卵巢性腺轴的肾－天癸－冲任－胞宫轴功能，进而实现了治本的作用，因而效果可靠，作用更加持久。

要想实现这一治疗效果，就要在运用中药时，做到既要辨证施治又要辨病用药。辨证施治很容易理解，就是要根据患者的脉证，选择治疗方案，根据证型确定不同作用的药物；而辨病用药，是在辨证施治的基本前提下，选择既有补肾填精作用，又有补充雌激素与孕激素作用的药物，实现辨证与辨病的完美结合。比如在缺乏雌激素的情况下，辨证属于肾虚者，则选用既有补肾填精作用的紫河车、紫石英、当归、菟丝子、巴戟天、熟地黄、肉苁蓉、仙茅、淫羊藿、枸杞子等，又要考虑选用补肾填精药物中最有补充雌激素作用的中药；而在辨证为肝郁气滞类型时，则要考虑选用既有疏肝理气作用，又可以提高雌激素水平的中药；同样的道理，辨证为气滞血瘀证型时，依旧尽可能选择既有活血化瘀作用又可提高雌激素与孕激素水平的药物。如斯治疗，会使疗效大大提高。这种方法的实施，要求我们既要了解中药的基本性能，又要了解西药的药理作用。只有如此，才能做到辨病与辨证有机结合，才能在临床治疗中游刃有余。

笔者在几十年的临床实践中，治疗卵巢早衰时除开饮片处方与西药外，也常使用具有改善卵巢功能的中成药进行治疗。最为常用的是女性宝胶囊，同时配以西药进行序贯治疗。该胶囊与西药合用，无论是对恢复月经周期，改善卵巢早衰引发的临床症状，还是对促进卵巢功能、促进卵泡发育与排卵、提高雌激素与孕激素水平，都是十分有益的。

据有关报道证实，坤泰胶囊联合雌孕激素序贯疗法治疗特发性卵巢早衰，可有效改善卵巢功能，使闭经发生率降低。一些中药可提高卵巢对促性腺激素的反应性，提高卵巢中性激素受体的含量，对改善低雌激素环境、促进卵泡正常发育、改善机体免疫功能等具有一定效果。坤泰胶囊可改善 E_2 水平，使阴道细胞成熟指数右移，使更年期大鼠的卵巢体积增大、黄体数及子宫湿重增加，对改善卵巢功能和调节内分泌，具有较好的疗效，提示坤泰胶囊可改善特发性卵巢早衰患者卵巢功能。有学者在临床分析坤泰胶囊对卵巢早衰患者血清 FSH、LH、E_2 及血脂水平的影响中发现，坤泰胶囊具有改善卵巢早衰患者血清性激素水平的作用，可有效降低 FSH、LH 等指标含量，其治疗效果与用西药激素代替治疗相当，而且能有效降低血脂。有学者探讨坤泰胶囊对去氧乙烯基环己烯所致卵巢储备功能下降大鼠凋亡调控蛋白 B 细胞淋巴瘤 / 白血病 -2 原癌基因（b-cell lymphoma-2，Bcl-2），Bcl-2 相关 X 蛋白（Bcl-2-associated x protein，Bax）表达的影响，研究该药作用机制时发现，坤泰胶囊可能通过上调卵巢 Bcl-2 蛋白表达及下调 Bax 蛋白表达，抑制卵泡的凋亡，从而改善卵巢功能。

参考文献

[1]王忠民，王明闯，张菲菲．中西医结合治疗卵巢早衰的临床观察[J].世界中西医结合杂志，2013，8（8）：818-821.

[2]苏爱芳，南燕．坤泰胶囊治疗特发性卵巢早衰疗效观察[J].上海中医药杂志，2014，48（5）：79-80.

[3]吴海燕．坤泰胶囊对卵巢早衰患者血清FSH、LH、E_2及血脂水平的影响[J].中国妇幼保健，2016，31（8）：1599-1600.

[4]耿利华，谈勇．坤泰胶囊对卵巢储备功能下降大鼠卵巢凋亡调控蛋白Bcl-2，Bax表达的影响[J].中国实验方剂学杂志，2017，23（8）：138-143.

（七）卵巢早衰的生殖康复治疗

由于卵巢早衰直接影响女性正常孕育功能，所以使一些有孕育愿望的患者备受精神打击。随着二胎政策放开，一些有生育要求的大龄女性加入孕育队伍，这种因卵巢功能障碍引发不孕不育的矛盾更加突出。

在临床上，针对卵巢早衰引发的不孕不育的治疗是一个尤为突出的难题，特别是发病时间长、卵泡储备少、年龄相对大、综合体质差的患者，治疗难度更大。卵巢早衰患者想要实现正常生育，需要很多的硬性条件，需要一定的生理基础，治疗难度可想而知。但从笔者的临床实践中来看，一部分卵巢早衰患者经过综合、系统治疗，特别是发病时间短、一般情况好、尚有卵泡储备者，实现正常生育的愿望是很有可能的。

在卵巢早衰的患者中，年龄也是一个不可忽视的重要因素。同样发生卵巢早衰者，年龄越小、患病时间越短、有效治疗越及时，康复难度相对越低；反之，康复难度大，治疗周期长。在临床我们观察到，年龄在35岁以上、闭经时间长、卵巢功能很差的患者，康复的难度会相对加大。

当然，卵巢早衰患者康复的难度，还与原发疾病有一定的关系。比如卵巢因故部分切除者、曾接受放疗化疗者、因遗传疾病引发者，或者检验指标严重异常者，都会大大增加康复的难度。

1. 不孕不育治疗

对于卵巢早衰患者的生育要求，要事先根据病情做一个客观的可行性评估，让患者对病情有一个大概的了解。然后根据患者年龄、身体状况、发病时间、大致病因、以往治疗情况、卵泡储备、内分泌功能等，进行综合分析与判断，制订可行的治疗方案。

一般情况下，通过检测基础 FSH，即可大致了解患者的治疗难度，大致评价治疗时间等。首先要了解基础 FSH 高低，FSH 越高，能采集到的卵母细胞数量越少，妊娠率越低，流产率越高，治疗难度越大。

检测基础性激素水平对预测促排卵成功率很有参考意义。在月经周期的第 2~3 天，检查 FSH、LH、E_2 水平，目前认为较为肯定的是基础 FSH 水平与卵巢反应性及妊娠结局具有一定的关系。

高 FSH 水平者，卵巢反应性较差的发生率明显高于正常 FSH 水平者，优势卵泡数目也会少于正常 FSH 者。其周期妊娠率，也明显低于正常 FSH 者。临床研究资料证实，FSH 值与妊娠率成负相关。有临床研究提示，FSH < 15IU/L 者妊娠成功率约为 24%，FSH 为 15~24.9IU/L 时妊娠率约为 13%，FSH > 25IU/L 时妊娠率仅为 5%。

上述分析，是在有正常月经周期情况下做出的判断，对于尚未恢复月经周期者，则应先恢复月经周期。

恢复正常月经周期的常用方法如下：

恢复正常的月经周期，是恢复正常内分泌功能、恢复正常排卵功能的基础。根据患者 FSH、LH 与 E_2、P 的高低，可了解病情的轻重，确定大概需要的治疗时间。一般情况下，卵巢早衰的轻重与 FSH、LH 等有必然的联系，数值越高，病情往往越重。如果仅仅 FSH 升高而保持高水平的 E_2，这是卵巢早衰的早期特征，此时临床治疗效果良好，恢复正常月经周期相对比较容易，促排卵成功率相对较高，临床上应抓住这一时段的时机进行治疗。

中药建立月经周期，比西药序贯疗法复杂得多。中药的运用，需要根据患者具体脉证，辨证分型进行施治，具体方法详见本书相关章节。笔者认为，建立月经周期，一定要结合序贯疗法，这样既能有明确的月经周期，又可快速提高疗效，不宜中药或西药单一治疗。

选择西药的一个重要原则，就是所用的雌激素不能或基本不影响内源性雌激素的生成，如果有卵泡发育也不会抑制正常排卵。在符合这一要求的药物中，戊酸雌二醇可作为首选。应用戊酸雌二醇相对安全，生殖毒理学研究表明其没有潜在的致畸形，也没有提示致突变的潜在性，正常服用也没有致癌性。

戊酸雌二醇配醋酸甲羟孕酮。方法是从月经周期的第5天（超过1个月经周期未来月经者，任意选择1天）开始服用，每次1mg，每天1次，连续服用21天；待戊酸雌二醇剩余2片时，开始服用醋酸甲羟孕酮片，每次6~10mg，每天2次，连续服用4~5天。月经来潮后重复下一周期用药。

戊酸雌二醇配地屈孕酮。方法是从月经周期的第5天（超过1个月经周期未来月经者，任意选择1天）开始服用，每次1mg，每天1次，连续服用21天；待戊酸雌二醇剩余10片时，开始服用地屈孕酮，每次10mg，每天两次，连续10天。其实，这种运用方法与芬吗通基本一致，所不同的是，芬吗通有大剂量与小剂量两种不同剂型。此外，在后半期使用药物中仍然会有戊酸雌二醇的成分，属于戊酸雌二醇与地屈孕酮复合制剂。该药的优势在于，疗效较好，且没有明显不良反应，即便是在不知怀孕的情况下继续服用，也不会对胚胎构成伤害，不会导致胎儿畸形。

戊酸雌二醇/雌二醇环丙孕酮。该药系复方制剂，11片白色糖衣片，每片含戊酸雌二醇2mg；10片浅橙红色糖衣片，每片含戊酸雌二醇2mg和醋酸环丙孕酮1mg。每天1片，先服11片白片，再服10片浅橙红色片，连续服完21片。这种用药方法，与市场上的克龄蒙成分相同。但需要注意的是，一旦证实怀孕，则不可继续服用该类药物。

己烯雌酚片疗效可靠，不良反应也小，但由于价格便宜，很少有厂家生产，市场上难以购买到。己烯雌酚配甲羟孕酮或黄体酮也是常用方法。中药配合序贯疗法，快捷简便，是临床通常用来恢复正常月经周期的治疗方法。

2. 促排卵技巧

卵巢早衰患者经过治疗恢复正常月经周期之后，可进行促排卵治疗。促排卵的方法，与非卵巢早衰患者有所不同。由于部分卵巢早衰患者存在卵泡储备减少或不足的可能，因此要在内分泌系统大致正常后再行促排卵治疗，酷似我们平时所说的“水到渠成”，以免导致卵泡浪费。

在卵巢早衰促排卵的治疗中，中医药需要运用辨证施治的方法，针对患者的具体病情，进行综合分析判断，确定具体用药方案。对于卵巢早衰的促排卵治疗，与普通患者促排卵既有相同的一面，也存在诸多差异。治疗时首先需要考虑的是：患者的卵泡储备功能（以抗苗勒管激素检查结果等综合预判）、发病年龄、病程（治疗前闭经时间）、FSH 与 LH 检查结果、E_2 与 P 水平、基础体温状况、以往中西药治疗特别是西药治疗情况、患者治病的态度与心理状况等，这些都是影响促排卵成功与否的相关因素。

一般情况下，抗苗勒管激素检验值大致正常、患者年龄小、发病时间短、FSH 与 LH 特别是前者接近或已经达到正常水平、E_2 与 P 水平大致正常、基础体温有双相迹象、以往用西药治疗时间相对较短等，促排卵治疗成功的概率较高。

（1）卵巢早衰患者中医药促排卵方法

临床观察证实中药促排卵具有较好的效果。卵巢早衰引发的不孕不育，是脏腑、天癸、冲任、气血、经络等诸多系统功能失调造成的，但从整体分析，其主要病机与气血瘀滞、肾精亏虚、肾气不足、天癸耗竭等有内在联系。其病理的产生，尽管与肾、肝、脾三脏均密切相关，但“肾”在月经形成与生殖过程中具有举足轻重的作用。肾水不足，肾精亏虚，则难以涵养肝木，肝失所养，疏泄无权，易产生肝气郁结和血流瘀滞，进而影响到脾的运化功能。脾为一身气机运化之枢纽，气血生化之源，若失去肝的疏泄、命门火的温煦，则生化失司，导致精亏血枯。正是由于脏腑功能失调，阴损及阳，阳损及阴，脏腑之间相互资生、制约功能失衡，脾肾亏虚，肝郁血瘀，进而影响到天癸、冲任、胞宫，导致天癸耗竭，任冲虚衰，胞宫失养，引发月经闭止，排卵功能障碍，失去正常孕育能力。

笔者经多年临床观察发现，在气血功能调畅的情况下，再根据临床脉证，采用滋阴补肾、填补精髓之法，使气血充盈，濡养天癸，任脉通，冲脉盛，就可重振孕育生机。中药单味药、复方、经典方、中成药等，只要选用得当，均有较好的促排卵效果。

在单味药中，常用中药有如下几种：

鹿茸。具有补肾填精等作用，可振奋肾阳之气，滋补肾精之阴，调理冲任之脉。麋鹿茸还具有雌激素样作用，其 E_2 的含量高于梅花鹿茸与马鹿茸。小鼠试验证明，鹿茸可增加子宫与卵巢的质量，对促进排卵具有一定的作用。

笔者临床观察到，鹿角胶、鹿角霜也有类似作用，只是作用较鹿茸稍低。

菟丝子。具有补肾固精、助孕安胎、养肝明目等功能，菟丝子黄酮对下丘脑－垂体－性腺轴功能具有多方面的影响。菟丝子具有雌激素样作用，动物试验证明，它可增加成年大鼠腺垂体、卵巢与子宫质量，有改善生殖内分泌的功能，有利于促进卵泡发育，提高生育能力。笔者在临床应用时，多加入复方中。

巴戟天。具有补肾助阳、强筋壮骨等功效，对大鼠垂体前叶、卵巢、子宫的质量有明显的提升作用，能够提高卵巢 HCG/LH 受体功能，可用于促进卵巢早衰患者下丘脑－垂体－卵巢促黄体功能。巴戟天可通过提高垂体对卵巢刺激素的反应性及卵巢对 LH 的反应性，来实现其增强下丘脑－垂体－卵巢促黄体功能的作用。

葛根。葛根含有大豆黄酮，含有植物雌激素，能明显增加去卵巢大鼠阴道涂片中角化细胞数量，对去卵巢大鼠的性周期有部分恢复作用，并能明显增加去卵巢大鼠和幼年小鼠子宫质量。葛根中所含的葛根素（puerarin，pue）和葛根总异黄酮，具有雌激素受体部分激动剂的特性。对提高雌激素水平与促进排卵具有一定作用。

女贞子。具有补肾滋阴、养肝明目等作用。研究证实女贞子等补肾阴的中药，可在小鼠阴道黏膜上产生雌激素样作用。服用女贞子后，兔卵巢的大卵泡数明显增多，雌激素水平升高。笔者临床观察到，女贞子对女性月经量少、排卵功能障碍等具有较好疗效。

肉苁蓉。具有补肾壮阳、益精养血等作用。具有雌激素样作用，研究发现肉苁蓉作用与雌激素具有相似之处，可促进垂体部分细胞增加、促进卵巢孕激素的分泌，能够增加性腺轴雌激素受体、孕激素受体的表达，增强下丘脑－垂体－卵巢的促黄体功能，对卵泡发育不良、雌激素水平低下等，具有治疗作用，特别是伴有血虚、便秘者用之颇宜。

冬虫夏草。具有补肺益肾等作用，冬虫夏草可增加雌性大鼠的受孕率和产子数。冬虫夏草具有调节体内雌激素水平、改善子宫内膜功能的作用。对于雌激素水平低下、子宫内膜过薄者具有一定的治疗作用。但该药较贵重，一般可用其他具有类似作用的中药替代。

人参。具有大补元气、补脾益肺等作用，对去势雌鼠具有强烈的雌激素样作用，但这种雌激素并非人参所含，而是因为人参具有促性腺样作用。人参促性激素样作用的有效成分为人参皂苷，可使垂体前叶的促卵泡激素和促黄体生成素释放增加，对卵巢功能恢复与促进卵泡发育有一定的作用。

补骨脂。具有补肾壮阳、滋阴补肾等作用。补骨脂粉作用于去卵巢雌鼠可引起其动情周期变化，并能促使其子宫质量增加，有较强的雌激素样作用。补骨脂的雌激素样作用，主要来源为其中的香豆素类化合物拟雌内酯。笔者临床应用于具有阳虚证候之卵巢早衰患者，配肉苁蓉、巴戟天等具有较好的效果。

刺五加。具有补肾安神、益气健脾等作用。刺五加对内分泌功能紊乱、雌激素水平低下、排卵功能障碍具有一定的作用，笔者在治疗卵巢早衰中时常用之。刺五加还有良好的抗疲劳作用，配合疏肝理气之品，可以缓解肝郁气滞、精神抑郁导致的心神疲惫等症状。

紫河车。具有补肾益精、养气养血等作用。紫河车可产生绒毛膜促性腺激素，也能产生雌激素与孕激素。对幼兔发育具有促进作用，对其胸腺、乳腺、子宫、阴道发育均有效果，对改善卵巢早衰症状以及提高雌激素水平具有较好的治疗效果，临床一般在复方中使用。

淫羊藿。具有益肾补阳、强壮筋骨等作用。淫羊藿具有性激素样作用，可使雌性小鼠子宫增重，E_2 含量升高，并能刺激小鼠子宫发育，促进其体重增长，对改善内分泌功能，具有植物雌激素活性。笔者常用于治疗卵巢早衰患者腰膝酸软、夜尿增多、性欲冷淡等症状，具有较好的临床效果。

枸杞子。具有滋补肝肾、益精明目等作用。枸杞子对卵巢切除的小鼠子宫，有显著增加质量的作用，可能具有替代卵巢分泌雌激素样作用。大量临床资料显示，枸杞子对下丘脑－垂体－性腺轴功能，具有一定的积极作用。动物实验证实，枸杞子作用于去卵巢大鼠，可使其垂体在注射 LH-RH 后 LH 分泌明显增加，说明枸杞子对改善内分泌功能有益。

覆盆子。覆盆子具有益肾助阳、固精缩尿等功能，有雌激素样作用，对提高卵巢功能、促进卵泡发育具有一定的作用。

除此之外，对增强下丘脑－垂体－卵巢性腺轴及卵泡发育具有积极影响的药物还有很多。仙茅可提高垂体对 LH-RH 的反应性及卵巢对 LH 的反应性；淫羊藿、巴戟天、仙茅对性腺功能具有双向调节作用；肉苁蓉、熟地黄等对大鼠腺垂体、卵巢、子宫质量有明显的增加作用。

在临床实践中，中药促排卵一般不用单味药物，多根据具体病情组成复方，以发挥中药的协同、增效、互补等优势。

促排卵中药组方时，主要原则与技巧如下：

辨证施治的原则。治疗促排卵的中药复方，要符合辨证施治的基本原则，要特别注意患者的个体差异，根据脏腑、气血、四诊八纲、检验指标等诸多方面的临床信息，制订出有针对性的、符合脉证的治疗原则，然后根据辨证原则和药物性能进行组方，而不能只顾其药物的药理作用，而不重视辨证施治的基本原则，或只顾从肾治疗采用补肾填精之法，而不顾脏腑的相互影响与关联，这些都是不可取的。

整体观念的原则。恢复卵巢早衰患者的排卵功能，并非靠单一具有雌激素作用、促进卵泡发育作用、促排卵作用、促进黄体功能的中药就可以，要重视调理整个机体的功能。西医在运用西药促排卵的时候，也常常要顾及机体的整体状况。中医运用中药促进卵泡发育、促排卵、促进黄体功能时，更应该或者说必须顾及整体，这样才可能把中药的功效发挥到极致，这一点，笔者在几十年的临床中颇有感悟。

辨证与辨病相结合的原则。辨证是中医用药治疗的基础，辨病是更加明确疾病的性质。这一点，在治疗卵巢早衰疾病、治疗卵巢早衰患者排卵障碍等方面显得尤其重要。实质上，作为中医，辨病是为更好、更准确的辨证服务的，为更对症、更精准的治疗服务的。就卵巢早衰促排卵治疗而言，要明确用药时间、治疗周期、调整要点等，只有这样才能更加准确地把握用药要点、种类、方法等，使用药更对症、治疗更有效。不同的年龄、不同的内分泌检查结果、不同的子宫内膜厚度、不同的卵巢储备功能等因素，在运用促排卵中药时，也是需要认真加以考虑的。

针对患者卵巢功能低下，笔者根据患者卵泡发育不良等特点，曾经组方女性宝胶囊。该方以传统的中医组方思路为准则，用药主次分明，配方巧妙合理，辨证与辨病结合，中医与西医合参，所用药物均经西医学有关药理实验证明其具有促进卵巢功能、促进病证治疗的显效性与可靠性，证明了其补肾气、调冲任、通经脉的显效性与可靠性，而且每味药物在文献资料与临床观察中均未发现存在不良反应。主要成分：枸杞子、淫羊藿、当归、黄芪、香附、刺五加、薏苡仁、菟丝子、龙眼肉、巴戟天、马鹿茸等。

上述药物具有振奋肾气、调理冲任、温经通络、理气化滞等功效。其中枸杞子、淫羊藿、菟丝子、巴戟天、马鹿茸滋补肾元，养精蓄髓，振奋肾气，补益冲任；当归、黄芪、香附、刺五加补气养血，通经除滞，扶助正气，调理冲任；薏苡仁、龙眼肉健脾除湿，养胃补中，益气养血，强壮机体。不仅如此，全方所有中药，根据中药药理研究可以发现，均具有雌激素样作用，一些药物对卵巢功能、卵泡发育、黄体功能等具有一定的促进作用。

无论从西医还是从中医的角度分析，该方组方都具有一定的科学性、创新性与实用性。全方补肾、益中、养血、除滞，符合中医辨证施治的基本原则。经临床多家医疗机构大样本病例观察证实，该处方在调理冲任、促进卵泡发育、促进排卵等方面，具有良好的效果。由于该方富含雌激素样作用，在治疗与雌激素低下有关的月经性头痛时，同样可取得很好的疗效。该方已获得国家药物发明专利。

除此之外，如果单纯用于促排卵，笔者常用下列药物，颇感得心应手：鹿角霜、菟丝子、巴戟天、肉苁蓉、淫羊藿、当归、枸杞子、熟地黄、炙黄芪、川芎、仙茅。临床根据不同脉证进行加减。

参考文献

[1] 王忠民．一种治疗卵巢功能低下的药物：中国，ZL200510123118.4［P］.2005-12-13.

[2] 王忠民．治疗卵巢功能衰退与性功能低下的药物：中国，ZL2012102156439［P］.2012-06-27.

[3]王忠民．中西医结合治疗无排卵型不孕症临床观察［J］．中医药学报，1999，27（5）：12-13.

[4]王忠民，王明闯，张菲菲．中西医结合治疗卵巢早衰的临床观察［J］．世界中西医结合杂志，2013，8（8）：818-821.

[5] 王忠民，王明闯，张菲菲．女性宝胶囊为主治疗月经性偏头痛55例疗效分析［J］．上海中医药杂志，2014，48（10）：64-66.

（2）卵巢早衰患者西药促排卵常用方法

雌激素疗法是比较常用的方法之一。雌激素通过对中枢的负反馈作用，

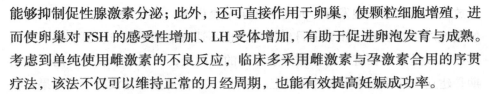

能够抑制促性腺激素分泌；此外，还可直接作用于卵巢，使颗粒细胞增殖，进而使卵巢对 FSH 的感受性增加、LH 受体增加，有助于促进卵泡发育与成熟。考虑到单纯使用雌激素的不良反应，临床多采用雌激素与孕激素合用的序贯疗法，该法不仅可以维持正常的月经周期，也能有效提高妊娠成功率。

① GnRHa 促排卵的临床应用方法

持续应用促性腺素释放激素激动剂，可导致垂体减少分泌 Gn，最终完全抑制其分泌。这种方法也称之为 GnRHa 对垂体的降调节作用。该方法在于，Gn 分泌中止一段时间后，即过多的 Gn 分泌对卵巢的 Gn 受体抑制作用缓解后，开始注射人绝经后尿促性腺激素与绒毛膜促性腺激素，该疗法有利于卵泡发育，诱发排卵成功并实现妊娠。如用该法治疗后体内雌激素水平未升高、卵泡也未发育，则不宜继续进行诱发排卵。卵巢早衰患者常伴有子宫内膜发育不良，即使排卵与受精成功，妊娠率也不会太高，这与内分泌系统功能紊乱有关。在临床使用上述方法治疗前，要先改善子宫内膜的反应性，一般要事先进行 3~6 个周期的雌、孕激素序贯疗法，同时配合用中药调理。也有学者主张在撤退出血第一天开始每天用 GnRHa 900μg 滴鼻，连续应用 3~8 周期后再合并应用 HMG–HCG 疗法，可提高孕育成功率。

② HMG、HCG 促排卵的临床应用方法

促进排卵以 HMG 为主，自月经周期第 7 天开始，每天使用大剂量 HMG，一般为 150~300 单位。为提高用药的准确性，应在 B 超的监视下观测卵泡发育。如卵子趋于成熟，直径超过 18mm，而且是圆形的、饱满的、透声好的，则可一次注射 HCG 10000~15000 单位，以促进卵子尽快排出；当患者黄体功能不全时，为维持正常黄体功能，则可在排卵后分次注射，每日 1 次，每次 2000 单位，连续注射 7~10 天。长期、大量使用 HCG，可引发过度刺激综合征，严重者导致卵巢破裂、腹水等，应引起高度重视。一般情况下，当卵巢直径大于 5cm 时，应停止或谨慎使用 HCG。

③ CC 促排卵的临床应用方法

CC 是常用的促排卵药物，但该药有一个特点，就是促排卵成功率高，但受孕率低。其中一个重要的原因，是该药抑制雌激素的分泌，用药后常常导致宫颈黏液变得黏稠，对精子进入宫腔十分不利。CC 通过在下丘脑和垂体水平竞争结合雌激素受体，利用低雌激素对下丘脑的负反馈增加 FSH 和 LH 的

释放，进而促进卵泡发育。而对于卵巢早衰患者，本身 FSH 和 LH 升高，即便通过序贯疗法有了正常的月经周期，也不适宜应用 CC。这是因为，CC 促排卵有效是建立在有内源性雌激素分泌的基础上，而卵巢早衰患者的月经周期是建立在外源性雌激素的基础上。因此，CC 促排卵往往没有治疗效果。临床治疗卵巢早衰性不孕，由于雌激素本来就低，故不宜应用 CC。如果卵巢早衰经过治疗，内分泌功能恢复到接近正常的水平，而且具有服用 CC 的指征，可考虑与 HMG 联合应用。二者联合使用，具有增效作用，并可减少 HMG 的用量，而且还会明显降低过度刺激综合征的发生率。除此之外，一般在使用 CC 时，还可以考虑加服戊酸雌二醇，可在服用 CC 第 3 天时加服戊酸雌二醇 1mg，连续 3 天，可改善宫颈口的分泌功能，有利于精子通过。

④ LE 促排卵的临床应用方法

来曲唑是治疗乳腺癌的常用药物，但有学者在临床研究中证明，在 LE 和 CCPCOS 治疗的随机对照研究中发现，LE 促排卵的功效优于 CC，故一些学者认为 LE 将成为一线促排卵用药。LE 是一种第三代芳香化酶抑制剂，自 2001 年首次使用于促排卵即获得较好的疗效。LE 能够可逆地抑制芳香化酶的活性，在外周血中阻止雌激素的合成，使血循环处于低雌激素状态，反馈性地使垂体分泌促性腺激素，从而促进卵泡的生长发育。由于 LE 生物半衰期较短，对子宫内膜及子宫颈黏液的影响较小，有利于精子的穿行与受精卵着床。但从笔者临床实践来看，凡是患者经过系统治疗后 FSH 和 LH 仍然高于正常者，LE 的促排卵效果也会大打折扣。LE 用于促排卵，每天 2.5~5mg，于月经来潮第 3~5 日开始服用，连续 5 天。

⑤芬吗通促排卵的临床应用方法

芬吗通（雌二醇片 / 雌二醇地屈孕酮片复合包装）为复方制剂，28 天为 1 个治疗周期，共 28 片药物。芬吗通有两种规格，即 1/10 与 2/10。1/10 芬吗通分白色片与灰色片，前 14 天口服白色雌二醇片（含雌二醇 1mg），每天 1 片；后 14 天口服灰色片（含雌二醇 1mg 和地屈孕酮 10mg），每天 1 片。1 个周期 28 天结束后，于第 29 天起继续下 1 个周期治疗。如果确定雌激素水平低下显著时，可用 2/10 芬吗通，前 14 天每天口服 1 片砖红色片（含雌二醇 2mg）；后 14 天，每天口服 1 片黄色片（含雌二醇 2mg 和地屈孕酮 10mg）。芬吗通制剂的配方均为天然的，相对不良反应较小，对卵巢功能具有辅助作用，该药应用在促排卵治疗中具有较好的效果。不仅如此，即便是在怀孕的情况下继续服用，也不会对受精卵或胚胎造成不良影响。

⑥ DHEA 促排卵的临床应用方法

一些临床研究资料证实，卵巢早衰患者雄激素水平具有下降趋势。运用脱氢表雄酮（dehydroepiandrosterone，DHEA）治疗可有效增加卵泡与获卵数，提高卵泡质量，从而有效提高妊娠率。有学者报道，DHEA 可通过抑制卵泡闭锁，增加卵泡池中原始卵泡数量，使卵泡对促性腺激素的敏感性增加。这一观点，已得到临床验证。服用 DHEA 治疗卵巢储备功能低下者，3 个月后基础 FSH 水平较治疗前明显降低，而且对患者症状也具有缓解作用。DHEA 对于 DOR 的治疗，临床也取得了较好的效果。DHEA 可改善 DOR 患者卵巢的微环境，增加促性腺激素，提高 DOR 患者卵泡数量，有益于胚胎质量，可降低流产率、提高妊娠率。在国内外生殖领域，目前 DHEA 已被广泛应用，相对安全，临床未见明显不良反应报道。但 DHEA 会使雄激素略有升高，因而多囊卵巢综合征、高泌乳素症、有激素依赖性肿瘤患者不宜服用。

⑦卵巢早衰患者促排卵治疗的注意事项

在卵巢功能正常的情况下，月经第 7 天卵巢分泌的雌激素量会迅速增加，一直延续到排卵前达到高峰。排卵时，卵泡液中的雌激素释放至腹腔，血清中的雌激素水平暂时降低。之后的 1~2 天黄体分泌雌激素，致使血清雌激素再次形成高峰。如未受孕则黄体开始萎缩，雌激素水平急剧下降，月经来潮时达到月经期的最低水平。而卵巢早衰患者，不会出现上述周期性变化，雌激素也不会出现高峰期。

患者经系统治疗，雌激素水平略有升高，当 FSH 与 LH 降低之后，可考虑适当应用 HMG 刺激卵泡发育，以促进卵泡成熟。如果 LH 与 FSH 仍然明显高于正常水平，运用 HMG、CC、LE 促排卵，都不会有很好的效果。因此，运用上述药物促排卵治疗，必须建立在 LH 与 FSH 基本正常、雌激素达到一定水平的生理基础上，否则，常常适得其反，反而影响治疗进程，欲速则不达。为避免这种情况的出现，在运用上述排卵药物之前，务必检查基础性激素六项，看看是不是适合促排卵；还要检查一下抗苗勒管激素，看看有没有足够的卵泡储备，以免治疗没有任何效果。

卵巢早衰治疗中促排卵药物使用剂量问题。治疗卵巢早衰患者的不孕症，雌激素用量比一般不孕症患者的使用剂量要大。临床研究证实，使用大剂量雌激素，可通过负反馈抑制下丘脑过量分泌FSH，有效降低高促性腺激素对卵巢受体的降调节作用。大剂量应用雌激素还可有效减少卵巢抗原的合成，通过补充外源性雌激素协同体内的FSH，诱导卵泡颗粒细胞自身促性腺激素受体生成，恢复早衰卵巢的基本功能，和对促性腺激素的敏感性，进而促进卵泡发育、成熟与排出，提高卵巢早衰患者治疗后的受孕率。

在治疗卵巢早衰不孕中的用药安全问题。安宫黄体酮是孕激素，是一种较为安全的药物，临床证实安宫黄体酮在怀孕前后和怀孕期使用，并不会增加胎儿畸形率。在临床，安宫黄体酮所用剂量较小，不会导致女性胎儿男性化。戊酸雌二醇是非常安全的药物，只要正常剂量使用，不会发生严重的不良反应。病情不严重的情况下，常规剂量戊酸雌二醇，足以维持月经来潮。该药不抑制垂体功能，在进行人工周期治疗时对子宫内膜增厚具有良好的作用。

3. 卵巢早衰患者怀孕后的监护

卵巢早衰患者经治疗怀孕后，一定不要以为万事大吉，还要特别注意继续观察，防止出现胚胎停育等异常。针对治疗效果的评价，应该是健康正常的分娩率，而不是受孕率。

要谨防黄体功能不足。黄体功能不足是卵巢早衰患者孕育中的常见问题。有些患者急于怀孕，治疗过程用药较多、时间也长，但内分泌系统功能并未完全达到正常状态。怀孕之后，应注意观察黄体功能情况，除检查血清孕酮外，还可以通过检测基础体温确定。检测基础体温简便易行，患者可自行测试。怀孕后的体温处于36.9~37.2℃之间，一旦低于36.9℃，可能已经发生黄体功能不足，需要进行治疗。

对于黄体功能不足，中药、西药均有较好的效果。西药一般可用地屈孕酮，一般每天10~20mg，连续服用，直至确定胚胎安全发育，该药几乎无不良反应，不会对胎儿造成伤害。也可以肌肉注射黄体酮针剂，每天10~20mg，连续注射，直至确定胚胎安全发育。当然，对于部分黄体功能不足患者，还可以考虑肌肉注射HCG，每天1次，每次2000~10000单位，根据需要确定用药周期。一般情况下，HCG同样用至胚胎安全发育为止。HCG大量、长期应用，对卵巢有过度刺激等不良反应，用药过程中要注意观察卵巢的体积，卵巢直

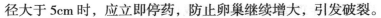

径大于 5cm 时，应立即停药，防止卵巢继续增大，引发破裂。

中药治疗黄体功能不足，主要是通过保胎安胎的方式进行调理。笔者在临床上常用的促进黄体功能的药物为：鹿角霜、菟丝子、巴戟天、肉苁蓉、淫羊藿、当归、枸杞子、熟地黄、炙黄芪、川芎、仙茅。若患者精神紧张，情绪低落，胸闷不舒，上方加制香附、玫瑰花；如四肢乏力，形体瘦弱，面色不华，增太子参、山药、刺五加。

促黄体功能的中药，需要在确定排卵后使用，而且治疗对象是以往具有黄体功能不足或经相关检查确诊者。

4. 卵巢早衰患者的辅助生育方法

卵巢早衰患者恢复生育能力基本情况分析。由于患者的基本情况差别很大，在运用辅助生育方法之前，要进行全面的论证与评估。在以往，不少人认为患者缺乏卵子或存在卵子发育、成熟障碍，属于不可逆转的生育障碍。

其实，这种认识是错误的，多年的临床实践证实，只要及时、科学、综合治疗，部分患者是完全可以治愈的。能否经过治疗顺利孕育，患者年龄大小、患病时间、内分泌检查结果等，是关键性因素。一般而言，年龄 35 岁之内，病程较短，闭经时间相对较短，其母闭经年龄在 48 岁之后者，治疗相对容易。

一些卵巢早衰患者，生育欲望特别强烈。要使这些患者如愿以偿，特别是对那些一般治疗仍不能怀孕者，则要采用辅助生育方法。由于辅助治疗方法复杂，需要良好的孕育生理基础，所以必须做好相关准备。

依照辅助生育常规方法，治疗前需要进行类固醇激素替代治疗，诱发垂体－卵巢轴内分泌的周期性改变，以冀促进子宫内膜分化、成熟与脱落，进而为正常胚胎着床打下生理基础。这是因为，移植到卵巢早衰患者子宫的受精卵，如果缺乏具有正常内分泌功能的子宫内膜，得不到体内内分泌系统的支持，就不会在子宫内着床，即使有良好的胚胎，也不会孕育成功。

实际上，这个建立生理基础阶段的治疗是非常重要的。在这个阶段，中医药可以发挥重要的作用。辅助生殖技术（assisted reproductive technology，ART）常遇到的问题，主要表现在卵泡数量少、取卵数目少、配子数量少、卵子与胚胎质量差、子宫内膜厚薄等诸多方面。根据上述情况，中医可根据患者具体脉证，发挥整体观念优势，进行辨证施治，旨在调整机体、活血养血、滋补肾精，打好受孕生理基础，提高妊娠成功率。

（1）激素替代治疗方案

该方案主要有逐渐增量方案和恒定剂量方案两种。前一方案中血清类固醇激素波动与生理状况相似，给药剂量随用药时间而变化，操作相对复杂，药物依从性欠佳，每周期可供胚胎移植时间相对固定，一般为3~5天，但调整供卵者与接受卵子者生理周期同步则比较困难；后一方案系单一剂量的雌激素给药，依从性相对较好，尚可根据黄体酮给药时间确定胚胎移植时间，可操作性强，目前临床多用该方案。

（2）辅助生育用药剂量问题

早期用药较正常用药剂量明显加大，目前趋向于采用有效低剂量和短疗程激素替代治法，以减少大剂量药物带来的不良反应。

临床常用的戊酸雌二醇，不良作用相对小，一般每天口服2~4mg；黄体酮用量，每天为40~100mg。为减轻用药可能带来的不良反应，雌激素还可采用皮肤外用和阴道栓剂、黄体酮阴道栓剂和微粒口服等给药方式。这些方法，并不影响疗效，但不良反应明显减轻。

（3）赠送卵子孕育方法

赠送卵子需要一定的质量要求。基于对子代生理特征和健康等多方面的要求，供卵者一般应满足以下基本条件：家谱成员中无遗传疾病，染色体正常；排除精神疾病及重要传染病；年龄≤30岁，最大不宜超过35岁；生理特征如血型、肤色、眼睛、毛发等应与接受卵子者基本相似。

（4）赠卵后胚胎移植方法

胚胎移植，分新鲜与冷冻胚胎移植两种，国内目前比例基本相等。其中，冷冻胚胎移植有一定的优势，主要体现在易于调整子宫内膜与胚胎发育同步，因胚胎冷冻后半年复查供卵者血清，可有效避免一些传染性疾病，确保对后代健康有利。

（5）胚胎移植具体时间

提高胚胎移植成功率的关键，是选择好有利于胚胎移植成功的时间，这一时间被称之为“胚胎移植窗”。一般情况下，“胚胎移植窗”选择在使用黄体酮3~4天或血LH峰4~5天之后，此时进行胚胎移植成功率最高。卵巢早衰患者经胚胎移植妊娠后，为防止胚胎停止发育，必须用类固醇激素维持妊娠。目前，临床多用低剂量、短疗程外源性激素替代。

5. 卵巢早衰患者不孕症临床研究

对于卵巢早衰引发的不孕症，中西医结合治疗具有一定的优势。笔者观察了运用女性宝胶囊（专利名称为：治疗卵巢功能衰退与性功能低下的药物）辅以人工周期对卵巢早衰的治疗作用与远期效果。临床将382例卵巢早衰患者随机分为两组，治疗组采用人工周期加女性宝胶囊治疗，对照组采用人工周期加六味地黄丸治疗，对比两组之间的效果差异。结果表明，治疗组在临床症状改善，降低LH、FSH与升高E_2疗效方面均优于对照组，具有显著性统计学差异，$P < 0.01$。笔者认为，人工周期加女性宝胶囊对卵巢功能早衰有显著的临床疗效，有一定的远期效果，并在观察中未发现服用女性宝胶囊后出现不良反应。

卵巢早衰发病率有逐年上升的趋势，已经引起了医学界的高度重视。近年来，育龄期女性由于精神压力、生活压力不断加大，病毒性感染、环境污染、免疫损伤、医源性因素、基因因素等增多，女性在40岁之前发生卵巢功能衰退者颇为常见。笔者根据该病的发病规律与相关病因，采用中西医结合的方法，在启动月经周期的基础上，运用中药女性宝胶囊为主促进卵巢功能，重在恢复排卵周期，以此提高卵巢自身功能，以冀形成良性循环，该方法临床疗效可靠，且可有效降低复发率。现将临床系统治疗的POF 382例介绍如下。

1　临床资料

1.1 一般资料

患者来源于徐州市鼓楼区妇幼保健所、天津北辰北门医院妇科门诊，382例患者采用随机数字表法分为观察组与对照组，每组191例。治疗组病程3~21个月，平均5.3个月；对照组病程3~ 21.5个月，平均5.2个月。治疗组年龄26~39岁，平均33.5岁；对照组年龄25~39岁，平均33.7岁；两组病程与年龄均无统计学差异，$P > 0.05$。

1.2 西医诊断标准

根据《妇产科疾病诊断治疗学》中卵巢功能早衰的诊断标准：①40岁之前闭经4个月以上；②继发典型的更年期症状，如性欲减退、阴道干涩等症状；③黄体生成素、卵泡刺激素升高，血清雌二醇水平低落。

1.3 中医诊断标准

符合中医肾虚特征，具有闭经、潮热出汗、腰膝酸软、心慌、烦躁易怒、阴道干涩、性欲减退、失眠多梦、头晕健忘等主要症状。

1.4 纳入标准

参照文献拟定。40 岁之前出现闭经 4 个月以上，并伴有更年期综合征的相关症状；FSH > 40 IU/L，LH > 30 IU/L，E_2 < 25ng/L。

1.5 排除标准

先天性性腺发育不良、卵巢不敏感综合征、抗卵巢抗体阳性、卵巢因故缺如或切除者、药物导致的卵巢功能障碍，肿瘤引发的闭经、染色体异常等。

2 方法

2.1 治疗方法

治疗组用女性宝胶囊与人工周期治疗：女性宝胶囊（由江苏颐海制药有限责任公司生产，主要成分为枸杞子、淫羊藿、当归、黄芪、香附、刺五加、薏苡仁、菟丝子、龙眼肉、巴戟天、马鹿茸等，药物煎出液浓缩提取干粉，每粒胶囊装药粉 0.45g），每天 3 次，每次 4 粒，经期停止服用；己烯雌酚（diethylstilbestrol，DES）片（合肥久联制药有限公司生产，批准文号国药准字 H34021249），0.5mg/d，连服 21 天，最后 3 天开始服甲羟孕酮片（商品名：安宫黄体酮，浙江仙居制药股份有限公司生产，国药准字 H33020715），10mg/d,，连服 5 天。下 1 个周期治疗从月经期（未来月经者同样 5 天时间）第 5 天开始，重复上述治疗方法。

对照组用六味地黄丸与人工周期治疗：六味地黄丸（江苏颐海制药有限责任公司生产，生产批号为 Z32020591），每次 10 丸，日 3 次口服。经期停止服用。己烯雌酚片（产地批号同上），0.5mg/d，连服 21 天，最后 3 天开始服甲羟孕酮片(产地批号同上),10mg/d，连服 5 天。下 1 个周期治疗从月经来潮(未来月经者同样 5 天时间）第 5 天开始，重复上述治疗方法。

两组均治疗 6 个月经周期为 1 个疗程。治疗满 1 个疗程者，停止用药 3 个月后统计疗效，复查 FSH、LH、E_2 等。

2.2 观察指标

观察两组患者治疗前后的主要症状变化，观察血清 LH、FSH、E_2 等治疗前后检验值的变化情况，两组治疗后效果比较情况，观察女性宝胶囊的安全性。

2.3 疗效标准

疗效评定标准参照《中医妇科学》有关标准制定。临床痊愈：月经恢复正常周期，低雌激素症候群基本消失，停药后维持3个月经周期及其以上，血清LH、FSH、E_2值恢复正常范围；显效：月经接近正常周期，停药后3个月内自动来潮1次以上，低雌激素症候群明显缓解，血清LH、FSH值接近正常；有效：治疗1个疗程后月经自行来潮1次或以上，低雌激素症候群轻度缓解，血清LH、FSH、E_2值较前好转；无效：治疗1个疗程后月经未来潮，低雌激素症候群无好转，血清LH、FSH、E_2值无改善。

2.4 统计学方法

应用SPSS13.0统计学软件，计算资料以（$\overline{X}$ ±S）表示，组间比较用随机资料t检验，计数资料用χ^2检验，P < 0.05为差异有统计学意义。

3 结果

3.1 两组治疗前后临床症状改善情况

经过中西药结合临床治疗，两组大部分患者除月经来潮外，主要临床症状同时好转。特别是治疗后月经复潮的患者，更年期症状基本消失。两组经治疗后主要症状均有缓解，经统计学处理，治疗组缓解率明显优于对照组，P < 0.01。

3.2 两组治疗前后FSH、LH、E_2变化情况

两组经上述方法治疗1个疗程后，实验室检验对POF具有观察意义的FSH、LH、E_2，结果均有不同程度的改善。通过统计学数据对比，表明两组具有显著性差异，P < 0.01，治疗组效果明显高于对照组。

3.3 两组治疗后效果比较情况

经过治疗1个疗程观察，两组均在恢复月经周期、缓解临床症状方面具有一定的效果。治疗组的显效率较对照组更加明显，治疗组85.9%，对照组54.5%，两者具有显著性差异，P < 0.01。这一结果，说明治疗组的治疗见效较快。两组结果对比，治疗组获痊愈者比例明显高于对照组，两组总有效率具有显著性差异，P < 0.01，治疗组疗效优于对照组。

3.4 治疗组安全性

通过临床观察，治疗前后生理指标无差异，说明女性宝胶囊临床应用具有安全性。

4 讨论

POF近年来已成为妇科常见病。由于该病的确切病因不明，治疗尚缺乏特效药物。该病常给患者带来更多的心理压力，闭经以及更年期症状的出现，使部分患者精神紧张，严重影响到患者的身心健康。我们采用人工周期加中药的治法，明显地缩短了治疗时间，比单纯使用中药具有一定的优势。

POF的症候群，与中医肾精亏虚、气血瘀滞、冲任失调颇为相似。中医药治疗该病，虽然具有很好的效果，但恢复正常的月经周期需要一定时间，配合人工周期使月经周期尽快启动，具有非常重要的临床意义。在用西药为主恢复月经周期的同时，运用中药则可侧重补肾、养血、调冲任、促排卵，两者具有异曲同工之效。

单纯用西药治疗POF，一些患者可以恢复月经周期，治疗数月后也能减低LH、FSH，并可提高E_2水平，但在停药之后病情易反复。这种现象，可能与外源性雌激素不易改善卵巢本身功能与器官组织血液循环等有关，而长期、大量外源性雌激素甚或可导致卵巢功能"懈怠"。单纯西药治疗后，即便一些患者有正常的月经周期，也难有正常的卵泡发育，这对自身雌、孕激素的产生是不利的。而具有补肾通经、调理冲任作用的中药则比较有优势，这一点从我们以往运用该类中药恢复排卵、恢复月经周期的临床实践中得到了验证。无论患者有无生育要求，恢复正常的排卵周期都是极其重要的。这是因为，促进排卵是启动卵巢自身分泌雌激素与孕激素的关键途径，也是治疗POF的有效途径。治疗中一旦恢复排卵周期，E_2可较快提高，LH、FSH也会随之下降。恢复排卵者，具有很好的远期效应，大多患者在停药之后也可保持正常或基本正常的月经周期，而无正常排卵者则不然。治疗组经过1个疗程的用药，在恢复排卵方面具有显著优势。

女性宝胶囊由枸杞子、淫羊藿、当归、黄芪、香附、刺五加、薏苡仁、菟丝子、龙眼肉、巴戟天、马鹿茸等组成，上述药物可振奋肾气、调理冲任、温经通络、理气化滞，其中枸杞子、淫羊藿、菟丝子、巴戟天、马鹿茸滋补肾元，养精蓄髓，振奋肾气，补益冲任；当归、黄芪、香附、刺五加补气养血，通经除滞，扶助正气，调理冲任；薏苡仁、龙眼肉健脾除湿，养胃补中，益气养血，强壮机体。全方补肾、益中、养血、除滞，符合中医辨证施治的基本原则，对调理冲任、恢复月经周期具有较好效果。

本方所用药物，均对卵巢功能具有促进作用。枸杞子、淫羊藿、菟丝子、巴戟天、马鹿茸对下丘脑－垂体－卵巢性腺轴功能均有一定的积极影响，具有性激素样作用，动物实验证明这些药物可提高大鼠垂体前叶、卵巢、子宫重量，增强卵巢 HCG/LH 受体特异结合力以及腺垂体对 LH-RH 的反应性，不同程度地提高 E_2 水平。当归具有雌激素样作用，可促进宫体与卵巢组织血液循环；黄芪对雌激素受体具有激活作用；香附挥发油有轻度雌激素样活性；刺五加对性腺功能具有良好的促进作用；薏苡仁具有诱发排卵作用；龙眼肉能增加孕酮和促卵泡激素的含量，具有促排卵效果。纵观全方，可促进卵巢等器官的功能恢复，对恢复月经周期，促进排卵，提高雌、孕激素水平具有很好的作用。

参考文献

[1] 王忠民，刘茜．辨证治愈未破裂黄体化卵泡综合征 32 例［J］．上海中医药杂志，1992，26（8）：11-13.

[2] 王忠民，刘茜．辨证治疗过剩抑制综合征的经验［J］．江苏中医，1991，12（12）：8-10.

[3] 王忠民，刘茜．子宫发育不良不孕症的中医治疗［J］．中国临床医生杂志，1993，21（8）：497-500.

[4]王忠民．中西医结合治疗无排卵型不孕症临床观察［J］．中医药学报，1999，27（5）：12-13.

[5]王忠民，王明闯，张菲菲．中西医结合治疗卵巢早衰的临床观察［J］．世界中西医结合杂志，2013，8（8）：818-821.

[6] 王忠民．治疗卵巢功能衰退与性功能低下的药物：中国，ZL2012102156439［P］.2012-06-27.

[7] 王忠民．一种治疗卵巢功能低下的药物：中国，ZL200510123118.4［P］.2005-12-13.

6. 中成药治疗卵巢早衰不孕症临床研究

一些中成药，对改善卵巢早衰引发的一系列症状，具有较好的效果。传统中成药用于治疗不孕症的有较多种类，诸如乌鸡白凤片、定坤丹、四物颗粒、十全大补丸等。目前所见临床报道较多的中成药有坤泰胶囊。

临床研究表明，中药治疗卵巢储备功能下降的机理是多方面的，这些中药不仅具有类雌激素样作用，还可通过整体调节对下丘脑－垂体－卵巢性腺轴产生积极影响。中药治疗具有对多系统、多环节的整体调节作用。有学者报道，用戊酸雌二醇加黄体酮胶囊配合坤泰胶囊治疗 3~6 个月后，患者的临床症状与体征均得到了明显改善。证明该药具有改善卵巢功能，促进卵泡生长、提高卵泡质量与诱导排卵的作用。

有报道显示，坤泰胶囊配芬吗通（雌二醇片 / 雌二醇地屈孕酮）治疗卵巢早衰形成的不孕症，可取得较好的效果。通过临床观察，认为坤泰胶囊具有良好的免疫调节功能和类似雌激素的作用。可促进卵巢微循环，增强其血供，提高卵巢功能，对恢复生育能力具有一定的作用。

卵巢储备功能降低导致的不孕症患者临床较为常见，由于患者早期无明显临床症状，患者多因不能正常怀孕而就诊。如何改善卵巢储备能力，促进卵泡发育及排卵，降低 FSH 水平，减少卵巢内窦卵泡耗竭与延缓卵巢衰老，是临床研究的重点。

由于单纯运用序贯疗法较难取得满意疗效，许多学者尝试运用中西医结合的方法进行治疗。有文献报道，用芬吗通配合坤泰胶囊治疗，卵巢储备功能得到好转，受孕能力增强。一些研究认为，长期服用芬吗通加坤泰胶囊，可能是通过某种机制改善子宫内膜的容受性，进而更有利于胚胎的着床，说明纯中药制剂的坤泰胶囊能够改善卵巢功能，提高妊娠率。

参考文献

［1］陈建玲．坤泰胶囊联合雌孕激素周期疗法治疗卵巢功能低下 71 例疗效观察［J］．中国实用医药，2015，10（8）：156-157.

［2］李巍巍，王婧彦，安丽红，等．芬吗通联合坤泰胶囊对卵巢储备功能低下性不孕的预处理及促排治疗［J］．当代医学，2014，20（33）：119-120.

［3］栾素娴，崔青，张玉花，等．坤泰胶囊在卵巢储备功能降低的不孕症患者中的应用［J］．中成药，2017，39（6）：1318-1320.

［4］连方，姜晓媛．坤泰胶囊对体外受精卵巢低反应患者获卵数、卵细胞及胚胎质量的影响［J］．中国中西医结合杂志，2014，34（8）：917-921.

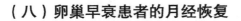

（八）卵巢早衰患者的月经恢复

卵巢早衰的首要症状就是月经异常。月经量少或经期变短、月经稀发、闭经，成为卵巢早衰早期主要症状的三步曲。如何使月经周期恢复正常，如何使月经周期恢复正常后保持下去，是治疗月经异常的首要问题，也是卵巢早衰临床治愈的标志。

月经，从某种意义上来说，是女性内分泌系统是否正常的外在表现之一。恢复正常的月经与月经周期，就意味着卵巢早衰的缓解与康复。因此可以说，卵巢早衰的治疗重点，也就是要恢复患者正常的月经量与月经周期。临床闭经时间短、FSH 水平尚且不是太高者，采用中西医结合的方法治疗，恢复月经周期的可能性还是比较大的。

临床观察证明，月经恢复，不仅是症状的恢复，也是内分泌功能的康复。当月经正常来潮的时候，FSH、LH 都会不同程度地下降乃至复常，E_2 水平不同程度地上升乃至复常。因此，恢复正常的月经周期，是检验卵巢早衰康复与否的一个重要指标。

1. 恢复月经周期方案

相对而言，恢复正常的月经周期，最快捷、最理想的方式是中药治疗加西药治疗。

中药治疗，旨在从整体上调理患者失衡或丧失的正常性内分泌功能，根据患者的具体病情与脉证，根据中医辨证分型（参看本书有关章节），进行具体施治。由于卵巢早衰最早的临床表现大多数是月经量减少，与气滞血瘀有紧密的内在联系。因此，在辨证分型的基础上，要特别重视调理气血。气血充盈流通，脏腑功能才有保障；气血充盈流通，月经才有来源。

只要卵巢早衰患者具有一定的卵泡储备，那么恢复月经周期的关键就在于调理冲任。在肾－天癸－冲任－胞宫生殖轴之间的关系方面，冲任功能趋于正常，是恢复月经周期的关键所在。

卵巢早衰所致闭经，均为继发性闭经。在继发性闭经患者中，具有一个基本的特征，那就是曾经具有正常的月经周期，之后因病发生停经超过 3 个月经周期或月经中断 6 个月以上。显然，这与原发性闭经具有明显的不同，因为原发性闭经属于超过 14 周岁第二性征尚未发育，或年龄超过 16 岁，第二性征已发育但无月经来潮者。

中医认为，月经来潮源于肾的生理“启动”，之后天癸至，冲任功能正常，月经正常来潮。所以可以认为，凡是原发性闭经，均可能为肾的生理“启动”出现障碍，病之本在肾；而对于继发性闭经，肾的生理“启动”没有问题，天癸曾经至，亦可断定无天癸功能障碍。那么，继发性闭经就要考虑另外的病因，卵巢早衰患者均属于继发性闭经，而闭经的原因，与胞宫没有直接的联系，也就是不属于胞宫性闭经。运用排除法可知，在肾－天癸－冲任－胞宫生殖轴系统中，肾、天癸、胞宫没有异常，只有冲任发生疾病。为此，笔者认为，卵巢早衰的发生，与冲任功能障碍有直接的关系。

需要正视的是，冲任功能并非独立的生理系统，它与气血、脏腑具有相互联系、相互作用的紧密关系。冲任二脉同源于胞中，下出于会阴，不仅与十二经相通，还具有调节十二经气血之功能。冲任二脉既有紧密合作又有不同分工，任脉总任一身之阴，故有“阴脉之海”之称；冲之阳与任之阴，阴阳相协、相互资生，在月经量多少、月经周期长短、月经延续时间等生理方面发挥着极其重要的作用。张介宾云“月经之本，所重在冲任”，冲任二脉隆盛，血海充盈，月经才会正常，可见冲任在月经生理中的作用无可替代。冲任以精、气、血为物质基础，与肾、肝、脾、胃、胞宫紧密关联，实际上，冲任、气血、脏腑三者之间的功能协同作用，维系着月经的基本生理。

“经本于肾，旺于冲任二脉。”说明月经初潮与肾直接相关，而在之后月经量多少、是否按周期来潮等，与冲任二脉功能正常与否直接相关。宋代陈自明在《妇人大全良方·博济方论》中对冲任重要性的概述更为直接，认为“妇人病有三十六种，皆由冲任劳损所致”。由此可见，冲任功能失职，是导致月经疾病最根本、最直接的原因。冲任对月经的影响相当广泛，而对卵巢早衰而言，主要体现在月经量少、月经稀发、闭经三个方面。在卵巢早衰形成的继发性闭经中，冲任功能正常运行的物质基础是气与血，当发生气滞血瘀等障碍时，势必影响冲任二脉的正常功能，影响月经的正常来潮。形成闭经，要么气血亏虚无血可下，要么气血瘀滞难以输布胞宫。气血虚者，以补气养血为通；气滞血瘀，以理气活血为通。

同时，恢复正常的冲任功能，首先要考虑影响冲任的气血与脏腑。女子以血为本，冲脉为血海，而肝藏血、主疏泄，冲脉与肝有内在联系；冲任隶属阳明，脾主运化，为气血化生之源。卵巢早衰患者冲任功能的调节，尤其要重视肝脾等脏的调节，而不是首先在肾。这并非说肾脏功能不是特别重要，而是在卵巢早衰患者的治疗中不是首要调理的脏腑，原因在于肾已经启动了正常的月经周期，之后发生月经异常，则属于冲任二脉失“旺”。当然，如果是先天性疾病所致的卵巢早衰除外。

冲任失“旺”，表现出气血方面的异常。冲任与气血关系极其密切，正如明代张景岳在《景岳全书·妇人规·经脉之本》中所云：“脏腑之血，皆归冲任，而冲为五脏六腑之血海……冲脉为月经之本也。”而任脉主一身之阴经，为“阴脉之海”，“主胞胎”，精、血、津、液均属任脉所司，为女性生殖之本。由此可见，确保冲任二脉功能处于“旺”的状态，就要有气血充足的基础，这些是保证月经正常来潮的关键。

恢复卵巢早衰患者月经，首先要调整冲任功能，使气血归于正常或接近正常状态，如斯月经来潮方有气血支持。但冲任二脉并非一个独立的系统，冲任的气血及其功能的发挥，需要藏精、主生殖的肾脏启动，需要藏血、主疏泄的肝脏调节，需要统血、主运化的脾脏支援……治疗冲任，显然需要顾及肝、脾、肾等脏的调理。需要特别强调的是，根据冲任二脉的生理特性，要重视活血化瘀药物的临床运用。

（1）中药治疗法

笔者经过临床反复验证，总结出一些行之有效的治疗方案，卵巢早衰患者恢复月经周期重点从调理冲任入手。冲任为病，常见冲任不固、冲任虚衰、冲任气滞、冲任热证、冲任瘀阻等类型，但在卵巢早衰患者中，主要有冲任虚衰、冲任气滞、冲任血瘀三种类型。

中医药治疗一般从以下几个方面入手，分别采用补益气血法、理气活血法、祛瘀活血法等，用药如下：

①补益气血法

本法适用于具有气血虚弱指征的卵巢功能早衰者。徐灵胎曾云：“治冲任之法，全在养血。”冲任是月经来潮的物质基础，恢复月经周期，必须有充盈的气血支持。气血虚弱，是很多卵巢早衰患者的早期症状之一。平素虚损多病，耗气伤血，或房劳多产（包括人工流产），或后天脾胃虚弱，血液化生不足，均会导致冲任二脉亏虚。正如《兰室秘藏》所说：“妇人脾胃久虚，或形羸气血俱衰，而致经断绝不行。”冲任不充，未按时满溢，月经则无以下行。该类型患者常常在闭经之前月经量少、色淡，继而经期缩短而周期延长，直至稀发或闭经。

症见月经量少、月经稀发、闭经，伴神疲乏力，四肢酸懒，心悸怔忡，动辄气喘，食欲不振，面色萎黄，毛发不泽，脱发较重，头晕耳鸣，失眠健忘，时而汗出，精神抑郁，舌质淡，苔薄白，脉细弱。

证属气血不足，冲任虚衰。治宜补益气血，调养冲任。药用自拟方补益冲任汤：当归12g，白芍15g，熟地黄30g，川芎12g，太子参30g，炙黄芪30g，刺五加30g，鹿角胶12g，丹参15g，玫瑰花12g，制首乌12g，黄精18g。如伴有胸闷烦躁，精神抑郁，两胁不舒，上方加柴胡12g，制香附12g，枳壳12g；若明显食欲不振，身体羸弱，食后腹胀，增炒麦芽30g，炒神曲24g，佛手12g；倘性欲淡漠，阴道干涩，时而汗出，添淫羊藿15g，桑椹子30g，绞股蓝18g。

针灸推拿治疗

针灸具有一定的效果，可配合中西医结合治疗。针灸推拿时间一般选择在进行周期治疗的第7天开始。

针刺：主穴关元、膈俞、血海、三阴交、足三里、命门，采用补法针刺，每次10~20分钟，隔日1次，14次为1个疗程。

推拿按摩：可选关元、三阴交区轻轻揉按，每日1~2次，每次15~20分钟。

②理气活血法

本法适用于具有气滞不畅指征的卵巢功能早衰者。冲脉为血海，血属阴，任脉总司人身之阴，二脉以血为用。肝主藏血，与冲任二脉有着不可分割的内在联系。肝主疏泄，调节气机，气为血之帅，血无气不行，肝之疏泄功能正常，气血才能顺利为冲任二脉提供基本的物质基础，故肝脏机能之盛衰可直接影响血海的盈亏。肝喜条达，易于怫郁，长期精神抑郁，精神压力过大，情志不悦，势必引发肝郁气滞，继而影响气血正常运行，甚则发生血瘀之患，影响冲任二脉功能。叶天士云：“奇经为病，通因一法，为古圣贤之定例。”冲任二脉气滞得以疏解，气血自然流畅，经水可望复潮。

症见闭经之前月经周期紊乱，或先后不定，量或多或少，经期缩短，周

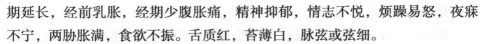

期延长，经前乳胀，经期少腹胀痛，精神抑郁，情志不悦，烦躁易怒，夜寐不宁，两胁胀满，食欲不振。舌质红，苔薄白，脉弦或弦细。

证属气滞不畅，冲任失调。治宜疏肝理气，燮理冲任。药用自拟方理气通经汤：柴胡 12g，制香附 12g，乌药 12g，郁金 12g，炙黄芪 30g，党参 30g，当归 15g，熟地黄 30g，川芎 12g，白芍 15g，丹参 15g，玫瑰花 12g。如伴有腰膝酸软，头晕耳鸣，性欲低下，上方加川断 15g，杜仲 12g，淫羊藿 15g；若小腹刺痛，舌质偏暗，或有瘀点，增桃仁 10g，红花 10g，月季花 10g。

针灸推拿治疗

针刺：三阴交、地机、曲泉、气冲等穴。中等刺激，平补平泻，14 次为 1 个疗程。

推拿按摩：可选关元、三阴交区轻轻揉按，每日 1~2 次，每次 15~20 分钟。

③活血化瘀法

本法适用于具有气滞血瘀指征的卵巢功能早衰者。气滞血瘀的成因是多方面的，或长期精神抑郁，肝气郁结，气血流通不畅，瘀阻冲任；或经期、产后摄生不慎，感受寒邪，气血凝聚，瘀阻冲任胞宫；或由冲任气滞，长期未能得到及时治疗影响血行，最终导致气滞血瘀。《丹溪心法·六郁》曰：“气血冲和，百病不生，一有怫郁，诸病生焉。故人身诸病，多生于郁。”临床可见，一些精神抑郁、心理障碍、闷闷不乐者，常易发生或加重卵巢功能衰退，出现气滞血瘀脉证。

症见闭经前月经量忽多忽少，经色紫黯，伴有血块，经前小腹胀痛或刺痛，疼痛拒按，经行不畅或块下后腹痛减轻，伴肛门坠胀、腰痛，闭经后腹部不适，腰部作痛，失眠健忘，阴道干涩，性欲淡漠，舌质暗或暗红，或有瘀斑或瘀点，脉弦细或涩。

证属冲任瘀阻，经脉不畅。治宜活血化瘀，益养冲任。药用自拟方化瘀通经汤：丹参 12g，川芎 10g，桃仁 10g，红花 10g，当归 24g，赤芍 12g，茺蔚子 10g，鳖甲 24g，龟甲 24g，制香附 12g，巴戟天 15g，枸杞子 30g。如伴有胸闷烦躁，精神抑郁，两胁胀痛，上方加柴胡 12g，枳实 10g，延胡索 12g；若腰膝酸软，夜尿增多，潮热汗出，增肉苁蓉 12g，沙苑子 15g，桑椹 30g；倘四肢乏力，动辄气喘，面色不华，添太子参 30g，刺五加 30g，炙黄芪 30g。

针灸推拿治疗

针刺：三阴交、归来、天枢、血海，采用平补平泻手法，留针30分钟，14天1个疗程。

推拿按摩：可选关元、三阴交区轻轻揉按，每日1~2次，每次15~20分钟。

（2）西药治疗法

激素替代治疗，属于目前临床应用成熟的治疗方法，对于卵巢早衰患者，既可以缓解绝经期症状，又可预防远期并发症，部分患者尚可恢复月经周期。

雌激素可通过负反馈作用，有效降低血中高促性腺激素FSH与LH水平，诱导卵泡颗粒细胞上的促性腺激素受体形成，恢复患者卵巢对促性腺激素的敏感性，减少高促性腺激素对卵泡的刺激，并能有效减少抗卵巢抗体、抗颗粒细胞抗体、抗透明带抗体等抗体合成，避免生殖器官萎缩，有效提高性生活质量。

西药恢复月经周期具有不可忽视的作用。除中医药治疗外，须同时配合西药序贯疗法，亦即雌激素与孕激素疗法。常用的治疗方案有如下几种：

①戊酸雌二醇片 / 雌二醇环丙孕酮片治疗方案

该药共21片，11片白色糖衣片，每片含戊酸雌二醇2mg（先服）；另10片浅橙红色糖衣片，每片含戊酸雌二醇2mg及醋酸环丙孕酮1mg（后服），无间断服用。

②戊酸雌二醇与地屈孕酮治疗方案

戊酸雌二醇片共21片，每片1mg，每次1mg，每天1次，无间断服用；地屈孕酮片，每片10mg，从服用戊酸雌二醇片的第11天开始服用，每次10mg，每天2次，连续服用15天。

③己烯雌酚片与醋酸甲羟孕酮片治疗方案

己烯雌酚片，每次1mg，每天1次，连续服用21天；在服用己烯雌酚的第20天服用醋酸甲羟孕酮片，每次8~10mg，每天2次，连续服用5天。

卵巢早衰患者已经发生闭经者，可从任意一天开始建立人工周期，同时根据具体脉证服用中药；尚有月经，但月经量少或月经稀发者，可从月经来潮的第5天开始进行序贯疗法；月经不规则，以往经常间断超过5周且月经量极少者，可于就诊时直接进行序贯疗法。

2. 用药中的注意事项

临床分型灵活变更。卵巢早衰患者在临床治疗过程中，脉证是经常变化的，当脉证发生改变时，治疗方案也要做出相应的改变，以药证相符。在分型尚未明显改变时，可根据患者的具体脉证，对方中的药味、剂量等做出相应调整，以更加适应疾病的治疗。

气血调理注重技巧。在调理冲任二脉的过程中，要注意药物的运用细节。药物运用过程中，脉证发生变化，患者的情志、基本状况也在变化，因而用药要善于根据具体情况做出变动。在调理气血的过程中，理气药物多为香燥之品，每易耗阴伤血，故此，理气药应适可而止，做到疏柔相济、动静兼顾，以免伤及以血为本之体。冲任气滞之病轻重不一，临证亦应分别用药。如气滞较轻，可用佛手、玫瑰花、橘叶、苏梗之类；若体胖肢重，胸胁胀满，则选青皮、制香附、枳实、乌药之属；倘气滞日久，兼夹血瘀者，可用丹参、川芎、泽兰、月季花等品。

用药注重辨证施方。卵巢早衰患者闭经，具有一定的特殊性，气滞病机不同，寒热之证有异，选药应有偏重，如气滞夹寒者，可用小茴香、吴茱萸；气滞兼见热象，则用郁金、川楝子；气滞兼见湿热，宜用佩兰、厚朴；血瘀之证，常有阴寒而重者，凡有阳气不足之脉证，要注意佐加振奋阳气之药，以推动气血运行。温阳之品易于伤阴，用药之时，可适当增加养血润燥之类，以防产生弊端。卵巢早衰闭经之瘀血，症状不一，病因各异，临证可根据气行则血行的原则，配合行气药物，力求行气化瘀。然气虚、阳虚、阴寒、血虚等，均可导致血液运行障碍，临证时须详加分析。卵巢早衰引发的闭经，治疗时间长，但用药不可一成不变，对于不同冲任血瘀类型应分别采用补气化瘀、补阳化瘀、祛寒化瘀、补血化瘀等法，做到药证相符。

3. 月经复潮后续治疗

卵巢早衰患者通过治疗月经恢复来潮者，并非代表已经达到治愈标准，往往还需要后续治疗，以巩固疗效。

一般情况下，判定是不是需要停药，要检查基础性激素六项或抗苗勒管激素等指标确定。其检查结果应达到正常标准且维持 3 个以上正常月经周期者，才符合临床治愈标准。在停药时，不宜中药西药同时停用，一般先停服西药，之后服用中药。由于有了正常的月经周期，用药时，应在排卵前期、排卵后期分不同时段用药，以符合生理周期。

对于有原发性疾病者，要积极治疗原发性疾病；对于卵巢早衰的相关疾病，尚须顾及相关疾病，防止卵巢功能继续受到不良影响。

卵巢早衰经治疗月经来潮后，一般在停服中药后可用中成药继续治疗。笔者在临床常用女性宝胶囊等，也可根据身体具体情况选用其他中成药，诸如乌鸡白凤丸、逍遥丸、六味地黄丸、金匮肾气丸、坤泰胶囊等。

临床研究证实，坤泰胶囊与激素疗法在治疗更年期综合征时相比，坤泰胶囊具有不良反应小、见效快、费用低等优势，是目前治疗该病的常用中成药。坤泰胶囊能够显著缓解潮热出汗、失眠健忘、心烦易怒等症状。有学者临床将其与治疗更年期综合征的经典药物倍美力相比较，坤泰胶囊与该药具有相同的疗效，且对肝肾功能、子宫内膜以及生命体征等均无明显不良影响。即使长时间服用，也未发现有不良反应。

除此之外，对卵巢早衰患者应注意进行心理调节。该类患者常有心理健康隐患，出现诸如焦虑、抑郁、烦恼与性生活满意度明显下降等症状，在运用中西药治疗的同时，应给予患者心理上的安慰、理解与支持，使其处于轻松、满意、愉悦的状态。心理治疗作为一种辅助治疗方法，能够加强药物效力，使患者更有信心、更主动配合治疗，具有非常重要的辅助效果。

参考文献

[1] 夏天．坤泰胶囊治疗绝经综合征45例临床观察［J］．中国现代药物应用，2014，8（21）：133-134.

[2] 袁一君，张杰，黄晓昱．坤泰胶囊与激素治疗围绝经期综合征的循证药物经济学研究［J］．上海中医药杂志，2016，50（4）：15-17.

（九）卵巢早衰的针灸治疗

针灸在防治卵巢早衰中具有一定作用。中医认为，肾脏对女子天癸、冲任、胞宫的平衡协调，具有至关重要的生理调节作用。正常的气血、旺盛的肾气与殷实的肾精，是生殖功能正常的基础，一旦出现气血异常、冲任亏虚，则易发生卵巢早衰。

中医经络学说认为，督脉起始于胞中，下出会阴穴，再沿脊柱上行，至项部风府穴处络脑，为阳脉之海，在全身发挥统率作用。西医学研究认为，针灸能激活脑内多巴胺系统，有效调整下丘脑－垂体－卵巢性腺轴的生理功能与协调作用，有利于生殖内分泌系统恢复正常生理动态。

大量的临床研究资料已经证实，针灸对恢复卵巢功能、促进排卵、改善临床症状等具有较好的效果，对调节下丘脑－垂体－卵巢性腺轴功能，具有一定的积极作用。

针灸常用的穴位有：神庭、百会、三阴交、卵巢、本神、天枢、中脘、关元、带脉、足三里、太冲、大赫、太溪等。可根据具体情况，每周 3~6 次，每个月经周期针灸 3~4 周，一般连续治疗 2~4 个月经周期。

也可根据具体病情，主穴选择足少阴肾经、足厥阴肝经、足太阴脾经及任脉穴位，诸如关元、中极、三阴交（双）、子宫穴等。《针灸甲乙经》云：“女子绝子，衃血在内不下，关元主之。”关元穴对治疗闭经有血瘀指征者较为适宜。

（十）卵巢早衰的西医治疗

西医治疗卵巢早衰手段较多，对部分患者具有一定的效果。但有些疗法，仅限于动物实验阶段，应用于卵巢早衰尚待时日。目前，常用的方法有如下几种：

1. 雌激素与孕激素疗法

对于卵巢早衰的治疗，序贯疗法是目前比较通行、有效的治疗方法。由于该法具有一定的适应证，运用该方法之前要综合分析病情，仔细论证治疗方案，弄清用药利弊。

该治疗方法，对恢复月经周期、改善或消除闭经带来的诸多症状、改善性生活、维持骨量等，具有一定的效果。但有人认为，运用雌激素治疗，特别是长期服用，有增加患乳腺癌、子宫内膜癌与中风的风险。其实，出现上述风险的原因，主要是没有把握住雌激素应用适应证，没有合理、科学使用雌激素。对于雌激素低下的卵巢早衰患者，补充雌激素本身是恢复机体性内分泌系统平衡，不存在过度刺激，也就相当于中医所说的“有故无殒，亦无殒也”。

运用序贯疗法，配合中药治疗，具有恢复月经周期快、相互协调、相得益彰的优势，比单一的中药或西药治疗均有明显效果。

2. 基因疗法

相关基因的研究与发现，为临床基因治疗卵巢早衰提供了参考依据，但该法仅限于动物实验，尚未实施于临床。基因治疗，是指向靶细胞或组织导入外源基因，纠正或补偿具有缺陷的基因，抑制异常表达的基因，进而达到治疗卵巢早衰的目的。

该法为治疗卵巢早衰提供了新的思路与新的治疗方法。相信在不久的未来，会在卵巢早衰患者的治疗中发挥积极作用。

3. 干细胞移植法

干细胞是具有自我更新、多向分化潜能的细胞。干细胞的这两种功能为治疗卵巢早衰提供了新的细胞再生治疗模式。

目前研究较多的是间充质干细胞（mesenchymal stem cells，MSC），包括骨髓、外周血、脐带、胎盘和羊水 MSC。但这种研究，目前大多处于动物实验阶段。不过，未来有希望应用于临床。

4. 卵巢冻存和移植

该法属于对卵巢采用的防护性措施。拟接受放疗化疗的患者，运用西医学手段，采用卵巢移植和冻存，备日后生育所需。

目前卵巢移植的成功率并不理想，而且还存在将原发肿瘤细胞带入受者体内的风险。不仅如此，卵巢移植后处于缺血缺氧状态，很容易使卵泡丢失。另外，移植相关的伦理问题等，还亟待解决，在临床应用者少之又少。

5. 低温保存技术运用

这是针对家族性卵巢早衰高发人群的一种预防措施。对该人群进行基因检测，建议尚未发生卵巢早衰但具有相关基因缺陷者，收集卵子并低温保存以保留其生育能力，为以后生育提供保障。

目前，运用最多的方法是胚胎低温保存。据报道，每移植 2~3 个胚胎，妊娠率为 20%~30%。此外，还有卵母细胞低温保存、卵巢组织低温保存等方法。

6. 脱氢表雄酮治疗

临床研究证实，卵巢早衰患者雄激素水平下降。DHEA 可增加卵泡与获卵数，提高卵泡质量，从而使妊娠率提高。动物实验显示，DHEA 可通过抑制卵泡闭锁，增加卵泡池中原始卵泡的数量，并提高卵泡对促性腺激素的敏感性。

近几年有学者研究发现，服用 DHEA 治疗 40 例卵巢储备功能低下患者，3 个月后，基础性激素中的 FSH 水平较治疗前明显降低（$P < 0.05$），对患者

病情具有缓解作用。

二、卵巢早衰的医学干预

任何疾病都有早期症状，卵巢早衰也不例外。在卵巢早衰早期，尽管症状不够明显，但有病于内，必形于外，细心观察，还是会有一些“蛛丝马迹”。根据卵巢早衰一些细微的、隐匿的、相关的症状，进行早期的医学干预，对该病的防治具有一定的积极作用。

（一）卵巢早衰早期预防

预防，是治疗任何疾病的最佳措施。在卵巢早衰的早期预防方面，主要是针对相关病因进行防范。这种预防，对于已经发病者来说已失去意义，但对于治疗后防止再复发，还是具有重要意义的。

卵巢储备功能下降是 POF 的前兆。因此，只要及时发现 DOR，就可以预先知晓卵巢功能的情况，为早发现、早诊断、早治疗打下基础。从这一意义上来说，尽早了解 DOR 是非常重要的。

1. 卵巢早衰的早期发现

POF 早期发现，对及时、有效治疗具有非常重要的意义。POF 发病率目前呈上升趋势，成为比较常见的疾病。但由于 POF 的发生往往是迅速的，有些是不可逆转的，临床缺乏一些尚可准确早期预测的金标准，这就给临床早发现带来诸多困难。

目前，随着生殖医学的研究发展，对卵巢储备功能的研究进一步深入。大量的临床资料证实，通过观测卵巢内存留卵泡的数量与质量，就能够判断其生育能力，进而了解卵巢的功能。

研究发现，如果卵巢产生卵子的能力下降，卵泡细胞质量减退，则说明卵巢的储备能力降低。一些学者认为，POF 患者在初期往往就是卵巢储备能力下降。故而，目前医学界认为，卵巢储备功能的强弱与卵巢功能的高低成正比。换言之，卵巢储备功能降低，就可以认为是 POF 的前兆。

至此，我们需要弄清一个基本的问题，那就是 POF 与卵巢储备功能的基本概念、POF 与 DOR 的关系。关于 POF，笔者已经在本书有关章节进行过说明，无需赘述。至于 DOR，则是卵巢自身储备卵子的能力下降，其有关 DOR

的确诊指标有多种，下边将一一阐述。现在需要明确的是，POF与DOR的关系，其实就是一种卵巢功能衰退晚期与早期的问题。从这一意义上来说，DOR是POF进程中的早期表现。因此，及时了解卵巢储备功能即可及时了解卵巢功能，对早期发现POF尤其重要。

对POF的早期发现，通常可以从以下诸多方面进行综合预测与全面评估，以便早期做出诊断。

（1）月经情况

在POF发病的进程中，最早表现的并非都是月经模式的改变。事实上，一些患者最早发生的异常是生育能力下降，继而出现FSH升高，E_2上升，此时月经依然规律，量也没有减少，周期没有推迟。因此，不能单单注意月经的变化，更要注意生殖能力与基础性激素的变化。在卵巢储备功能下降、POF发病之前，月经量尽管没有明显减少，但依然有气血亏虚、气滞血瘀等异常。经过一段时间的发展，月经量减少，月经周期变短，月经提前。之后，月经量减少的速度加快，往往与POF的进程是一致的，继而发生月经稀发，最终出现闭经。

POF到月经量减少阶段，大多是无明显原因的突然减少，并不是因为生气、受凉、惊吓、刮宫等因素引发。月经量减少的特点是越来越少，极少出现量少后再量多的现象。月经周期的间隔时间也会因卵泡继续丢失、不排卵周期次数增多而出现月经周期延长，而且是越来越长，最后发生闭经。

在月经减少的进程中，有些患者表现为月经周期缩短，常常是22~26天来潮一次；经期缩短，比如以往5~7天干净，逐步改变为3~5天干净，而且是逐步缩短，月经的总量递减。这种状况一旦发生，应该引起高度重视。

但是，许多POF患者，特别是在隐匿阶段，不能单凭月经判断内分泌系统是否正常。判断是不是POF，还要注意观察有没有相关的发病因素，这一点非常重要。比如平时患有卵巢疾病，卵巢曾经做过手术，盆腔发生过感染，使用过影响卵巢功能的药物，有过重大的精神创伤，有过全身性重大疾病，有家族相关病史……凡是具有影响卵巢功能的疾病，均要格外注意，更加警惕卵巢功能低下发生，必要时做一些相关检查，不要等到月经异常再确定内分泌系统是不是正常。

在卵巢功能出现明显异常阶段之前，常常为卵巢储备功能下降阶段，仅仅表现为生育能力降低。而真正到了卵巢功能早衰的阶段，不仅生育能力下降，性激素六项也会明显异常，此时月经发生紊乱、稀发乃至闭经。

由此可见，月经异常仅仅是卵巢功能下降的表现之一，而不是最早的、特异性的表现。单纯从月经状况不能准确、及早发现 POF，还是要通过综合分析加以判断。

（2）检测 FSH

检查 FSH，应在月经周期的第 2~3 天测基础 FSH 值（简称 bFSH）。该法简便易行，有一定的参考价值。POF 在发病初期，FSH 可提示卵巢储备功能情况。

正常情况下，FSH 低于 8 IU/L，最高不超过 10 IU/L。FSH 基值 > 10 IU/L，而 LH 处于正常状态，这种情况往往延续一段时间乃至几年，出现 FSH/LH 值上升。这一现象，能够准确反映出卵巢储备能力下降的程度，也是判断卵巢功能的参考指标。

如果单纯检查 FSH，其值为 10~15 IU/L，提示卵巢低反应状态；FSH > 20 IU/L，则可判定为卵巢早衰隐匿期，一般 1 年之后发生闭经。如果 FSH 在 20~25IU/L 之间，则可确定为 POF。不过，基础 FSH 水平升高，对年轻健康和月经规律妇女的预测并非十分准确，尚需进行综合分析。

需要注意的是，基础 FSH 随年龄的增长而升高。女性年龄小于 35 岁，基础 FSH 升高则预示卵巢储备能力下降与卵巢反应性降低，其周期妊娠率和累计妊娠率降低，怀孕者容易发生孕后流产。基础 FSH 水平，与诱发排卵及体外受精的成功率有一定关系。

基础 FSH 检测方法简便、经济、易掌握，缺点是在不同月经周期间具有多变性，很大程度上限制了临床应用。此外，单用 FSH 尚难以准确预测卵巢低反应，一般需要与 E_2 结合检测。

（3）基础 FSH/LH

FSH/LH 比值可作为评估卵巢储备的指标，在月经周期第 2~3 天抽取血清检查。育龄期妇女 FSH/LH 比值升高，是由于基础 FSH 提前升高而导致 LH 相对正常引起的。

部分妇女基础 FSH 值处于正常范围内，而 FSH/LH 比值升高，则是由于基础 LH 水平降低。临床资料证实，FSH/LH 标志卵巢年龄，与卵巢功能相关，也是卵巢年龄开始老化的预警指标之一。

一般情况下，FSH/LH ＞ 2 时，则属于可疑，应注意复查；当 FSH/LH ＞ 3 时，即可认定卵巢储备能力降低。

如果 FSH/LH 比值 ＞ 2~3.6，基础 FSH 水平即便正常，LH 相对降低也可说明卵巢储备能力降低。患者基础 FSH、LH 和 E_2 值在正常范围，但基础 FSH/LH 比值升高，也常常提示卵巢功能减退。

（4）基础 E_2

基础 E_2 值是月经周期第 2~3 天的检查值。E_2 是由颗粒细胞和卵泡膜细胞两种卵巢细胞产生的，故将 E_2 作为反映卵巢储备功能的一个标志。在卵巢早衰的早期，若基础 E_2 水平升高明显，则提示卵巢储备功能下降。这种短期内的升高，常常是基础 FSH 升高前卵巢储备功能降低的重要表现，E_2 升高早于基础 FSH 水平升高。

如果基础 FSH 正常而 E_2 升高者，则是界于卵巢功能正常和衰竭之间的中间阶段，属于卵巢衰竭隐匿期。卵巢功能早期 FSH 逐渐升高，FSH 升高会刺激卵巢基质和颗粒细胞产生 E_2，其负反馈作用于垂体，又会使 FSH 分泌水平降低，导致 FSH 正常、E_2 升高，卵巢功能衰竭加重后逐步出现高 FSH、LH 与低 E_2 状态。

需要说明的是，单纯检查 E_2 意义不大，一般需要与 FSH 值结合分析才更有临床意义。

（5）基础抑制素 B 检测

基础抑制素（inhibin，INH）分两种，分别为基础抑制素 A（inhibin A，INHA）以及基础抑制素 B（inhibin B，INHB）。抑制素是由患者卵巢颗粒细胞分泌的一种蛋白激素。INHA 主要通过优势卵泡以及黄体分泌，而 INHB 主要通过中小窦状卵泡分泌。因此，INHB 可作为卵巢储备指标。INH 是育龄期女性 FSH 分泌的重要调节因子，INH 分泌量与基础 FSH 呈负相关。通过检测 INH，可以确定卵巢的储备能力。

INHB 是预测卵巢储备功能较为敏感的指标，与基础 FSH 值和 E_2 水平相比，更能灵敏地反映卵巢的储备力，缺点是不能肯定对妊娠的预测价值。

INHB 值，应于月经周期第 2~3 天测定。基础 INHB ＜ 45pg/mL，则提示卵巢储备功能下降，即使基础 FSH、E_2 水平在正常范围，也可确诊。

INHB 水平下降，发生在 FSH、E_2 上升之前，故 INHB 是预测卵巢储备功能的早期敏感性指标。测定 INHB，可对卵巢反应性及时做出评价，该方法优于血清其他检查项目。临床检测 INHB，常作为卵巢储备功能的直接指标，而 FSH 检测仅作为间接指标。INHB 比 FSH 值更为敏感，更能直接反映卵巢储备功能，该项检测是临床常用的诊断方法之一。

（6）抗苗勒管激素检测

抗苗勒管激素是卵泡颗粒细胞的表达产物，它能很好地反映出始基卵泡数量，也能反映出卵巢功能的基本情况，是目前临床运用较多的检验项目。

AMH 是由生长的卵泡分泌的。血清中 AMH 的高低，在早期即可准确地反映出卵泡储备功能。AMH 水平以 8.1pmol/L 为标准，预测卵巢储备功能的特异性为 85%，敏感性为 80%。若 INH 与 AMH 两者结合评估，更能比较准确地反映卵巢储备功能的基本状况。

检查基础 AMH，是在月经来潮的第 2~3 天抽血检查。AMH 在月经周期中保持较恒定的水平，这一卵巢储备标志物，是唯一既能在卵泡期又能在黄体期测定的项目。AMH 检测可更早更准确地反映卵巢储备功能，而且不受激素、避孕药的影响，可准确预测普通人群生殖力与大致绝经期时间。

AMH 参考值：2~6.8ng/mL。AMH 值升高提示卵子储存量大，适合受孕期长；AMH 值降低提示卵巢功能差。女性 35 岁过后 AMH 值会显著下降，若 AMH 值低于 0.7ng/mL，则表示卵子库存量已严重不足，难以正常受孕。若 AMH 值大于 6.8ng/mL 时，则大多为多囊卵巢综合征表现。使用促排卵药物时，卵巢易对促排卵药物反应过度，出现过多卵子，进而引发卵巢过度刺激综合征。

AMH 与基础 FSH、INHB 和 E_2 相比，其预测妇女卵巢储备功能的变化更早期、更准确，在预测 IVF 成功率及预防卵巢过度刺激综合征并发症等方面，其优势是其他指标不可比拟的。与检测卵巢储备功能下降所有项目相比，AMH 的改变是相对最早的。AMH 检测，在辅助生殖领域的应用具有较大的发展空间。

（7）染色体检查

有研究资料显示，约 10% 的卵巢早衰患者具有家族史。这是一个不小的比例，在诊断卵巢早衰时应注意区分。

临床凡有家族史或者高危因素的人群，选择进行染色体检查更具有诊断意义，如 XX 染色体有异常提示，则有发生卵巢早衰的可能性。

（8）克罗米芬激惹试验

CC 激惹试验是反应力最佳的独立指标，而且简便易行，可快速判断卵巢功能。CC 是雌激素受体拮抗剂，具有与雌激素共同竞争受体的作用，与下丘脑垂体的雌激素受体结合，可阻止雌激素对它们的负反馈作用。

其机理可能是，CC 的抗雌激素作用可减弱雌激素对下丘脑的反馈抑制，进而促使垂体分泌 FSH，因此 FSH 水平上升。而卵巢储备功能和卵巢反应性良好者，其生长发育中的卵泡所产生的 E_2 和 INHB，足以对抗 CC 激发的 FSH 水平过度上升。

试验方法：在月经周期的第 3 天检测基础 FSH 值；月经周期的第 5~9 天，每天服用 CC100mg；在月经第 10 天测定血中的 FSH。

结果判断：第 10 天 FSH ＞ 10IU/L，或在服药前与服药后 FSH 值相加＞ 26IU/L，E_2 轻度上升，则提示卵巢储备功能下降和卵巢低反应，属于 CCCT 异常；FSH 水平轻度上升或维持原水平，E_2 成倍上升，则提示卵巢储备功能正常。

CCCT 检测为目前评价卵巢储备功能的常用方法，该法比 FSH 敏感性高，既可应用于需要进行生育辅助治疗者，也可适用于普通人群检测卵巢功能。

（9）促性腺激素释放激素激动剂（GnRHa）刺激试验（gonadotropin releasing hormone agonist stimulation test，GAST）

GAST 原来是用于体外受精周期评价卵巢储备功能的方法，该方法属于定量检查，不仅可反映卵巢储备功能，又可反映垂体促性腺激素的释放。GAST 常用于 IVF 患者，很少用于普通人群。该法检查耗时长且价格昂贵，仅局限于接受生育辅助治疗的患者做卵巢储备功能检测。

检测方法：在月经周期第 2~3 天，皮下注射 GnRHa 0.75~1mg。在注射 GnRHa 前、注射后 24 小时，分别测定血清 FSH、E_2 值。

判断指标：注射 GnRHa24 小时后，如果 E_2 较注射前增加 1 倍，则预示为卵巢储备功能正常；注射 GnRHa 后 24 小时，E_2 升高≤ 1801pmol/mL 或增幅＜ 1 倍，FSH ＞ 10IU/L，或给药前后 FSH 值相加＞ 26IU/L，则属于 GAST 异常，预示卵巢储备能力下降和卵巢低反应。

GAST 属于定量检测，可评价垂体 Gn 的产量，了解卵巢的反应能力，相对比较准确。该法与其他方法相比，检测价格比较昂贵，应用不够普及，仅限于接受生育辅助治疗的人群测试。

（10）FSH-HMG 刺激试验

使用 FSH-HMG 刺激卵巢，血清中的 E_2 升高，并与 INH 水平相关。假若 E_2 升高达不到一定水平，则预示卵巢储备能力下降。

（11）检测窦卵泡数

窦卵泡是抑制素的主要来源，当窦卵泡计数减少时，首先导致基础抑制素 B 下降，之后 FSH 上升。在卵巢早衰患者基础 FSH 正常时，通过阴道 B 超进行 AFC，能够精确地反映卵巢的剩余卵泡池，当 2~5mm 窦卵泡数 < 5 个，则预示卵巢功能下降。AFC 若为 6~10 个，则预示卵巢反应正常；当 AFC > 15 个，则预示卵巢出现高反应，常见于过度刺激综合征或促排卵治疗后。AFC 与卵巢储备功能之间的关系，能更直接、更清晰、更准确地预测卵巢功能。

女性的生育能力与卵巢中的卵泡数量有关。在生育能力最强的 18~30 岁，卵泡数处于最佳状态，而 31~36 岁卵泡数开始下降，37~45 岁急剧下降，51 岁时卵泡数几乎为零。如果卵巢功能发生障碍，卵泡数则少于正常。

由于 INHB 由小的窦卵泡产生，配合检查 INHB，可更加准确地判断卵巢功能。临床研究证实，基础卵巢内小窦卵泡数量，与基础 INHB 值呈正相关；基础 FSH、体重指数与 INHB 呈负相关。INHB 水平常常代表窦卵泡的数目，因此预测卵巢反应的敏感性，往往优于基础 FSH 水平。INHB 水平下降，可以认定窦卵泡数目减少，进而提示卵巢储备功能下降。

基础窦卵泡数目（basal antral follicle count，bAFC）检测，成本相对较低，重复性好，且无创伤，也被认为是目前最为敏感、特异性最高且可重复检测的预测手段。患者易于接受，可作为单个预测卵巢储备功能、卵巢反应性指标，是目前最为常用的预测方法之一。

（12）卵巢体积测定

生育能力与卵巢体积大小有一定的关系。检查卵巢体积，选择月经第 2~3 天的基础状态，此时的卵巢体积，是指在促排卵开始前的卵巢体积。卵巢体积大小，往往与生殖能力的强弱有关。

阴道超声检查，可比较准确地了解卵巢体积、观察卵泡数量和大小，能在不孕过程中较直观地了解性腺状态和活性。

基础状态下卵巢体积偏小，常常与卵巢储备的原始卵泡减少、卵泡生长数目少有一定的关系。阴道超声检测卵巢大小，还可预测患卵巢过度刺激综合征的可能性。卵巢体积检测，比基础 FSH、E_2 水平对卵巢储备功能的预测更有意义。

当患者出现月经量减少、月经稀发等异常时，即使基础 FSH、E_2 处于正常状态，如果卵巢体积明显减小 $3cm^3$，也可确定卵巢储备力下降，此时应警惕卵巢早衰的发生。

（13）卵巢动脉血流

通过检测卵巢动脉血流，可判断卵巢储备功能。在 IVF-ET 周期，监测卵巢血流情况可在用药之前预测卵巢反应性及卵泡成熟度。选择高质量胚胎进行移植，可明显提高辅助生殖技术的妊娠率。不仅如此，通过上述检测还可预测卵巢对促排卵的反应情况。

检测卵巢动脉血流，是运用彩色多普勒监测基础状态下卵巢间质动脉血流指标，其检查主要包括血流速度峰值（peak flow velocity，PSV）、搏动指数（pulsatility index，PI）、阻力指数（resistance index，RI）与收缩期 / 舒张期流速比值（systolic/diastolic velocity ratio，S/D）等。

假若上述 PSV、PI、RI、S/D 等 4 个指标均低，则说明血管阻力小，卵巢和子宫血流灌注好，卵巢储备功能则比较好。S/D、PI、RI 指标高，则说明卵巢和子宫血流阻力大、灌注差，存在供血障碍现象，卵泡缺血缺氧，这种状态下，导致卵泡发育、激素分泌受到不良影响，IVF 周期获卵数减少，使卵母细胞、胚胎质量、着床率、妊娠率均下降。

2. 卵巢早衰的早期干预

卵巢早衰的早期干预，是指刚刚出现卵巢早衰症状或相关检查迹象时进行干预，其目的是防止或者减缓卵巢早衰发病进程。干预患者生理、心理、社会等诸多方面。

由于卵巢早衰发病的原因是多方面的，除生物因素外，心理、环境、生活习惯等因素，对发病也具有一定的影响。卵巢早衰发病速度尽管有快有慢，但都有一个发生、发展的过程。干预的重点，也是在发生与发展的阶段。

卵巢早衰的早期干预，是针对有关发病因素采取的防范措施，而非主要采取医疗手段。防范措施涉及面尤其广泛，其中包括优生优育的干预、心理方面的干预、环境方面的干预与生活习惯的干预。

（1）优生优育干预

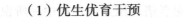

优生优育与预防卵巢早衰似乎有些遥远，但从临床实际情况来看，的确具有重要的内在联系。中医讲究先天之肾，那么肾之先天体现在哪些方面，是需要认真探索的。呵护先天之肾，应具备遗传学的知识，其实应该包括优生优育、孕前父母生殖保健、生活环境、健康习惯、孕前检查、胎教等诸多内容。

在现实生活中，在多子女的父母家庭中，同样的父母，有的子女聪明伶俐，有的相对差一些；有的孩子身心健康，有的相对先天不足；有的性情豪爽，有的性格内向……同样的父母，为什么子女会产生如此大的差异？从医学的角度来分析，这跟遗传有一定的关系。

人们通过动物实验证明，一些遗传信息是后天难以改变的。同样的喂养方法、同样的生存环境下饲养狼与狗，二者长大后其表现依然保留各自的本性，并没有因饲养方法相同而发生本质的改变，这是由于遗传基因不同而导致的，不因饲养方法改变而发生根本改变。

但同样父母的人类，为什么也存在明显的差异呢？这种差异的形成，除了出生后成长环境、接受教育程度存在差异外，还有一个被人长期忽视的差异，就是父母生育子女前后的心理、生理、习性、健康、环境等诸多细节可能存在差异，很可能是由于这些细微的差异，导致了子女诸多方面的不同。可以理解，在父母生育子女前半年乃至一年的时间里，其生活习惯、心理状况、基本体质、所处环境等诸多方面的不同状况，有可能会以遗传基因的形式遗传给自己的子代。这些影响，自然也包括身体素质的基本状况。

故此，要生出一个健康、聪明的孩子，从怀孕前的若干时间内，就应该使父母自身处于良好状态，给孩子营造一个良好的先天优势。在怀孕前后，不滥用药物，去除不良习惯，保持健康体质……这些都属于优生优育的范畴，都是防范子代先天疾病的有效措施。

（2）心理方面干预

POF 的发生与发展，与心理因素有一定的内在联系。由于女性存在来自生活、工作、经济、安全、家庭等诸多方面的压力，长期处于慢性躯体疲惫与心理高度紧张状态。

这些压力的存在，无疑给女性的内分泌系统、代谢系统、免疫系统等构成一定的负面影响。临床资料显示，卵巢早衰患者诸多压力体现在中医所说的肝郁气滞等方面。其早期主要症状大多表现为情绪低落，焦虑抑郁，心烦意乱，愤怒无常，四肢乏力，两胁不舒，食欲不振，睡眠不实，多梦易醒，头晕健忘，性欲淡漠，交往减少……这些直接或间接影响女性健康的负性生活事件，无疑对下丘脑－垂体－卵巢性腺轴造成不可低估的、累加的不良刺激，最终导致 FSH、LH、E_2 等分泌异常。

因此，当女性出现上述心理异常表现时，就应该进行医学干预。干预的方式，有多种多样，轻者让患者掌握自我调节方法，疏解心理压力；严重者，则要通过医生的心理疏导等方式，减轻各种压力。但这些手段，对于诸多压力显然是远远不够的，因为一些压力的形成不是个人、医者可以左右的，常常是社会引发的。但不管如何，心理疏导是一个很重要的防病措施与手段。

（3）环境方面干预

环境对人类的健康影响甚大，POF 发病率大幅度提高，与不良环境具有不可忽视的内在联系。环境污染对女性卵巢功能会产生严重不利影响，如农村常用的双对氯苯基三氯乙烷（dichlorodiphenyl trichloroethane，DDT）等有机氯农药、多氯联苯（polychlorinated biphenyl，PCB）类化学物质，旧冰箱产生的氟利昂，垃圾燃烧产生的二噁英等有害气体，各种塑料器具释放的聚乙烯等，各种色素、防腐剂等，都会干扰人体内分泌系统，影响卵巢的储备功能，甚至导致卵巢早衰。

这些因素，许多患者并不了解，尚需要政府加大投资，在改善环境方面下大力气。医务工作者应加大医学科普宣传力度，使恶劣环境得到改善、人的防病意识增强，包括 POF 在内的一些疾病就会有效减少。

完全可以想象，一个山清水秀、空气新鲜、风景优美、社会文明的环境，一定会对后代发育成长有益，对预防后代的先天疾病有益。

（4）生活习惯干预

一些不良生活习惯，如熬夜、酗酒、抽烟、吃烧烤、吸毒，不仅会对身体健康构成负面影响，也会使发生 POF 的概率增加。熬夜常常会导致内分泌功能紊乱，一些只有夜间分泌的激素如褪黑激素等减少，干扰性内分泌系统平衡，导致卵巢疾患。压力比较大的女性，应注意劳逸结合，养成良好习惯，不吸烟、不酗酒，更不能吸毒，少吃或不吃烧烤食品，拒绝转基因食品。

避免生活中的伤害。要让女性了解自我防护医学常识，尽量避免辐射、避开污染源，不要自作主张滥服药物，尽量不用药物避孕，不要滥用促排卵药物，不服用雷公藤及其相关制剂，注重生殖卫生，预防生殖系统感染，不要滥用减肥药物。这些生活细节，如果不注意，有时也会导致身体受到伤害。

3. 卵巢早衰的中医预防

中医对卵巢早衰的预防具有很重要的临床意义与现实作用。中医治疗疾病，强调治未病，这对预防卵巢早衰具有指导意义。卵巢早衰的中医预防，主要体现在早期、亚健康状态下的治疗。对于卵巢早衰的预防，务必及时抓住早期症状，抓住相关蛛丝马迹，特别是隐匿病情的发现，是早期预防的关键。

中医认为，有病于内必形其外，任何疾病早期均有先兆，卵巢早衰同样如此。卵巢早衰的早期表现，具有一系列的先期症状，有气血不和、气血瘀滞等表现。这些表现，常常发生在月经异常之前，相当于 FSH 升高、抗苗勒管激素降低、抑制素 B 下降等阶段。上述指标异常阶段，月经周期、量、经期等都是正常的，尚未有明显的临床症状，大多经过一段发病时间后，会出现脏腑功能轻微异常，特别是出现诸如肾精亏虚、肝气郁结、脾气虚弱等方面的证候。

笔者临床发现，在卵巢早衰患者早期症状表现方面，并非都表现为肾虚。笔者通过让患者回顾病史的方法，了解到患者早期大多出现以肝郁气滞为主要症状的情志改变，以及以脾气虚弱为主要症状的气虚改变，大多在之后出现肾虚证候。

有学者认为，出现肾虚症状时才是卵巢早衰的早期表现，实际上并非如此。笔者认为，最早期的症状，大多是气血首先出现问题而非脏腑。基于这一认知，我们在防治卵巢早衰的实践中，常常可以提前预判与治疗。女性只要出现气血方面的异常，特别是一些打算怀孕的夫妇在没有避孕的情况下，连续数月不能正常怀孕，则应提高警惕。切忌拘泥于 1 年不能怀孕方可认定不孕的“定论”，以免贻误最佳治疗时机。实际上，一旦影响到月经量、月经周期之时，卵巢功能已经经受了下降的漫长过程，故而应及时判定或严密观察疾病的性质与进展。

更为重要的是，要详细咨询患者的生活习惯、家族史、用药状况、相关疾病史等，通过综合分析这些相关资料，往往能够及时发现早期隐匿的卵巢早衰。早期发现卵巢早衰，不仅可以及时采取有效措施，而且还可以防止卵巢功能大幅度继续衰竭。显而易见，卵巢早衰之早期，治疗相对容易，对防止病情加重，避免卵巢产生更大更多的伤害非常有益。

卵巢早衰疾病在早期气血异常的时候，及时干预是非常重要的。与其他重大疾病的机理一样，气血异常往往是疾病的开始，一旦影响到脏腑，疾病已经明显加重。但在气血异常阶段发现卵巢早衰，往往具有一定难度，但只要掌握卵巢早衰的发病规律与机理，掌握发病相关因素的早期脉证，还是可以达到早发现、早诊断、早治疗的目的。

如果尚未在气血异常阶段预判到卵巢早衰，就要特别关注脏腑功能异常的阶段。女性到中年之后，不仅气血容易发生异常，脏腑功能也会出现一系列的异常表现，这一时段注重生殖保健尤其重要。

育龄期女性处于竞争十分激烈，经济压力、工作压力、住房压力、教育压力、家庭负担等不断加大，精神负担与经济负担并重，而身体状况逐步走下坡路的时期。这时如果出现月经异常，特别是月经量少、月经周期延长、月经稀发乃至闭经时，就应当首先排除卵巢早衰的可能性。

当卵巢早衰的可能性增大之时，就应运用中医辨证施治与整体观念的优势，采取有针对性的、辨病与辨证相结合的方法，及时进行有效干预。特别需要强调的是，对疑似发生卵巢早衰患者，不仅要特别重视气血的调理，同时还要根据患者具体情况，分别运用疏肝理气、健脾益气、补肾填精等方法进行调理，目的是调和气血，培补先天与后天。

气与血，系女性生殖之本，保持气血充足、流畅、均匀，是确保冲任功能正常的基本前提，也是维系脏腑功能的生理保证。女性多血，所有疾病均要充分考虑女性以血为用之特点，一旦发生气血障碍，就应及时进行治疗，将疾病消灭在萌芽状态；女子易郁，多愁善感，一些妇科疾病常常与肝郁气滞有关，肝藏血、主疏泄，对女性多血、易郁具有非常重要的调节作用。凡出现精神抑郁、情绪不悦、烦躁易怒、月经异常等临床表现时，应及时进行相应治疗，当然也包括心理治疗与疏导。

（二）卵巢良性疾病保守治疗

卵巢疾病，包括良性疾病与恶性肿瘤，都是比较常见的疾病。在一般情况下，对于卵巢疾病的治疗，均应尽可能坚持卵巢不受伤害的原则，除非已经危及到患者的生命，才不得已切除卵巢。

1. 尽量避免卵巢手术的原则

卵巢手术，是很常见的医疗手段。但从保守治疗的角度分析，有许多的卵巢良性疾病，并非达到非切不可的地步。但遗憾的是，很多患者的卵巢还是或多或少地被切除。

卵巢组织的代偿能力较差，40 岁以前切除双侧或一侧卵巢，可造成卵巢等组织功能减退，甚至诱发卵巢功能衰竭。过去一些学者认为，切除一侧卵巢后另一侧健存卵巢会发挥正常的代偿功能。其实，这仅仅是一种理论上的设想，目前并未见到一侧卵巢切除另一侧卵巢可以发挥两侧卵巢分泌功能的临床对照研究资料。而近些年的临床研究发现，一侧卵巢切除以后，卵巢分泌的激素水平远远达不到原来的水平，并没有证明一侧卵巢可以发挥两侧卵巢功能的报道。一侧卵巢切除的患者，骨质疏松及更年期症状出现的概率增加。

一侧卵巢全切，导致卵巢功能受到不良影响是可以肯定的。但一侧卵巢部分切除，会不会影响整体的卵巢功能？回答是肯定的。临床研究证实，切除一侧卵巢，并非卵巢功能丧失了一半，而是更多。女性在 40 岁之前，切除一侧或部分卵巢，可造成部分存在的卵巢组织功能丧失。这是因为，当一侧卵巢切除后，只剩另一侧卵巢，分泌的激素水平势必会下降，这就会打破内分泌系统的平衡，引发垂体分泌的 FSH 升高，形成恶性循环，这样就增加了保留下来的一侧卵巢发生功能衰竭的速度。

卵巢组织受到任何损伤，都会影响正常的分泌功能。比如临床上常见的多囊卵巢综合征卵巢打孔术，手术时电穿刺及电凝均会导致卵巢损伤，尤其是破坏卵巢门的血管与血液供应，直接影响卵巢分泌功能，影响卵泡储备功能。

当然，该征所采用的锥切手术，同样会破坏卵巢组织，也会影响卵巢功能。有关临床观察结果提示，对卵巢囊肿剥离后创面出血，采用电凝方式止血，对卵巢储备功能损伤较大。

由此可见，动辄进行卵巢手术，从保护卵巢功能和女性整体内分泌等方面考虑，的确不是上策。即便是不得已进行手术，也要经过仔细论证，分清利弊，将对卵巢的伤害降低到最低限度。

2. 卵巢急、慢性炎症的处理要点

卵巢感染性疾病，在临床比较常见。急性感染疾病，只要及时、正规、系统治疗，就比较容易治愈。但有些患者治病不及时、不到正规医院治疗、用药不够系统，就容易形成慢性感染。就诊于中医妇科门诊的患者，大多数为慢性感染性疾病，治疗时间相对较长。

西医学研究证实，卵巢长期处于感染状态，同样会影响卵巢自身的血液循环，影响正常的分泌功能，影响卵巢卵泡正常发育、排出，影响卵泡储备能力，最终导致不孕症。因此，对于卵巢炎症，要引起医者的高度重视，及时控制病情，防止卵巢功能受到更大伤害。

女性患有慢性卵巢炎，尽管症状不十分明显，但还是会出现下腹隐痛、月经失调、卵巢肿块等症状，影响患者正常生活。不仅如此，卵巢炎症长期存在，还会产生卵巢周围炎、卵巢粘连，久则波及宫旁韧带和结缔组织，严重影响卵巢功能，使卵巢的储备功能大幅度降低。

（1）卵巢炎的形成与转归

当卵巢遭受病原体侵袭后，常常伴有临近器官感染，卵巢炎常同时伴发输卵管炎、盆腔腹膜炎等，单独发生卵巢炎者比较少见，但其治疗的基本原则是大致相同的。

卵巢炎致病菌主要为链球菌、葡萄球菌、大肠杆菌等。单纯卵巢炎，主要是由于身体其他部位感染病灶并发所致，需要特别警惕的是急性腮腺炎、伤寒、副伤寒、猩红热等病证，其病毒或细菌更易经由血行扩散至卵巢，引起卵巢炎。其中最为常见的为急性腮腺炎，假如不及时控制病情，男性易合并睾丸炎，女性则易并发卵巢炎，一旦发生，不及时有效治疗将严重影响其功能，甚至造成不可逆的永久伤害。

卵巢炎发病因素较多，但大多属于生殖道上行感染。经期卫生或者平时卫生意识淡薄，生殖道感染则易引发卵巢感染。性生活不洁、经期性交、性交过早或过频、性伴侣多等因素，容易导致生殖道自身抗病能力下降，很容易引发上行感染，经宫腔感染到达腹腔，形成卵巢炎。

特别是经性传播的淋病双球菌、解脲支原体、沙眼衣原体等，往往经阴道、宫颈、子宫向上蔓延到达腹腔，导致卵巢急性感染，治疗不及时、不彻底，又易形成慢性感染。

除此之外，分娩、人工流产、急性阑尾炎、结肠憩室炎等疾病，未及时治疗也可引起急性卵巢炎；放置节育环、妇科手术、子宫输卵管造影等，也有可能引发卵巢感染。

卵巢炎分为急性卵巢炎和慢性卵巢炎，临床更常见的为后者。由于卵巢炎在盆腔内，常常表现为盆腔炎（pelvic inflammatory disease，PID），单纯表现为卵巢炎者较少。急性卵巢炎常有发热、腹部钝痛、血象大多升高（病毒感染除外）等症状；慢性卵巢炎，常有腰骶部不适、下腹部酸痛、肛门有坠胀感、全身疲乏无力、精神抑郁，症状时轻时重，时有小腹冷痛，月经量多，阴道分泌物增多并伴有异味，影像学检查可见下腹部包块、盆腔积液等。

急性卵巢炎常有下腹压痛及腹肌紧张，并出现反跳痛，宫颈举痛，后穹隆饱满，附件区有时可触及压痛明显、边界不清、质地较软的包块，白细胞总数、中性粒细胞明显升高，C-反应蛋白（C-reactive protein，CRP）升高。慢性卵巢炎下腹有时会出现压痛，附件区增厚，甚至出现包块等。此时B超下进行后穹隆穿刺，可抽到渗出液或脓液。穿刺出的液体经细菌培养可查出链球菌、葡萄球菌等病原体。该类患者大多采用抗生素治疗，同时配合中药效果更好，可缩短病程、迅速改善症状。

慢性卵巢炎常会导致慢性盆腔炎，多伴有输卵管梗阻或积水，进而影响精子、受精卵通过，发生不孕或宫外孕等。卵巢炎日久不愈，周围组织粘连，还会导致排卵障碍，甚至影响到卵巢自身功能，进而导致月经失调、排卵障碍等。腹腔镜检查可明确诊断，镜下可见卵巢增大，或表面水肿，或缺血，或粘连，卵巢常常与输卵管、盆侧壁、子宫后壁等组织形成粘连，或见卵巢输卵管粘连形成包裹。部分卵巢脓肿导致卵巢体积明显增大，卵巢表面可见脓苔。

（2）慢性卵巢炎的中医治疗

中医药治疗慢性卵巢炎，具有较大的优势，主要体现在中药既有消除炎症、缓解腹痛等症状的作用，又可通过活血化瘀之品软化、松解粘连组织，有利于卵巢、输卵管疾病的康复。但对于病程长、输卵管已发生梗阻者，需要中西医结合治疗，特别是对输卵管积液等的治疗，往往都是不可缺少的。

从慢性卵巢炎的总体情况来看，临床最为常见的为气滞血瘀、寒湿凝聚、脾虚湿盛等证候，大多从活血化瘀、温经通络、健脾利湿等方法入手。

根据临床观察，慢性卵巢炎并无明显的湿热或实热证候，但由于慢性感染，出现非炎性炎症反应，治疗不必拘泥西医只要炎症即用抗生素的惯例，可根据具体病情进行辨证施治。

①气滞血瘀型

慢性卵巢炎病程较久，卵巢组织炎性改变，形成周围组织粘连，严重影响卵巢组织的血液供应，影响卵巢正常的分泌功能。这些临床表现，与中医所说的气滞血瘀有明显的相关性。

症见下腹隐约刺痛或冷痛，时而作胀，B超查见包块、盆腔积液，肢体乏力，月经量少，经色紫暗，或见血块，舌质偏暗，脉弦细或涩。证属气滞血瘀，癥瘕为患。治宜理气活血，化解癥瘕。

处方：丹参30g，当归12g，桃仁12g，红花12g，三棱10g，白芷12g，枳壳12g，川芎12g，泽兰12g，鸡血藤15g，桂枝12g，郁金10g。

加减方法：若见形寒肢冷，腹部发凉，上方加肉桂10g，乌药12g，制香附12g；若盆腔积液，或伴有输卵管积液，上方增益母草30g，茯苓皮30g，猪苓12g；倘有解脲支原体感染，上方佐以黄柏12g，白芷12g，地肤子24g。

②寒湿凝聚型

慢性卵巢炎属于急性卵巢炎转变而来，之所以形成慢性感染，一方面是由于未及时、系统、有效地治疗，错过了本来容易治疗的急性感染期；另一方面是由于自身抗病能力低下，不能祛邪御外，最终形成了慢性感染。这种病机结局，常常使病证走向其反面，由湿热之证转变为寒湿之证。

症见小腹冷痛，或见腹部发凉，肢体沉重，盆腔积液长期存在，月经量少，色暗，带下清稀略多，大便稀薄而黏，舌质发暗，苔薄白略腻，脉濡弱。证属寒湿凝聚，阳气不振。治宜温经通络，通阳除湿。

处方：桂枝15g，茯苓30g，丹参15g，桃仁12g，泽泻12g，炒薏苡仁30g，乌药12g，厚朴12g，益母草30g，卷柏12g，莲须12g，苍术18g。

加减方法：若伴四肢乏力，食欲不振，上方加党参30g，炒白术15g，白扁豆 18g；如胸闷烦躁，两胁不舒，增枳壳 12g，柴胡 12g，玫瑰花 12g。

③脾气不足型

卵巢炎形成慢性感染状态，常常表现为正气不足，而该病形成的正气不足主要体现在脾气不足，脾的运化功能失常，突出的表现是盆腔积液长期、大量存在，病情轻重交替，长期不愈。这种情况与中医脾气不足、脾阳不振等有关，从健脾温阳入手，多有良效。

症见四肢乏力，食欲不振，形寒肢冷，小腹发凉，大便不实，小便清长，经行腹痛，遇寒加重，得温则舒，白带清稀量多，或见大量盆腔积液，舌质淡，苔薄白腻，脉细弱。证属脾气不足，水湿泛滥。治宜健脾益气，除湿利水。

处方：炒白术 24g，苍术 18g，茯苓 30g，桂枝 15g，砂仁 6g（后下），炒山药 30g，白扁豆 30g，人参 6g（另煎），炙黄芪 30g，木香 10g，益母草 24g，丹参 18g。

加减方法：若伴胸闷不舒，经前乳胀，上方加玫瑰花 12g，枳壳 12g，炒麦芽 30g；如腰膝酸软，性欲低下，增续断 12g，杜仲 12g，淫羊藿 15g。

（3）慢性卵巢炎的中西医结合治疗

及时治愈慢性卵巢炎，不仅可以防止输卵管等器官受到进一步伤害，还可以有效保护卵巢，防止卵巢功能受到不良影响。对于有解脲支原体、沙眼衣原体等病原体感染病史者，应进行宫颈黏液培养，一旦发现阳性，应该及时进行药物敏感试验，进行针对性的中西医结合治疗。

慢性盆腔炎、卵巢炎等，常常伴有解脲支原体、人型支原体（mycoplasma hominis，MH）、沙眼衣原体等感染，其中 UU 最为常见。一些中药，对 UU 感染具有很好的拮抗作用，常用的有黄柏、白芷、地肤子，其抗 UU 敏感率达 100%，其他中药的敏感率依次为大黄（92.9%）、甘草（85.7%）、板蓝根（78.6%）、黄连和穿心莲（71.4%）、胡黄连和鱼腥草（50.0%）。这些药物，可在中医辨证的基础上，适当加入复方中。根据笔者临床观察，均具有很好的疗效，可以大大提高慢性盆腔炎、慢性卵巢炎的治愈率。

需要特别强调的是，卵巢慢性感染状态，常常致使卵巢组织病变部位血液供应发生障碍。这一症状，与中医所说的气滞血瘀病机是一致的。故此，在治疗过程中，要根据患者的脉证，适当注重活血化瘀法的应用，特别要注重选择既有活血化瘀作用又可消除慢性炎症的中药，以便提高治疗效果。

慢性卵巢炎，符合中医湿热或实热类型者非常少见，除非是在慢性卵巢炎急性发作期可以偶见。中医特别是中医初学者，不可认为炎症就要清热解毒，就要苦寒败火。事实上，一些慢性炎症，特别是经过长期治疗依然不愈的患者，辨证属于寒湿困扰、气滞血瘀者不在少数。对于这样的病情，采用温经散寒、活血化瘀等法，可迅速改善腹部冷痛、隐隐不舒等症状，具有很好的治本效果，甚至可以立竿见影。

3. 卵巢炎性囊肿的保守治疗

在现实生活中，一些追求经济利益最大化的私营医院，对卵巢组织增生之类的疾病，动辄手术切除的现象屡见不鲜。

其实，卵巢组织增大之类的良性疾病，绝大多数患者可以保守治疗，完全没有必要直接选择手术切除。对于该类疾病，首选的治疗方式应是保守治疗。当然，有些不得不手术的患者，也需要术后进行中药调理，以防卵巢功能受到伤害。

（1）发挥中西医结合优势

笔者在几十年的临床工作中，对该类疾病均坚持采取中西医结合的综合治疗方法，使绝大部分患者避免了卵巢切除。有不少医者认为，不手术常常会给患者带来诸多的痛苦，会使病程延长、病情加重，甚至担心会发生恶变。其实，这种认识是错误的，只要积极有效地治疗，所担心的事情就不会发生。

对于卵巢组织增生类疾病，只要确诊为良性疾病，诸如卵巢炎、卵巢炎性囊肿、巧克力囊肿、过度刺激综合征等，采取正确的中西医结合方法进行治疗，绝大多数患者可以获愈。当然，在治疗之前，首先要排除恶性疾病的可能，如卵巢癌相关检查（HE4、HCG、CA125、CA19-9、甲胎蛋白、癌胚抗原）检查以免发生误诊。

卵巢炎性囊肿，也称输卵管卵巢囊肿，单纯卵巢囊肿者较少，因此有学者称之为非真性卵巢囊肿。卵巢炎性囊肿大多为输卵管炎症或盆腔炎症波及卵巢，致使器官组织之间相互粘连，日久形成炎性肿块。这种情况与卵巢炎所不同的是，其突出症状是卵巢形成囊性肿块。其肿块实质，常常是卵泡囊肿穿通形成的渗液积聚，或脓液吸收液化而形成炎性囊肿。

由于卵巢长期受炎症影响，形成恶性刺激，会给卵巢功能带来不良影响。

卵巢囊肿体积大、病程长者，影响卵巢正常分泌激素、卵泡正常发育与排出，甚至随着卵巢囊肿不断增大，不采取积极有效的治疗措施还有可能会发生恶变。

确诊为卵巢炎性囊肿后，应进行宫颈黏液培养，以确定是否存在UU、MH、CT等感染，一经发现即应进行药物敏感试验，确定使用西药种类，同时，根据病证进行中药治疗。卵巢炎、卵巢炎性囊肿，UU感染为常见因素。这种感染常常无明显症状，更很少有热毒表现，运用抗生素往往效果不够理想。

中药具有多有效成分、多靶点、不良反应少、不易产生耐药性等特点，对慢性感染具有较好的临床效果。笔者临床发现，一些中药对UU具有很好的疗效，比如清利湿热的黄柏、温经通络的白芷、燥湿解毒的地肤子，这些药物可在辨证施治的基础上加以运用，具有事半功倍之效。

（2）中医治疗辨证与分型

中药治疗，采用辨证与辨病相结合的方法，在准确辨证的基础上，根据疾病的特征、感染病原体种类等情况，进行具有针对性的、有效的治疗。这种治疗，不仅可以免除手术之苦，还可通过中药进行整体调理与局部治疗，对保护卵巢功能、调节机体状况，具有良好的作用。

慢性卵巢炎性囊肿，由于病程长，正气常常虚弱，多以瘀血阻滞、痰湿凝聚、气血虚弱等型为主。在该类疾病中，真正属于湿热、热毒者少之又少，因而清热解毒法用于该病者并不常见。

①瘀血阻滞型

平素少动，体弱不健，气血凝滞；或感受风寒，或阳气不足，寒凝血滞；或内伤情志，抑郁伤肝，疏泄失职，气行不畅，气滞血瘀，瘀凝成块。

症见病程日久，腹部刺痛，时有作胀，疼痛拒按，查见包块，月经色暗，有时有块，忽多忽少，经期腹痛，或见小腹发凉，皮肤失润，面色不华，舌质暗，或见瘀斑瘀点，脉涩或细。

处方：丹参30g，桂枝12g，茯苓24g，桃仁12g，益母草24g，泽兰叶15g，石见穿12g，威灵仙24g，制鳖甲24g（先煎），当归12g，川芎12g，猪苓12g。

加减方法：若小腹发凉，遇热则舒，肢体不温，上方加肉桂10g，乌药12g，白芷12g；如四肢乏力，动辄疲惫，时而气短，增党参30g，刺五加

30g，红景天 15g；症见胸闷不舒，精神抑郁，太息频作，添柴胡 12g，枳壳 12g，玫瑰花 10g。

②痰湿凝聚型

忧思伤脾，运化失职则生湿生痰，日久停聚则阻滞气机，继而引起痰湿凝聚、气滞血瘀、瘀结成块。

症见体质肥胖，少动懒移，肢体沉重，腹部作胀，浮肿呕恶，查见包块，腹围增粗，或见盆腔积液，月经周期紊乱，月经量少，色淡质稀，白带偏多，舌体胖大或见齿痕，苔白，脉滑或弦滑。

处方：薏苡仁 30g，茯苓 30g，陈皮 12g，枳壳 12g，猪苓 12g，丹参 24g，姜半夏 10g，泽泻 12g，泽兰 15g，益母草 18g，桃仁 12g，红花 10g。

加减方法：若肢体不温，小腹发凉，经行腹痛，上方加桂枝 15g，乌药 12g，白芷 12g；若见四肢乏力，动辄气喘，或见下肢浮肿，增党参 30g，炙黄芪 30g，山药 24g；如胸闷不舒，精神不悦，时而泛恶，添柴胡 12g，枳壳 12g，陈皮 12g。

③气血虚弱型

气为血之帅，血为气之母。气行无力，则血液凝滞；血虚不荣，则气衰血亏。平素体质虚弱，或久病不健，或纳谷欠馨，后天营养缺乏等，均可导致气血虚弱之证。一旦发生瘀血凝聚，气血流动无力，则病久难愈。

症见四肢乏力，面色不华，心慌气短，动辄易汗，小腹包块，或见盆腔积液，月经量少，色淡质稀，带下清稀量多，苔薄白，脉细弱。

处方：党参 30g，炙黄芪 30g，炒白术 15g，茯苓 24g，丹参 18g，当归 15g，赤芍 12g，川芎 12g，熟地黄 15g，刺五加 18g，炒山药 18g。

加减方法：如胸闷烦躁，太息频作，精神不悦，上方加柴胡 12g，枳壳 12g，白芍 15g；若腹部作胀，囊性包块日久，时而刺痛，增石见穿 10g，山慈菇 10g，威灵仙 24g。

4. 卵巢巧克力囊肿的治疗方法

卵巢巧克力囊肿，实际上是子宫内膜异位到卵巢的一种形式，当囊肿体积增大到一定程度时，常常具有一些临床症状。其发病原因，系月经期脱落的子宫内膜随经血倒流，经过输卵管进入腹腔，具有活性的子宫内膜种植于卵巢，生长蔓延形成囊肿样物。

当卵巢巧克力囊肿增大到一定程度时，发生破裂的概率会明显加大。卵巢的巧克力囊肿之囊壁脆弱，当形成一定压力时，囊肿会产生自发破裂倾向。如果囊肿破裂口较小，一般会很快自行愈合，并与周围组织形成粘连。但若破口较大则不然，浓稠的巧克力样囊内液可流入腹腔，并对周围腹膜形成强烈刺激，引起剧烈腹痛。不仅如此，还有可能形成弥漫性腹膜炎，导致致命的严重后果。因此，及时治疗，控制囊肿增长速度，是非常重要的。

目前，西医学对巧克力囊肿的治疗主要有两种，即手术切除与激素药物治疗。手术治疗采用传统的囊肿剥离手术，在剥离手术、止血过程中，对卵巢功能具有一定的伤害，同时也会对卵泡造成不可逆的损失。至于药物治疗，西药通常是运用性激素，其机制是抑制雌激素合成，使异位在卵巢的子宫内膜发生萎缩，进而达到控制疾病发展的目的。

已经有临床研究证实，卵巢巧克力囊肿本身或多或少地影响卵巢功能，损害卵巢储备能力，降低血清中的抗苗勒管激素水平，而且巧克力囊肿体积大、双侧者不良影响更为严重。临床研究资料证实，巧克力囊肿的持续存在，直接破坏卵巢储备功能，其原因是由于卵巢巧克力囊肿壁毗邻区域的正常卵巢组织遭到破坏，丧失了典型的卵泡结构，促使卵巢储备功能降低。

不仅如此，罹患巧克力囊肿患者腹腔巨细胞功能发生紊乱，分泌出的蛋白水解酶往往会损害卵巢组织，进而影响卵巢储备能力，影响卵巢卵泡发育与正常排卵功能，使不孕症的发病率明显升高。

卵巢巧克力囊肿自愈的可能性微乎其微。因此，及时治疗，防止疾病不断加重具有非常重要的现实意义。

（1）卵巢巧克力囊肿的手术治疗

卵巢巧克力囊肿，本身对卵巢功能具有严重的不良影响。有些久治不愈、又有尽早生育要求者，需要及时、快速的治疗。其中，运用微创手术剔除病灶的方法，也是一个较好的选择。

西医学治疗卵巢巧克力囊肿的常用方法为药物治疗与手术切除。由于西药治疗效果不够明显，大多采用微创手术治疗。据临床观察，腹腔镜下与开腹卵巢巧克力囊肿剔除手术，两种方法均会在术后影响卵巢功能。从术后的情况分析，腹腔镜手术对卵巢功能的不良影响无明显加重现象，与开腹手术相比，腹腔镜下卵巢巧克力囊肿剔除术具有一定优势，体现在具有创伤小、术中出血少、术后恢复快等优点。因此，目前大多采用腹腔镜下手术方法。

手术切除尽管能够较为完整地清除卵巢囊肿，但是部分患者依然有复发的可能。由于术后随着排卵功能与卵巢内分泌功能的恢复，残存的子宫内膜容易再次生长，形成复发之势。手术后进行中西药结合治疗，是十分必要的。

术后米非司酮治疗。为防止术后复发，可在手术后给予米非司酮10mg，每日1次口服，连用3个月。服用米非司酮后，在3个月内形成术后闭经，具有活性的子宫内膜失去活性，减轻了对卵巢储备功能的不良影响，对防止术后复发、提高治愈率具有重要意义。同时，还可以在米非司酮治疗时，根据患者脉证，辨证运用具有活血化瘀作用的中药，促进病灶吸收，促进卵巢组织血液循环，对术后康复具有重要意义。

卵巢巧克力囊肿腹腔镜手术后促性腺激素释放激素激动剂治疗。据临床资料显示，术后分次注射GnRHa治疗5次，治疗后随访2年复发率低，证明腹腔镜手术后联合GnRHa治疗，其远期临床疗效显著，可有效减少卵巢巧克力囊肿术后复发概率，能有效改善患者的临床症状以及卵巢功能，同样是一种预防术后复发的可靠方法。

（2）卵巢巧克力囊肿的中医治疗

卵巢巧克力囊肿，在中医古籍中无明确记载。据其症状、体征，应归属于“癥瘕”“积聚”“痛经”“不孕”“月经失调”等病证范畴。笔者认为，卵巢巧克力囊肿，为典型的离经之血，属于瘀血范畴。治疗上从活血化瘀入手，具有较好的效果。但由于女性具有月经周期，月经来潮与没有月经时用药是不同的。不仅如此，在月经来潮的过程中，子宫内膜依然具有活性，甚至还会有病灶体积继续增大的可能。

为提高卵巢巧克力囊肿的治疗效果，笔者在临床进行了多年的研究与探索，体会到采取中西医结合的方法保守治疗，运用西药控制月经暂不来潮，而用中药消除病灶，具有控制症状快、效果比较可靠的优势，对卵巢组织不会产生伤害，是一种值得推广的方法。

临床上，凡是无米非司酮禁忌证者，在月经来潮的第5天开始服用米非司酮10mg，每天1片，连续服用。同时服用中药进行治疗。治疗时，根据患者的具体脉证，分型用药。由于服用米非司酮后发生闭经，痛经等月经来潮时的症状消失，同时也不同程度地减轻了囊肿病灶对卵巢功能的不良刺激。辨证时要注意分析尚未服用该药之前的病情，同时还要注意分析服用该药之后的证候。这样，才能使辨证更加确切，用药更具有针对性。

闭经之后，其证型笔者一般分为气滞血瘀型、肝气郁结型、脾虚痰湿型，特殊情况下也有其他证型。

①气滞血瘀型

巧克力囊肿症状属中医“癥瘕”范畴，其形成原因较多。《三因极一病证方论》云：“多因经脉失于将理，产褥不善调护，内伤七情，外感六淫，阴阳劳逸，饮食生冷，遂致营卫不输，新陈不忤，随经败浊，淋露凝滞，为癥为瘕。”该类疾病与五脏功能失调有关，经期过劳、性生活不洁、性生活过早、经期性生活、人工流产过多、情绪激动、烦躁易怒、忧虑过度等，容易引发卵巢囊肿之类的病证。病程日久，其临床表现各不相同。

症见卵巢囊肿病程较久，小腹刺痛，时有肿胀，月经色暗有块，量忽多忽少，舌质暗红，或有瘀斑瘀点，脉涩或细。

处方：丹参 30g，当归 12g，赤芍 15g，制香附 12g，乌药 12g，桃仁 12g，红花 12g，川芎 15g，制鳖甲 24g（先煎），山慈菇 12g。

加减方法：若兼见四肢乏力，心悸气短，动辄易汗，上方加炙黄芪 30g，刺五加 30g，党参 30g；如伴胸闷烦躁，精神抑郁，太息频作，添柴胡 12g，玫瑰花 10g，枳壳 12g。

②肝气郁结型

肝藏血，主疏泄，女子生理多血，肝对女性气血的影响举足轻重。疏泄不力，气机不畅，气滞则血瘀成疾。瘀血留滞日久，渐积聚成块。疏肝理气，则气畅鼓动血脉，活血化瘀，则血流肝气顺通。

症见胸闷不舒，精神抑郁，太息频作，小腹作胀，生气加重，纳谷欠馨，月经色暗有块，经前烦躁加重，或郁闷不适，伴有痛经，舌质暗红，苔薄白，脉弦细。

处方：柴胡 12g，枳壳 12g，玫瑰花 12g，制香附 12g，当归 15g，川芎 12g，白芍 12g，丹参 24g，桃仁 12g，红花 12g，三棱 12g，莪术 12g。

加减方法：若兼见肢体乏力，小腹作坠，易于疲劳，上方加党参 30g，炙黄芪 30g，刺五加 30g；如伴带下量多，食欲不振，腹部胀满，添炒麦芽 24g，厚朴 12g，佛手 12g。

③脾虚痰湿型

脾主运化，主全身水液代谢。脾气虚弱，水湿滞留为患。脾病则湿盛，积聚久之则为痰，而痰易凝滞，阻遏气血，痰瘀交阻，形成囊肿疾患，凝聚为块，难以自愈。湿为淫邪，病久不愈，还会伤及阳气，形成寒湿之势；痰湿也会阻滞气机，影响肝的疏泄功能，导致肝气郁结。

症见肢体沉重，疲乏无力，面色不华，形体肥胖，食欲不振，脘胀泛恶，常吐黏痰，月经不调，量少色淡，带下偏多，舌体胖大，或有齿痕，苔厚腻或白腻，脉滑或弱。

处方：党参 30g，炒白术 15g，炒山药 24g，茯苓 18g，桂枝 12g，猪苓 12g，陈皮 12g，姜半夏 10g，泽兰 15g，益母草 18g，丹参 15g，薏苡仁 30g。

加减方法：若兼见胸闷不舒，呃逆频作，精神压抑，上方加柴胡 10g，降香 12g，炒麦芽 24g；如伴腹部作胀，盆腔积液，带下量多，增厚朴 12g，白芥子 10g，萹蓄 24g；倘四肢不温，小腹冷痛，得温缓解，添肉桂 10g，乌药 12g，白芷 12g。

在整个治疗过程中，注意根据脉证的变化而调整用药偏重，不宜一成不变。当无明显症状时，可根据巧克力囊肿的基本特点，注重调理气血，偏重使用活血化瘀、消肿除块之类药物，以求在闭经之际促进囊肿溶解与吸收，达到尽快治愈的目标。

除此之外，对于巧克力囊肿直径大于 8cm 者，保守治疗开始时，不宜大量使用攻破之品，防止囊肿在治疗过程中破裂。体积过大的巧克力囊肿，其囊壁脆弱，当压力增大到一定程度时容易发生破裂，治疗时务必慎重，一般待体积逐步缩小后再循序渐进，缓慢加大活血化瘀药物剂量。

5. 警惕部分卵巢疾病的转归

卵巢疾病的发生与发展，固然与患者是否积极主动治疗有关，但有时也与医者没有引起高度重视而忽略防范有关。

（1）防止急性感染性疾病拖延成慢性感染

任何感染性疾病，在急性期均比较容易治疗。中医认为，急性期正气尚足，尽管病邪来势凶猛，只要治疗方法得当、运用药物对症，就会使感染完全控制下来，不至于形成慢性感染。

对卵巢感染性疾病，务必除恶务尽，治疗彻底。特别是伴有解脲支原体、沙眼衣原体、人型支原体等感染者，务必通过复查确定是否痊愈，不可仅凭症状消失就确定痊愈。

（2）卵巢巧克力囊肿术后辅助治疗

卵巢巧克力囊肿，不管手术做得如何彻底，均有必要进行术后治疗。防止病情反复，术后治疗显得尤其重要。

术后治疗除本文提到的米非司酮、促性腺激素释放激素激动剂治疗之外，中医药治疗同样具有重要意义。在药物性闭经的情况下，通过一些养血活血、补气健脾、疏肝理气、补肾填精等治疗方法，对促进卵巢血液循环、帮助卵巢功能修复、提高卵巢储备能力，都是十分有益的。

（3）慢性卵巢炎要查明感染病因

急性卵巢炎长期未愈的一个原因，是长期病原体感染所导致的。在发病初期，一些急性卵巢炎未必感染诸如解脲支原体、沙眼衣原体、人型支原体。有些患者是发生在病情好转之后，在这段时间内，卵巢处于康复状态，但抗病能力尚未完全康复，属于中医所说的邪气退、正气尚未完全恢复的阶段。在这一特殊阶段，如果发生性关系，丈夫或性伴侣存在上述病原体感染，那么患者很容易被感染，进而导致慢性卵巢炎。这种情况，在临床并非罕见，治疗时务必夫妻双方同时治疗。

对于病程较长的慢性卵巢炎，要进行宫颈黏液（擦净宫颈口分泌物，专用棉签插入宫颈 0.5cm 旋转取标本）培养，对阳性者进行药物敏感试验，然后选择敏感西药系统、规范治疗。同时，配合中药，具有很好的治疗效果，治愈率会大大提高。

（三）重视子宫切除对卵巢功能的影响

子宫切除对卵巢功能的不良影响不可低估，之所以如此强调，是因为以往常常被患者乃至医者所忽视。

在现实生活中，子宫因很多良性子宫疾病被切除，使很多可以保守治疗的子宫肌瘤、子宫腺肌病、严重的功能失调性子宫出血等患者失去并非“无所谓”的子宫，这些只顾解除一时痛苦，而不顾未来生活质量、不顾机体功能完整的做法，切实令人担忧。

1. 子宫切除对卵巢功能的影响

卵巢位于盆腔内，卵巢系膜连接于阔韧带后叶，通过卵巢固有韧带与子宫角部相连并固定于盆壁。卵巢血液供应，来源于卵巢动脉和子宫动脉的上行支。从卵巢血液供应情况来看，子宫动脉卵巢支血供可占卵巢整体血供的50%~70%。

近年来临床研究资料证实，子宫既是卵巢甾体激素的靶器官，又是具有内分泌功能的器官。子宫分泌的具有生理功能的物质有多种，包括前列腺素、泌乳素、内皮素、细胞因子及间质金属蛋白酶、一氧化氮合成酶等许多具有重要生理作用的生物活性物质。子宫参与调节局部及全身的生理、病理过程。子宫与卵巢之间的内分泌水平，在绝经前一直保持着精确的动态平衡。子宫内膜中还有丰富的受体参与生理活动。动物试验证实，子宫组织的存在，对卵泡的正常发育起着非常重要的作用。

全子宫切除术是治疗妇科某些良性疾病的重要手段。由于传统的全子宫切除术是切断圆韧带、输卵管峡部等组织，切断子宫动脉后沿着穹隆部切除子宫。这种切除方式，同时切除了部分与卵巢组织相连的血液循环系统，直接与间接地影响了卵巢的血液供应，对卵巢功能构成严重威胁。

这种威胁，其一体现在卵巢血液供应障碍。卵巢激素的产生需要丰富的血液供应及血氧含量。卵巢一旦发生缺血，便处于缺氧或乏氧状态，导致慢性营养不良，其自身功能就会锐减，出现中医所说的血虚血瘀证候。其二是子宫本身的内分泌功能丧失，不仅卵巢失去了靶器官，还失去了配合极为密切的性内分泌“伙伴”。两种因素相互作用，形成恶性循环，导致卵巢早衰发病率增加，甚至难以避免。

临床显示，子宫切除后残留卵巢易发生卵巢功能低下，术后年限越长，发生卵巢功能早衰的可能性越大。临床还发现，切除子宫的时间距离绝经时间越长，对卵巢构成的危害越大，自然绝经的时间就会越早。一些研究发现，子宫切除后 2 年，其 E_2 水平明显降低，3 年后下降的幅度极为明显，且伴有 FSH 上升。81% 子宫切除者，术后 1 年原始卵泡和生长卵泡明显减少。

目前，切除子宫对卵巢造成的严重后果，已经引起人们的广泛关注。从医学的角度，已经对手术方式进行了很大改进，尽量保留卵巢固有韧带、输卵管峡部和圆韧带及子宫动脉，保留子宫动脉上行支，维持卵巢血管网的相

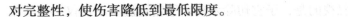

对完整性，使伤害降低到最低限度。

2. 子宫切除术后综合征的病机

近些年来，笔者在多年的临床实践中，详细观察、研究子宫切除术后综合征（post hysterectomy syndrome，PHS）的治疗方法，收到一定效果。PHS是导致患者生活质量下降、身心受到伤害的妇科疾病，随着子宫切除率不断增加，临床颇为常见。多数患者有心理压抑、内分泌失调、免疫功能低下等临床表现，与中医学肾精亏虚、肝郁血瘀、脾气不足、心肾不交等密切相关。笔者经过多年研究与探索，认为补肾填精、疏肝化瘀、益气健脾、交通心肾等治法对缓解PHS证候，具有较为明显的效果。

综合临床多年经验，笔者曾就PHS对患者的生理影响、病因病机、辨证论治、用药技巧等进行论述，其研究经验对提高该病临床疗效、深入理论探讨具有重要的借鉴意义与推广价值。

PHS形成之前的基础疾病为子宫病变，术后出现一系列类似更年期综合征的症状，诸如潮热、多汗、乏力、烦躁、健忘、失眠、阴道干涩及性交疼等。以往有人认为，全宫切除保留卵巢术对患者的影响不会很严重，但临床研究证实并非如此，相当比例的患者会发生较为严重的术后反应。

PHS发生的原因是多方面的。目前看来，至少具有三个方面的因素与该征有一定的关联。笔者认为，该病发生之前即有相关疾病，无论发生任何足以切除子宫的疾病，身体健康状况、内分泌功能、免疫系统等已经存在失衡现象；手术本身的创伤，对气血与脏腑功能也会构成一定伤害。子宫也是一个参与内分泌的重要器官，在分泌激素方面具有不可忽视的作用，手术过程会导致患者身心受到负面影响；子宫与卵巢在血液供应、功能协调等方关系密切，子宫切除术导致子宫、输卵管与卵巢之间血管网完整性丧失，进而引发卵泡退化，激素分泌减少或失调，很容易致使卵巢功能衰退。同时，切除卵巢者，血浆吲哚类神经递质、儿茶酚胺、血管舒缩因子等均发生异常改变，对卵巢功能衰退具有一定的叠加效应。

临床研究显示，子宫全切术对卵巢功能以及患者身心的影响不可低估。随着诊断水平的提高，子宫肿瘤、子宫肌瘤、子宫腺肌病等疾病比较容易被及时发现，因患者普遍存在恶化顾虑，而对子宫的潜在作用重视不足，致使临床子宫全切术比率明显增高。

往往容易被人们忽视的是，子宫切除术切断子宫动脉，不仅仅影响卵巢血供，还会直接影响卵巢内分泌功能，加速卵巢功能衰竭。同时由于子宫是受激素作用的靶器官，其内膜中含丰富的受体，受体在下丘脑－垂体－卵巢－子宫的内分泌调节中发挥着非常重要的调节作用。

子宫还是具有重要作用的内分泌器官，能够分泌一些非常重要的有利于生理作用的生物活性物质，切除子宫后子宫内膜受体不复存在，子宫与卵巢间的内分泌平衡被打破，引发多种激素水平改变，增加疾病发生的概率，导致全身受到相关不良影响。

除此之外，切除子宫后破坏盆底支撑作用，导致周围器官因腹压向缺损处填充引起不适。有关临床研究资料还显示，子宫切除术后 2 年的患者，较同龄有子宫的妇女更容易提前出现更年期综合征症状。其症状特点，常常以主观精神神经系统为主，类似卵巢功能提前减退之病证。

因故子宫切除后，带来的身心创伤显而易见。这种创伤主要体现在生理与心理两个方面。长期持续的高雌激素刺激、孕激素分泌相对减少、免疫因素异常、微量元素失衡等是常见因素，即便切除，其体内异常病理形成的紊乱局面也不会因切除子宫而消除。由于子宫具有非常重要的内分泌功能，切除后对机体的负面影响较为突出；同时，由于患者切除具有女性标志性的性器官子宫，在心理上同样会留下巨大阴影。

当子宫切除后，患者会逐渐出现卵巢功能减退乃至衰竭（卵巢同时切除者），出现诸如胸闷烦躁、肢体乏力、失眠健忘、情绪低落、无精打采、头晕头痛、潮热出汗、白带减少或无、性冲动显著减退或性高潮困难等更年期的表现，以及一系列惊恐伤肾、切宫损精等病机，形成因切除女子胞（子宫）而导致提前天癸竭的病理现象，出现肾虚精亏、督冲任带虚衰等脉证。

一些患者由于长期受子宫疾病折磨，精神处于郁闷状态，甚至严重影响肝主疏泄、藏血等功能，加之因病出现的雌激素分泌迅速减少、阴蒂神经断裂引发的性高潮降低、阴道长度变短、阴道分泌物大减、性交疼痛等，直接导致性生活不和谐，夫妻感情因此受到不良影响而情绪压抑，精神不悦，出现肝失调达、疏泄无能、藏血不力等病情。

思虑过度，久病耗伤，均会伤及脾胃，致使其运化功能下降、生化气血不足、消化吸收障碍，此种情况 PHS 患者尤为常见，出现诸如疲乏无力、持重困难、盆腔支持力下降等症状。子宫切除后盆腔出现空位导致直肠、膀胱和尿道向中间移位，进而出现便秘、尿潴留或失禁，这些均与脾气不足相关。天癸是促进生殖器官发育与生殖机能成熟所必需的物质，是肾精气充盈到一定程度的产物，但这一产物需要脾胃运化功能的支持。脾的化生功能对于肾精补充具有不可替代的作用。

久病折磨，思虑过度，长期抑郁，喜怒悲哀，心火亢盛，使原本亏耗的肾水更趋耗伤，易发心神不宁。不仅如此，肾阴不足会导致肾阳偏亢，更易耗伤阴精，促发心肾不交。清代《妇科玉尺》云："妇人积聚之病皆血之所为，盖妇人多郁怒，郁怒则肝伤，而肝藏血者也，妇人多忧思，忧思则心伤，而心主血者也，心肝既伤，其血无所主则妄溢，不能藏则横行。"说明情志失调与心具有因果关系，也是发生心肾不交的常见因素。

笔者认为，PHS引发的卵巢功能不全或丧失，不仅对肾、肝、脾、心具有重要影响，而且对患者整体气血、阴阳等也有不同程度的干扰，分析病因病机务必顾及整体，重视辨病与辨证结合施治，注意审察区分主次，用药治疗不可拘泥一方一证。

3. 子宫切除术后综合征临床研究

PHS表现之症，尽管与更年期综合征有相同之处，但该征与其病因病机迥异，PHS属于因切除子宫发病，而更年期综合征系年老而生，故治疗方案有别，临证需要紧紧抓住其脉证特点，力求辨证准确、施治合理。笔者首次接诊该病时，特别重视每一个细节，乃至患者术前身心状况，重视每一个临床症状，掌握病情发展细节，做到方证合拍，药中肯綮，沉疴顽疾每可获取良效。PHS临床脉证，大多非单一脏腑为病，用药时务必考虑这一因素。女子以血为本，与月经、子宫、生殖具有极为密切的联系，子宫被切，势必影响这一生理状态的平衡，以及脏腑之间的功能。心主血，肝藏血，脾统血，脾胃又为气血生化之源；肾藏精，精化血，肺主气，朝百脉而输精微物质，共司血之生化、统摄、调节；脏腑安和，经脉流畅，气血调顺，方可弥补子宫切除之弊端。故而，调理肾、肝、脾、心等脏腑，使其功能维持新的平衡尤为重要。

（1）补肾填精燮理切宫之痛

《素问·五脏别论》称子宫为女子胞，与脑、髓、骨、脉、胆同属奇恒之腑。子宫主持月经，孕育胎儿，与肾生理功能直接相关，与肝、脾关系密切。子宫相当于肾（天癸）之“靶器官”，肾为先天之本，藏精生髓，精气盛衰，主宰着子宫生殖能力，决定着天癸的至、竭和月经、孕育等。《黄帝内经素问注证发微》云:“天癸者，阴精也，盖男女之精皆主肾水，故皆可称为天癸也。”肾与子宫一直维系着良好的关系，有着一定的自然规律。当子宫这一“靶器官”因故切除后，不仅肾与子宫的自然平衡被打破，而且殃及冲、任、督、带乃至十二经脉，使整体功能受到严重影响。

症见腰膝酸软，头晕耳鸣，记忆力下降或减退，注意力不集中，精力不充沛，工作效率低，情绪不佳甚则难以自控，头晕，焦虑，抑郁，信心不足，缺乏自信，无工作热情，无生活激情，无长远目标，性欲冷淡，身体早衰，健忘失眠，骨骼与关节疼痛，不耐疲劳，自觉乏力，视力减退，听力下降，头发脱落或须发早白，牙齿松动易脱落，容颜干燥，出现眼袋或黑眼圈，肤色晦暗无光泽，肤质粗糙或干燥，皱纹色斑增多，肌肤缺乏弹性，嗓音逐渐粗哑，乳房开始下垂，腰腹脂肪堆积明显等，均是肾虚的表现。治以补肾填精，消切除子宫引发之诸症。

处方：枸杞子 30g，桑椹子 30g，墨旱莲 15g，女贞子 15g，菟丝子 24g，巴戟天 12g，山茱萸 10g，川断 12g，杜仲 12g，刺五加 30g，熟地黄 18g，制首乌 12g。

加减方法：如畏寒肢冷，小便清长，性欲减退，舌淡苔白，脉沉迟，加淫羊藿 15g，巴戟天 12g，肉桂 10g；若五心烦热，潮热盗汗，口干舌燥，尿黄便秘，舌红少苔，脉细数，增生地黄 24g，北沙参 12g，黄精 24g；假若气短自汗，倦怠无力，面色不华，小便频数，舌苔淡白，脉细弱，佐仙茅 12g，鹿角胶 10g（或鹿角霜 15g），补骨脂 12g。

（2）疏肝化瘀以冀舒畅气血

肝主疏泄而藏血，系全身气血调节之枢，对多血女子举足轻重。其中，子宫主要生理作用体现在血的藏与泄方面。肝为血海，主藏血，为妇女经血、孕产之本。肝血藏与泄正常，肝血方可下注血海，维持冲脉盛满，孕产功能正常。肝主疏泄，调畅气机，对维持子宫正常功能具有非常重要的作用。气机调畅任脉方通，太冲脉盛，月事得以时下。女性育龄期，肝与子宫的关系处于协调状态，参与维持正常月经。女性以血为体、以气为用的特征，还在经、孕、胎、产、乳中得以体现。一旦子宫切除，这种长期的生理平衡就会被打破，肝的藏血与疏泄功能受到冲击，最终发生功能紊乱。有些患者出现明显的下腹坠痛，系盆腔静脉功能发生变化影响血流运行所致，容易形成盆腔淤血综合征（pelvic venous congestion syndrome，PVCS）。

症见术后情志不悦，压力大，总感觉切除子宫便丧失了女性特征，精神抑郁，胸胁或少腹胀痛，烦躁易怒，乳房不适，对性生活失去兴趣，甚至发生厌世情感，生活失去信心，夫妻感情淡漠，常发无名之火，性情变为多疑，或咽部有异物感，食欲不振，或见呃逆，太息频作，少寐多梦，大便干结，欲便不出，腹中胀痛、痛无定处，常引发至少腹，聚散不定、嗳气则缓，情志不遂时加重，舌苔薄白，或舌质有瘀斑瘀点，脉弦。治以疏肝化瘀，调理气血。

处方：柴胡 12g，陈皮 12g，川芎 12g，制香附 12g，炒枳壳 10g，炒芍药 15g，炒麦芽 18g，苏梗 10g，玫瑰花 12g，制首乌 12g，肉苁蓉 12g，黄精 30g。

加减方法：若脘腹痞塞胀闷不舒，甚则连及两胁，嗳气则舒，情绪不悦加重，苔薄白，脉弦者，加姜半夏 10g，厚朴 10g，香附 12g；如腹部疼痛，胀满不舒，常引发至少腹，时聚时散，舌苔薄白，脉弦者，增乌药 12g，炒枳实 12g，月季花 10g；假若大便秘结，肠鸣矢气，便后不爽，舌苔薄白，或薄黄，脉弦者，添沉香 3g，苏子 12g，瓜蒌 18g；兼见阴道干涩，性欲若无，腰膝酸软，舌质淡，脉沉细者，配枸杞子 30g，桑椹子 30g，淫羊藿 15g。

（3）益气健脾扶助机体正气

脾主运化，具有生血统血之功，为气血生化之源。血者，水谷之精气也，可调和于五脏，洒陈于六腑，在上为乳汁，居下为月经。子宫与脾具有密不可分的内在联系。就月经而言，则体现在经血的化生与经血的固摄上；就生殖功能来说，为肾主生殖功能提供后天精微物质支持。尽管与生殖直接相关的子宫被切除，但肾所发挥的各项功能仍需要后天支持，并未因子宫切除而减少对后天脾胃功能的依赖。脾气健旺，化源充足，运化正常，统摄有权，肾精得以补给而充盈，PHS 所表现的临床症状方可消除。其实，脾肾相互为用，肾之精气有赖于脾胃水谷精华充养，脾之运化与化生也要靠肾阳温煦，二者关系不可或缺。正如《景岳全书·命门余义》所云：“脾胃以中州之土，非火不能生。”命门为精血之海，脾胃为水谷之海、五脏六腑之本源，脾肾和谐则为健康之基。

症见纳谷欠馨，脘腹胀满，食后尤甚，神倦乏力，活动加重，少气懒言，面色不华或萎黄，或见肢体浮肿或消瘦，或时常外感，或见大便秘结，小便潴留或失禁，不能持重，下腹重垂，有漏空感，腹部周围器官因腹压向缺损处填充，感觉明显不适，或肢体沉重，体弱多病，语声低微，倦怠嗜卧，动辄气喘，舌淡苔白，脉缓弱。

处方：太子参 30g，黄精 24g，黄芪 30g，炒山药 15g，炒白术 15g，茯苓 18g，刺五加 30g，陈皮 12g，佛手 12g，大枣 4 枚（劈开），白扁豆 24g，红景天 15g。

加减方法：若胸闷烦躁，太息频作，精神抑郁，两胁作胀，舌苔薄白，脉弦者，加枳壳 12g，柴胡 12g，制香附 12g；如伴腰膝酸软，头晕耳鸣，眠少健忘，性欲冷淡，舌质淡，脉沉细者，增川断 15g，淫羊藿 18g，首乌藤 12g；假若精神抑郁，注意力不集中，心悸不安，潮热心烦，舌质红，脉沉细者，佐百合 12g，生地黄 15g，合欢花 12g。

（4）交通心肾舒缓心理障碍

平时心理压力较大、精神抑郁不悦、医学知识淡漠的患者，子宫切除后诚惶诚恐，极易产生恐惧、压抑、焦虑、多疑等异常心态，错误认为切除子宫会丧失性能力、改变性特征、降低女性美，日久致使脏腑功能失调、气血异常、内分泌功能更加紊乱。肾为先天之本，藏精主生殖，一旦发生重病，对性内分泌系统具有巨大影响。命门为元气之根，为水火之宅。如《景岳全书》云：“五脏之阴气，非此不能滋；五脏之阳气，非此不能发。”正常生理状态下，心火降至于肾使肾水不寒，肾水上炎于心使心火不亢，如斯方可心肾相交。“心不下交于肾，则浊火乱其神明；肾不上交于心，则精气伏而不灵。故补肾而使之时上，养心而使之交下，则神气清明，志意常志。”（《医宗必读》）若见肾虚血瘀脉证，佐以益肾活血之法，血脉畅通，神志有所主，肾精得以充，心悸自然安。

症见失眠健忘，多梦心悸，头晕耳鸣，惶恐不安，疑虑重重，四肢乏力，腰膝酸软，口燥咽干，五心烦热，潮热盗汗，时有性梦，但现实生活中性欲淡漠，心神不宁，注意力不集中，舌红少苔，脉象细数等。

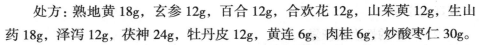

处方：熟地黄 18g，玄参 12g，百合 12g，合欢花 12g，山茱萸 12g，生山药 18g，泽泻 12g，茯神 24g，牡丹皮 12g，黄连 6g，肉桂 6g，炒酸枣仁 30g。

加减方法：若病程日久，体质衰弱，腹部隐痛，或检查发现盆腔淤血综合征，舌质暗，或见瘀斑、瘀点，脉象沉涩者，加丹参 30g，炙黄芪 24g，桃仁 12g；如心烦易急，胸闷不舒，太息常作，精神抑郁，舌质淡，脉弦者，增柴胡 12g，紫苏梗 12g，玫瑰花 10g。

4. 子宫切除术后综合征治疗技巧

子宫切除后，患者在生理、心理等方面发生较大变化。除根据患者具体病情运用药物治疗外，还要注重心理方面的调节，使患者精神抑郁状态得以康复，并通过中西药治疗促使术后临床症状减轻与缓解。

从临床观察来看，患者子宫切除后，或多或少地影响到卵巢功能，有的甚至已经引发卵巢功能过早衰退。根据这一情况，笔者对该病进行了系统的相关研究与临床观察，认为用中西医结合的方法治疗 PHS，同样有较好的治疗效果。

（1）手术后的心理调节

PHS 病机相对复杂，其主要证候，既有生理方面的异常，又有心理方面的失调，治疗时务必分清主次，抓住主要矛盾。平素心理方面存在问题者，常常因子宫切除加重；以往没有心理异常者，常常因子宫切除而产生。前者治疗宜心理调节与疾病调理同时进行，后者则重点治疗 PHS，病去则心理病态自缓。

子宫切除同时切除卵巢者，本身就容易发生心理抑郁，起因与雌激素突然降低有关，应加以重视。卵巢功能突然减退，均会出现不同程度的精神神经症状，情绪明显低落，失眠多梦，注意力不集中，记忆力减退等，对患者的生活质量构成不良影响。在治疗上，应重视运用补肾活血中药如女性宝胶囊，必要时增加西药替勃龙之类的药物，可有效缓解因雌激素降低导致的一系列症状，缓解患者心理压力。

生理发生改变之后，一些疾病会随之发生。女性泌尿系统是雌激素依赖性器官，切除子宫、特别是切除子宫同时切除卵巢者，卵巢功能常常迅速降低，雌激素水平降低后容易诱发泌尿系统感染症状，出现尿频、尿急等尿路刺激症状，此时无需运用抗生素治疗，中药补充植物性雌激素加心理调节具有较好的疗效。

（2）术后的性生活恢复

PHS一个较为常见、又严重困扰患者的症状是性生活困难，给夫妻情感带来危机，同时也会对患者心理构成严重伤害。实际上，性生活不和谐主要是病理因素导致的，女性之所以无性高潮，原因是多方面的，阴蒂神经断裂、雌激素急剧减少、阴道缺乏分泌物而干涩、阴道在子宫切除后变短、甚则因阴道残端炎性肉芽导致性交出血等，导致大脑皮质性敏感区的输入发生变化，往往由此产生性冷淡、性厌恶与恐惧心理，最终拒绝性生活。这种病理的改变，也会直接或间接地引发患者心理障碍。

性欲高潮中心器官是大脑而非阴蒂、阴道、子宫，人们可以在身体不同部位或者通过幻想而引起性欲高潮。也就是说，性高潮有无与子宫是否切除理论上没有直接关系，但由于患者的心理、生理等发生改变，很容易发生子宫切除术后性欲障碍。患者手术过程中的恐惧、焦虑与压抑，是由于大多数人认为子宫是保持女性特征和产生性感的唯一器官，切除子宫就会减弱或丧失性功能，在认知上形成一种固定的思维模式，对其精神威胁较大，也是导致性障碍的主要因素。其次，子宫切除或子宫切除加双侧卵巢切除术后，内分泌功能明显下降，性反应机制受到影响，阴道缩短、狭窄、萎缩，白带减少等因素，直接导致性交疼痛，加剧了患者的性忧虑，使本来可以继续的性生活变得愈发稀少。

针对患者认知、心理、生理等方面存在的问题，中医治疗具有一定的优势。除从医学角度进行细致宣教外，运用补肾填精之法可使雌激素水平得到改善，分泌物增多，减少乃至消除性交疼痛；采取疏肝解郁之法可舒缓紧张压抑的心理，有益于患者精神与情绪恢复正常状态；通过健脾益气等治疗方法能提高其自身抗病能力，对术后康复具有重要作用；进行养心安神、调理气血等治疗，能有效改善患者生活质量，使心理疾患容易康复。针对患者术后诸症进行辨证施治，对恢复或改善患者性生活具有重要作用，这些行之有效的药物补救方法，对尽快建立代偿功能，树立患者信心，减轻缺陷引起的心理反应具有重要意义。

（3）实施中西医结合治疗

PHS患者临床症状突出，尽早着手治疗、尽快消除病情，是提高疗效的关键。子宫切除者，多因子宫肌瘤、子宫腺肌瘤、子宫内膜息肉、产后大出血、严重的功能性子宫出血、子宫恶性病变等疾病而切除，属于不得已而采取的手术，术前机体已处于疾病状态。促进患者康复、避免或减轻不良反应的发生，中西药合用疗效更为明显。

对于症状明显、无雌激素应用禁忌者，均可考虑加服该类药物。替勃龙对于缓解更年期症状具有良好效果，不良反应较少；运用雌激素时，应严格掌握适应证，必要时同时服用孕激素，以对抗其不良反应；对于阴道特别干涩者，可考虑外用雌激素类膏剂。应用该类药物时，要注意观察病情变化，用量适可而止。

临床药理研究证明，一些具有补肾等功效的中药具有良好的雌激素样作用，对缓解病情具有可靠的疗效，因为属于植物性雌激素，对服用者几乎没有不良反应。在运用含有植物性雌激素作用的中药时，务必辨证与辨病相结合，做到药证相符。用药前检查性激素，分析卵泡刺激素、黄体生成素、雌二醇水平，了解机体激素水平基础状况，对指导用药、分析疗效、判断预后均具有重要意义。

对于 PHS 的治疗与康复，中医药具有一定的优势。患者一旦发生术后并发症，应及时进行有效治疗，对提高治疗效果、减少患者痛苦、缩短疗程具有重要意义。运用中医整体观念与辨证施治的方法，从肾、肝、脾、心等脏调理，可有效缓解乃至解除患者病痛，有利于子宫切除后康复，有利于克服患者心理障碍、改善生活质量。临床实践证明，运用补肾填精、疏肝化瘀、益气健脾、交通心肾等治法对缓解 PHS 证候，具有较为满意的治疗效果。

参考文献

[1] 王忠民，张爱玲．中西医结合治疗盆腔瘀血综合征的临床观察 [J]．上海中医药杂志，2001，35（4）：34-35.

[2] 王明闯，张菲菲，王忠民．王忠民主任医师辨治重度痛经反复发作经验撷菁 [J]．中国中医急症，2014，23（10）：1854-1855.

[3] 王明闯，张菲菲，袁媛．王忠民治疗功能失调性子宫出血致中重度贫血体会 [J]．中医杂志，2014，55（14）：1186-1188.

[4] 陈玲，王明闯，王忠民．王忠民辨证论治子宫切除术后综合征的经

验［J］．中医药临床杂志，2015，27（12）：1681-1685.

［5］王志，王明闯，王忠民．王忠民中西医结合论治围绝经期综合征的经验［J］．中医药临床杂志，2016，28（6）：771-776.

5. 子宫腺肌病的保守治疗方法

子宫腺肌病是临床常见疾病。有些患者常因经期疼痛难忍、缺乏良好治疗效果，最终不得不切除子宫。笔者之所以将该病的治疗列入预防卵巢早衰的疾病行列，是因为该病最终进行手术切除者不在少数，因此引发卵巢功能早衰者并非罕见。为尽可能避免子宫腺肌病患者切除子宫，笔者在临床中探索出一整套行之有效的中西医结合治疗方法。

笔者所探索的中西医结合治疗方法，不仅对子宫腺肌病具有可靠疗效，而且对子宫肌瘤、子宫腺肌病合并子宫肌瘤，均有较好的治疗效果。兹例举中西医结合治疗子宫腺肌病的经验如下。

（1）子宫腺肌病的病因病机

子宫腺肌病属于常见疾病，其发病率近些年来有上升趋势。子宫腺肌病患者痛经严重，甚至难以忍受。子宫体积弥漫性增大，部分患者月经血流量多，出血时间长，易发生失血性贫血，对患者身心健康影响颇大。

子宫腺肌病与多次妊娠、分娩、刮宫、经期保护不当等因素有关。临床诊断子宫腺肌病较易，但治疗效果较差。由于具有活性的子宫内膜植入子宫肌肉层，并随月经周期恢复活性且逐步扩散，病情多呈较快发展趋势，有些患者不得不采取切除子宫的方法控制病情。该病多发年龄为30~45岁，有过早怀孕、流产史者患病年龄常常提前，而未有怀孕、流产史者极少发生该病。

中医辨证认为，子宫腺肌病的脉证与癥瘕积聚中癥与积的脉证相似，其病机根本在于离经之血瘀滞胞宫。中医认为，具有活性的子宫内膜进入子宫肌肉层作祟，属离经之血，系瘀血范畴，其病机与气血瘀滞、疏泄不力、寒邪困扰、正气虚弱等有关。

子宫腺肌病发病时常有腰痛、面色苍白、出冷汗、四肢厥冷、呕吐腹泻或肛门坠胀、性交痛、不孕等症状。其症状可能与多次妊娠和分娩时子宫壁的创伤等因素有关，因子宫内膜基底层与肌层之间不存在黏膜下层，通常基底层内膜也不向下侵入肌层，但在妊娠和宫腔操作时可能损伤了子宫内膜和浅肌层，引发炎性病变，当子宫内膜侵入肌层时就会发生子宫腺肌病。异位子宫内膜，在子宫肌层内弥漫性或局限性生长，会刺激周围平滑肌与纤维结缔组织增生，子宫正常收缩功能受到干扰，经前或经中期充血、水肿或出血均致子宫体积增大，这种压力增高的刺激，使四周肌肉发生痉挛性收缩，故而痛经剧烈。

具有活性的子宫异位内膜，酷似中医所言离经之血，病机属于瘀血阻滞；当运用西药阻止月经来潮时，有活性的子宫内膜失去活性，但病灶依然存在，属于癥积范畴。在药物引发闭经的状态下，为中医活血化瘀治疗创造了良机，也不用再担心活血化瘀致使病灶扩散，为消除癥积提供了机遇。

子宫腺肌病外因与自我保护不力、遭受创伤等因素有关，进而使胞宫之血离经，形成瘀血阻滞之局面；其病机特征，显然与血瘀气滞有着最为密切的内在联系，亦即血瘀为主要矛盾；而血瘀的存在往往与气有关，因血瘀可产生气滞，形成气聚血凝之势，致使血瘀加重；阳气不振可使血液流速减缓，甚则使血液凝聚而致血瘀，气血凝聚日久又会引发阳气不振，寒自内生；血流不畅，气血瘀滞还会导致脏腑功能失调，最易受到影响的就是具有藏血、疏泄功能的肝，继而影响到脾、心等脏，导致气血亏耗，出现不同程度的贫血；脾阳不振，运化失职，则水湿不化凝而为痰，痰浊与气血相搏，易凝滞气血，痰湿瘀结积聚，日久渐生癥积。故此，活血化瘀需要兼顾相关病因病机。

（2）子宫腺肌病的证治要点

子宫腺肌病的诊断并不困难。临床上凡是月经来潮腹痛剧烈，均应进行化验检查，CA_{125}（carbohydrate antigen 125）是必查项目，无论是诊断还是评价治疗效果，均有重要参考意义。凡是CA_{125}高于35IU/mL（个别患者高于20IU/mL）即应做相关检查。同时，要检查子宫内膜抗体（endometrial antibody，EMAb），正常情况下为阴性，阳性具有临床参考意义。阴道B超检查可见子宫呈均匀性增大，子宫内膜线正常或稍弯曲，子宫切面回声不均匀，有时可见有大小不等的无回声区。诊断困难者，可进行磁共振成像检查。

子宫腺肌病手术、西药等治疗均有一定效果，但切除子宫会给患者带来永久伤害，不仅直接影响生育，还会给卵巢功能带来严重的负面影响，甚至增加发生卵巢早衰的概率。

西药治疗有缓解病痛的作用，但停药后容易复发，而且长期用药还有可能出现水钠潴留、肥胖、肝功损害、男性化等不良反应。为此，笔者选择中西医结合的治疗方法，在人为闭经的状态下进行活血化瘀为主的治疗，促进失活的子宫内膜吸收、缩小乃至消除，具有非常重要的临床意义。

在用药方面，笔者以获得国家发明专利的快速治疗痛经与腹部肿块的药物痛经灵胶囊（主要成分为桃仁、红花、白芍、当归、丹参、肉桂、花椒、高良姜、甘草、香附）为基础方，根据不同的脉证进行加减，效果明显。

所用西药米非司酮，可在受体水平发挥抗孕酮和雌激素作用，通过抑制排卵而诱导闭经，使侵入肌层的内膜发生萎缩，进而发挥治疗作用。这可能与米非司酮直接作用于腺肌组织，抑制细胞增生及分化，促进凋亡，减少其生长潜能有关。只要无禁忌证，口服米非司酮可使子宫腺肌病病灶明显缩小，不良反应少见。

（3）子宫腺肌病的辨证施治

①气滞血瘀，当活血化瘀、理气除癥

笔者认为，气与血之间的关系极为密切，任何一方出现异常，皆可相互影响。子宫腺肌病因创伤等因素导致具有活性的子宫内膜进入子宫肌肉层，当属于离经之血瘀滞在先，继而影响到机体气机，此种情况应以活血化瘀为先导，兼见气滞者，则应佐以理气，其目的是为了更好地除癥，这也是活血化瘀法治疗疑难病、重病的基本原则。

症见宫体增大明显，平时腹部作胀不适，胸闷心烦，太息频作，睡眠不实，未治疗前痛经剧烈，经色紫暗有块，腹胀下坠，舌质淡，苔薄白，脉弦。治以活血化瘀为主，兼以理气除癥。

处方：桃仁 10g，红花 10g，炒白芍 15g，当归 12g，丹参 24g，乌药 10g，枳壳 12g，高良姜 12g，炙甘草 6g，制香附 10g，鬼箭羽 10g，山慈菇 10g，石见穿 10g。

加减方法：若伴肢体困倦，气力不足，上方加党参 30g，刺五加 30g；如脾胃虚弱，纳谷不香，增炒麦芽 30g，佛手 12g。

②痰湿凝聚，应活血化瘀、祛痰消肿

子宫腺肌病所导致的瘀血，不仅仅影响气血，也会影响脏腑功能。有些患者患病后出现四肢沉重，躯体肥胖，头晕头沉，咳嗽痰多，带下量多黏稠，舌体胖大或见瘀斑瘀点，舌苔厚腻，常常与脾运化功能失职有关。由于痰湿阻滞气机，影响气血，在活血化瘀之时一定要考虑祛痰消肿。笔者在治疗这一证型患者时，常在活血化瘀的基础上，添加一些具有化湿祛痰、消除肿块之品，具有事半功倍之效。

症见肢体沉重，躯体肥胖，头晕泛恶，平素痰多，白带偏多，大便臭秽，舌体胖大，苔厚腻，脉滑，治宜活血化瘀、祛痰消肿。

处方：桃仁10g，红花10g，赤芍12g，当归10g，丹参18g，桂枝12g，陈皮12g，高良姜12g，炒薏苡仁30g，制香附12g，鬼箭羽10g，山慈菇10g，石见穿10g，姜半夏10g。

加减方法：如肢体困倦、身重懒惰，上方增党参30g，炒山药30g；若肢体发凉，大便不实，加干姜12g，炒苍术18g。

③阳气不足，可活血化瘀、温经消积

子宫腺肌病发病日久，不仅气滞血瘀加重，还常常出现阳气不足的表现。笔者认为，由于瘀血阻滞气机，抑制阳气功能，而寒自生，使气血更加凝集，气滞血瘀进一步加重，在这种情况下，活血化瘀的作用就会降低。临床可见，有一些子宫腺肌病患者常常出现阳气不足的证候。此时，在活血化瘀的基础上，注重运用温经散寒、补益脾肾等法，效果明显提高。

症见肢体不温，腹部冷痛，大便不实，小便清长，带下清稀量多，舌质胖，苔薄白，脉细弱，治宜活血化瘀、温经消积。

处方：桃仁10g，红花10g，炒白芍12g，当归10g，丹参18g，肉桂10g，花椒10g，高良姜12g，炙甘草6g，制香附12g，桂枝12g，三棱10g，莪术10g。

加减方法：如伴胸闷腹胀，心烦不舒，上方增枳壳12g，厚朴12g；伴肢体乏力，心悸气短，加人参5g（另煎），炙黄芪30g。

④正气不足，宜活血化瘀、养血益气

子宫腺肌病从中医的角度分析，系先由外因导致血液离经，继而形成血瘀气滞。气血瘀滞日久，气血势必耗伤，反之，血虚时气滞血瘀消除难度增加，如《产宝百问》云：“气血盛，阴阳和，则形体通……”临床有一些患者，合并黏膜下子宫肌瘤者，出血时间长，往往发生贫血现象，如不及时纠正，正气难以恢复，病情缠绵不愈。根据治病必求于本的原则，清除瘀血、疏通气机，兼顾养血益气是治疗该证的重要一环。

症见四肢乏力，动辄心悸，面色不华，平素懒动，精神不振，劳则疲倦，舌质淡红，脉细弱，治宜活血化瘀、养血益气。

处方：桃仁 10g，红花 10g，炒白芍 15g，当归 12g，丹参 15g，肉桂 6g，花椒 6g，高良姜 12g，炙甘草 6g，制香附 12g，党参 30g，炙黄芪 30g，黄精 24g。

加减方法：如伴胸闷心烦，两胁不舒，上方加炒枳实 12g，青皮 12g。

（4）子宫腺肌病用药技巧

把握用药要点。在服用中药的同时，服用小剂量米非司酮（10mg，晚饭后 2 小时服，之后 2 小时内禁食），无该药禁忌证者从月经第 3 天开始连续服用 6 个月或以上，服用之后即出现闭经。该药物不良作用小，禁忌证少，对肝功能等无不良反应。服用米非司酮 1 周后，开始服用中药。临床资料显示，中药与西药疗效相得益彰，临床显效率显著提高，且复发率大为降低。在运用中药的过程中，可根据临床脉证调整药味与剂量，药随证变，以获良效。治疗期间嘱患者适当运动，以促进腹部血液循环。

特殊药物运用。笔者积累多年临床经验，结合药理实验成果，研发出用于治疗子宫腺肌病的痛经灵胶囊，经临床验证效果明显，已获得国家药物发明专利。该处方配伍严谨，君臣佐使明确，其成分均为临床常用药物，且为药食两用之品，具有很高的安全性，在子宫腺肌病中应用尚未发现不良反应。该药对促进病灶吸收、缩小宫体、预防剧痛、改善血液微循环、改善盆腔病变症状等，均具有很好的疗效。

（5）子宫腺肌病验案举例

患者，女，35 岁，教师。2015 年 3 月 26 日初诊。每次月经来潮严重腹痛已 11 个月，且逐步加剧，开始月经来潮时需要服用止痛药物，后因疼痛严重注射度冷丁止痛。CA_{125} 检查为 82 IU/mL，B 超检查子宫体积 76mm × 58mm × 39mm，呈均匀性增大，子宫切面回声不均。MRI 检查诊断为子宫腺肌病。症见胸闷不舒，腹部作胀，经前乳房胀痛，两胁不舒，精神紧张，非经期时而腹部隐痛、性交痛、肛门坠痛，经期来潮前 3 天腹部作胀，之后疼痛，按之加重，每次经期不能正常工作，少腹刺痛剧烈，身出冷汗，手足不温，经色紫黑，伴有血块，舌体略暗，有数处瘀斑。据患者病情，遂在月经第3天用米非司酮10mg，每晚1次，连续服用。周期第10天服用中药，以活血化瘀为主，兼以理气除癥。药用桃仁10g，红花10g，赤芍12g，当归15g，丹参24g，肉桂10g，制香附12g，高良姜12g，炙甘草6g，鬼箭羽9g，山慈菇9g，石见穿12g，党参30g，刺五加30g。先后以上方随症加减，连续服用6个月。停用中西药后3个月随访，月经基本复常，无痛经，CA125 15 IU/mL，MRI复查子宫体积60mm×42mm×30mm，余未见明显异常。

笔者治疗子宫腺肌病，凡病情严重、疼痛剧烈者，均采用中西医结合的方法，在使用米非司酮闭经之后，使用中药进行调理，可使子宫腺肌病的病灶体积迅速缩小，疗效可靠，观察近百例效果较佳。笔者认为，在经期不宜运用活血化瘀之品，此时使用有使病灶扩散之嫌，主张采用分步治疗或中西药合用治疗。

参考文献

[1]王明闯，张菲菲，王忠民．王忠民辨证治疗子宫肌腺病剧痛经验［J］．中国中医急症，2014，23（12）：2220-2222.

[2]王明闯，张菲菲，王忠民．王忠民论治慢性盆腔炎合并子宫内膜异位症经验［J］．世界中西医结合杂志，2015，10（1）：13-15，21.

[3]王忠民，王明闯，张菲菲．子宫内膜异位症合并盆腔淤血综合征中医辨治体会［J］．中医杂志，2015，56（3）：256-258.

[4]王明闯，张菲菲，王忠民．痛经灵胶囊治疗青春期原发性痛经的临床观察［J］．世界中西医结合杂志，2015，10（3）：375-377.

[5]王明闯，雷智锋，王忠民．王忠民辨治子宫腺肌病合并子宫肌瘤经验［J］．中医药临床杂志，2015，27（5）：632-635.

[6]王忠民．快速治疗痛经与腹部肿块的药物：中国，ZL2012102156674［P］.2012-06-27.

6. 子宫体癌综合征辨证论治

子宫体癌综合征（carcinoma of uterus syndrome）是女性恶性肿瘤之一，发病率较高，根据该征的脉证与临床表现，采取中西医结合的方法进行治疗，尽可能保护卵巢，防止卵巢受到更多伤害，是临床非常重要的一环。

子宫体癌综合征属于妇科疑难病，也是诸多妇产科综合征之一。笔者就子宫体癌综合征的病因病机、诊断要点、辨证施治、用药技巧等方面进行详细论述，认为该征辨证属于湿热蕴结、肝郁气滞、正气不足、脾气虚弱者为多，据此分别采取利湿清热解毒、理气除滞化瘀、扶正祛邪消瘤、健脾固护后天之法，具有缓解病情、提高抗病能力等积极作用。

该征系指子宫内膜癌患者合并肥胖、高血压与糖尿病，有学者称之为子宫内膜癌三联征。在多年的临床实践中，笔者对妇科综合征有一定的研究，对该征运用中西医结合的方法，根据其临床脉证进行分型治疗，获得了较好的疗效。

（1）子宫体癌综合征病因病机

在妇科临床，子宫体癌综合征患者时常有之。尽管该征的确切病因尚未明了，但许多学者认为与体质因素、雌激素因素关系较为密切，而体质因素中大多可能与代谢和内分泌系统异常有关。

该征系恶性疾病，发病率仅次于子宫颈癌，虽可发生于任何年龄段，但平均年龄为 55 岁，50%~70% 在绝经后发病。80% 的子宫体癌肿瘤组织起源于内膜腺体，故又称为子宫内膜样腺癌，其激素受体水平较高，预后良好。笔者在多年治疗妇产科综合征的临床实践中认识到，牢牢把握病因病机，根据脉证进行论治，即便病情较为复杂，同样能起沉疴。

外源性雌激素的作用与内源性雌激素相对或绝对增高是该征的高危因素。雌激素增高可引发子宫内膜的异常改变，发生诸如囊性增生、腺瘤样增生和不典型增生，当女性发生过度肥胖时，体内脂肪存储的雌激素就会升高。不仅如此，脂肪细胞还能将雄烯二酮芳香化而转变成雌酮，而一些资料显示雌酮可能是子宫内膜癌的致病因子或促癌因子。

大量临床资料显示，雌激素有促进子宫内膜癌的潜能，动物实验也证明大量雌激素可诱发子宫内膜癌的发生。形成雌激素增高的因素较多，无正常排卵、初潮过早、月经期时间过长、流产、不孕、卵巢功能性肿瘤、补充外源性雌激素（特别是长期、大量补充）、孕激素偏低等，都会导致雌激素绝对或相对性升高而增加发病风险。

血压升高，往往会影响垂体功能，而垂体功能又会导致内分泌系统紊乱，进而发生雌激素水平升高，增加子宫内膜癌的发病概率。有临床研究证实，该征伴高血压者比例在逐步增加。

糖尿病被认为是子宫内膜癌的高危因素，与其发病关系密切。有关资料显示，糖尿病人或糖耐量异常者患子宫内膜癌的风险比正常人高2.8倍，脆性糖尿病者尤其显著。这种现象，多数学者认为最直接的原因是垂体功能及内分泌代谢紊乱而非糖尿病，垂体促性腺功能异常，直接导致卵巢失去排卵功能，进而不能正常分泌孕激素，使雌激素失去制约，导致绝对或相对升高，这种现象是引发子宫内膜癌的生理基础。

笔者认为，子宫体癌与中医"癥瘕""带下"等相关。内伤七情，精神抑郁，忧思郁怒，肝藏血与疏泄功能失常，影响气血正常功能，易形成气滞血瘀之证；平素思虑过度，或过食肥甘，多坐少动，伤及脾胃，痰湿遂生，气血滞留，易致瘀毒内生；气血瘀滞，经络壅塞，郁久化火，积湿成热，聚于下焦，湿热瘀毒互结，胞中血败肉腐，继发赤白带下；肝脾功能失常日久，病不能自愈，则造成气血亏损局面，形成正虚邪实之病势，病情日趋严重，倘若不及时治疗，极易病入膏肓。

（2）子宫体癌综合征诊断要点

诊断子宫体癌综合征并不困难。具有典型的肥胖、高血压、糖尿病三联征病史，其发病年龄大多在55岁左右（发病不足40岁者仅为5%~10%）；如绝经后突然出现阴道不规则出血，或更年期月经紊乱，或40岁以下月经过多、月经紊乱、经量增多、经期延长、子宫内膜增厚等，常常是该征的前期症状。

有些患者，出现癌瘤渗出液或感染坏死时，则发生不规则阴道出血，出现血性液体或浆液性分泌物，白带增多，呈黄水状或血性，并伴恶臭。当肿瘤发展到一定程度时，可发生下腹痛，甚则出现肿瘤压迫证候；临床凡见该征高危人群，应提高警惕，诸如家族肿瘤史，有子宫内膜增生、年轻患者持续无排卵、不孕、多囊卵巢综合征、卵巢性索间质肿瘤等疾病，或有反复流产、应用外源性雌激素史，均应提高警惕，进行相关检查。

对于可疑者，有赖于分段诊断性刮宫标本的病理检查，除体格检查外，还可进行细胞学检查，即直接从宫腔内获取标本，采用内膜冲洗、尼龙丝内膜刮取，该法诊断率高达90%；经阴道或宫腔细胞学检查癌细胞阳性，经分段刮宫或宫腔镜或切下子宫经病理组织学检查即可确诊。

阴道或腹部B超、彩色多普勒检查无创伤，可用于早期筛查。绝经后子

宫内膜厚度 > 5mm，针对子宫内膜癌及内膜非典型增生其灵敏度和特异性分别达 80.5% 和 85.7%，可作为子宫内膜癌的筛查方法之一；MRI 诊断具有非常重要的价值，诊断准确率高达 93.1%，不仅可准确观测浸润肌层深度、宫颈基质的侵犯情况、淋巴结受累和远处转移程度，提供子宫大小、肿瘤体积、腹水与附件异常等信息，还可为非手术治疗计划的制定提供重要参考。

监测 CA125 和 CA19-9 的血清学及组织学水平，可提高子宫内膜癌的正确诊断率，对患者病情发展具有稳定的监测作用，CA125 < 35IU/mL 少有子宫外转移，CA125 > 35IU/mL 则提示伴有子宫外转移；血清人附睾蛋白（human epididymis protein 4，HE4）表达升高，可作为子宫内膜癌血清学标志，是子宫内膜癌的早期辅助诊断、疗效评价、预后评估的客观指标，可用于指导临床的综合治疗；临床研究证实，HE4、CA125 和 CA19-9 联合检测，较单项指标更具有优势；血清 β－人绒毛膜促性腺激素（血清 β-HCG）与血清癌胚抗原（carcino embryonic antigen，CEA）联合，肿瘤浸润转移指标（CD44v6）与 HCG 联合，CA125、血清甲胎蛋白（alpha fetoprotein，AFP）及 β-HCG 联合检测，对该征的诊断也具有临床意义。监测孕激素受体（progesterone receptor，PR）、雌激素受体（estrogen receptor，ER）对制定治疗方案与评价预后有重要指导意义。

该征应与绝经后出血、功能失调性子宫出血、子宫内膜不典型增生、子宫黏膜下骨瘤或内膜息肉、宫颈癌、原发性输卵管癌、老年性子宫内膜炎合并宫腔积脓、老年性阴道炎和子宫黏膜下肌瘤或内膜息肉相鉴别。

（3）子宫体癌综合征辨证规律

中医药治疗子宫体癌综合征，具有一定的效果。中医药对于该征治疗中的卵巢保护，具有一定的积极作用；对于具有手术指征者，术后进行治疗，对恢复患者体质、降低复发率具有良好效果；对于无手术指征但可进行放、化疗（单纯放疗或单纯化疗）者，运用中医药调理脏腑功能与气血，同样具有良好效果。

该征起病较为隐匿，但进展缓慢，转移比较慢，只要及时采取综合有效的治疗措施，大部分患者只要辨证准确，用药得当，措施到位，治疗效果尚好，治疗难度并非很大。子宫体癌综合征与其他疑难疾病无异，发病与治疗均具有一定规律，可根据具体脉证，进行分型施治。

需要特别指出的是，该征的形成无不与湿热有关，而疾病的演变过程，又以湿的演变为主要病机，由病之初的湿浊，到湿热困扰引发脏腑功能紊乱，湿热阻滞导致气血流通异常、免疫功能异常，湿热耗伤津液、阴精、气血等引发肿瘤形成、产生变故，“湿”始终参与其中。

①湿热蕴结，当利湿清热解毒

过食辛热肥甘之品，体质丰腴生痰，聚湿机体为患；或嗜酒吸烟伤身，酿成湿热聚集，留着下焦生变；或妄用滋补之品，阴阳平衡失调，脏腑功能失职，运化无力，湿邪泛滥。湿邪久居不去，阻滞气机影响血液循环，导致脏腑功能紊乱，日久化热，耗伤正气，使免疫功能下降。已有临床基础研究证实，湿热蕴结可使全血黏度升高，其病理机制与湿热蕴毒深伏营血、耗伤津液、血流迟滞、组织供氧差有关。在低氧或缺氧状态下，血流阻力明显增加，导致微循环障碍，又导致患者痰湿体质的加重。湿热病患者自由基损伤，机体免疫功能发生紊乱，抗病能力下降。一些癌症患者，早期常存在湿热交互的病机，其中舌体胖大与舌苔厚腻是最常见的表现之一。

症见肢体肥胖，四肢困倦，精神疲惫，身体沉重，胸满气促，或气高而喘，身热而烦，脘闷作胀，口气熏人，大便黏稠，小溲黄浑，带下而黄，气味臭秽，流出血性或浆液性分泌物，或是绝经后数年突然出现阴道流血，开始量小，之后渐增，气味恶臭，舌质红，苔黄腻，脉濡数。相关检查符合子宫体癌综合征诊断标准。

处方：白花蛇舌草、鱼腥草、茯苓、炒山药、炒苍术、薏苡仁、山慈菇、鬼箭羽、连翘、败酱草、半枝莲、仙鹤草、茜草、生甘草等。

加减方法：若伴胸闷烦躁，精神抑郁，口苦口干，加黄芩、栀子、柴胡；如食欲不振，呃逆呕恶，胃脘作胀，增藿香、佩兰、砂仁；倘带下量多，色黄如脓，腐败黏稠，佐金银花、败酱草、白茅根。

②肝郁气滞，治宜理气除滞化瘀

情志不遂，精神抑郁，肝藏血及疏泄功能失职，脏腑不和，脉络受阻，血行不畅，气滞血瘀，日积月累成积聚等病。如《丹溪心法》所云：“气血冲和，万病不生，一生怫郁，诸病生焉，故人身诸病多生于郁。”这种以气滞为先导渐致血瘀、痰凝、湿聚等相兼为患之病机，常常与良性、恶性肿瘤的发生、发展有内在联系。《景岳全书》亦曰：“或以血气结聚，不可解散，其毒如蛊。”如《黄帝内经》所言：“石瘕生于胞中……气不得通，恶血当泻不泻，衃以留止，日以益大，状如怀子……”王清任在《医林改错》中指出：“肚腹结块，必有形之血。”说明包块、肿瘤与血瘀相关。临床所见，肝郁、气滞、血瘀、疼痛等变化过程，形成了一个因果关系，也常常是子宫体癌综合征的演变过程。

症见胸闷烦躁，小腹不适，时而胀痛，心烦口干，生气后加重，或有长期生气、郁闷、精神压力巨大史，胸肋痞满，情绪不稳，阴道不规则出血，颜色暗红，血块较多，带下赤白相间，质黏而稠，气味腥臭，小便短赤，大便秘结，舌质红绛或见瘀斑，舌苔黄，脉弦数。相关检查符合子宫体癌综合征诊断标准。

处方：柴胡、枳实、青皮、白芍、当归、茯苓、三棱、莪术、仙鹤草、棕榈炭、茜草、草河车、白花蛇舌草、鬼箭羽、山慈菇等。

加减方法：若四肢乏力，纳谷欠馨，大便不实，加山药、白术、炒麦芽；如小腹刺痛，舌有瘀斑瘀点，阴道出血紫暗，增丹参、桃仁、玫瑰花；倘疲倦肢懒，活动加重，时而作喘，添太子参、刺五加、红景天。

③正气不足，法应扶正祛邪消瘤

在肿瘤的发生与发展过程中，正气不足是内在原因和结果，正气不足则机体失衡。《黄帝内经》曰：“邪之所凑，其气必虚。”“正胜则邪退，邪盛则正衰。”正气具有抵御外邪与监控内乱的作用，这种功能一旦失职，必然引发整体功能失衡。正气不足则致病因作用于机体，损害脏腑气血，不仅易致气滞血瘀，还会导致痰凝湿聚、火热内盛。正气亏虚则病理产物不能及时清除，长期留滞于体内则可能滋生癌毒。子宫体癌综合征形成之前，已经存在正气不足之势，祛邪能力失常，癌毒得以产生、发展，而正气如常，则能予以清除，使痼邪消散于无形，不至于发生癌症。《诸病源候论》云：“脏腑之气虚弱，而饮食不消，聚结在内……人即柴瘦，腹转大，遂致死。”“积聚者由于阴阳不和，脏腑虚弱，受之于风邪，搏于脏腑之气所谓也。”《医宗必读·积聚》则曰：“积之成者，正气不足而后邪气踞之。”说明正气的重要性。笔者认为，肿瘤形成与发展的过程，存在正气与病邪两个对立的方面，如何正确处理两者的关系，是非常重要的。正气虚为主则扶正为主、祛邪为辅，邪气盛为主则祛邪为主、扶正为辅，做到扶正不助邪，祛邪不伤正，始终使机体处于有利于机体康复、消除疾病的局面，也就是说，要注重抓住主要矛盾。

症见四肢乏力，精神不佳，神疲倦怠，动辄气喘，易受外感，体质羸弱，面黄肌瘦，多罹病日久，或手术、放疗、化疗之后，耗精伤血，出现气血双亏、元气大伤等证。相关检查符合子宫体癌综合征诊断标准。

处方：扶正以黄芪、人参（或党参、太子参）、三七、刺五加、山药、白术、茯苓、红景天等为主；祛邪（消瘤）以半枝莲、鬼箭羽、山慈菇、姜黄、白花蛇舌草、石见穿、六月雪、蟾皮、全蝎、浙贝母为主。临证用药时，可根据正邪轻重，合理选择药味与所用药物剂量大小。

加减方法：若症见胸闷不舒，食欲不振，心悸怔忡，加枳壳、炒麦芽、茯神；如腰膝酸软、头晕耳鸣、失眠健忘，增川续断、枸杞子、合欢花。

④脾胃虚弱，重在康复固护后天

在子宫体癌综合征的发病与发展过程中，正气耗伤非常巨大，其手术、放化疗等对脾胃的损伤尤为显著。人“有胃气则生，无胃气则死”，后天之本一旦崩溃，正气失去能量本源，脏腑成为空中楼阁，机体康复无从谈起。孙桂芝教授治疗肿瘤“以人为本，以病为标”的观点颇有借鉴意义。特别是一些中晚期患者，脾胃之气大伤，呕恶不止，滴水难进，生命指征日趋恶化。此时扶助脾胃之气，适时运用扶正类与运脾开胃助纳类药物，尤其在疾病恶化阶段，降低癌毒对机体的损害、改善身体基本状况、及时汲取营养物质、延长患者生命方面，不可或缺。《景岳全书》云：“盖人之始生，本乎精血之源，人之既生，由乎水谷之养。非精血，无以立形体之基；非水谷，无以成形体之壮。”《素问·平人气象论》曰：“人以水谷为本，故人绝水谷则死。”脾胃之气恢复，尚有一息生存；后天陷入绝境，机体难免终结。及时调理脾胃，暂停攻伐之品，在治疗肿瘤中十分重要。

症见子宫体癌综合征中晚期，或在放、化疗之后，四肢极度疲乏，动辄气喘，恶心呕吐，不思饮食，食后腹满，大便若无，舌苔厚腻，脉细弱。相关检查符合子宫体癌综合征的诊断标准。

处方：党参、白术、茯苓、苍术、山药、白扁豆、香橼皮、枳壳、藿香、砂仁、佩兰、香薷草、炒麦芽、焦神曲、炒山楂等。

加减方法：若胸闷烦躁，太息频作，两胁作胀，加柴胡、枳实、青皮；如腰膝酸软，头晕耳鸣，失眠健忘，添炒杜仲、枸杞子、合欢花；见四肢不温，大便稀薄，带下清稀量多者，增桂枝、石榴皮、补骨脂。

（4）子宫体癌综合征用药技巧

中医治疗子宫体癌综合征具有一定的效果，但最佳方案则是中西医结合采用综合措施，权衡利弊得失，选择最佳方案。当身体许可，且有切除指征者，应首先考虑手术，之后采取中西医结合辅助治疗措施；身体不宜手术但可行放、化疗者，则宜同时运用中医药治疗；对于可以单独服用中药治疗者，则宜适当配合激素等综合治疗。

中药配合孕激素治疗具有一定的优势。该疗法不良反应很小，对于不适宜手术及放、化疗者则可用之。大量临床研究资料证实，对晚期复发及转移的子宫体癌，应用孕激素治疗有1/3左右的有效率。即便是手术及放、化疗患者也可使用孕激素，对减少复发率、增加肿瘤对放疗的敏感性有益。常用的孕激素有安宫黄体酮，一般方法为每次400mg口服，每周3次，连用12周；甲地孕酮，常用剂量为每天160mg口服，连用12周；术前连用5天米非司酮（每天100mg）与醋酸甲羟孕酮（每天500mg），两者联合应用对子宫内膜癌细胞有抗增殖和促凋亡作用，并在PR、ER、增殖细胞核抗原（proliferating cell nuclear antigen，PCNA）、凋亡相关基因（Bcl-2、Bax）的表达中发挥协同作用。

中药在子宫体癌综合征手术、放疗、化疗后运用广泛。西医的治疗措施，临床虽具有一定效果，但对机体的创伤是巨大的，有时使患者难以坚持，使机体处于“崩溃”状态。子宫切除，并非等于疾病全部切除，产生该征的不良环境依然存在、免疫功能依旧低下、机体虚弱程度加剧。运用中药及时调理机体，恢复正常饮食，恢复正常体力，往往能给患者增强治愈信心，为下一步用药、战胜疾病奠定坚实基础，临床实践证明是非常重要的治疗措施。

中药治疗过程中运用灵活。该征治疗需要较长时间，治疗过程中脉证往往发生较大变化，甚至辨证分型发生改变，所用处方应据证变更，不可一方而终。同时，对于与该征相关的肥胖、高血压与糖尿病，也要予以兼顾，不仅对患者体质改善有益，而且对防止病情反复有益。

参考文献

［1］雷智锋，王忠民．中西医结合论治子宫体癌综合征［J］．世界中西医结合杂志，2017，12（9）：1204-1208.

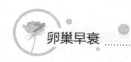

［2］王志，王明闯，王忠民．王忠民中西医结合论治围绝经期综合征的经验［J］．中医药临床杂志，2016，28（6）：771-776.

［3］王忠民．一种化瘀温经疏通输卵管的药物：中国，ZL201010133134.2［P］.2010-03-26.

（四）部分植物雌激素中药药理研究

植物雌激素，是指某些能结合并激活人类雌激素受体，且具有雌激素样和/或抗雌激素活性的植物成分。植物性雌激素对人体生理与病理均可产生影响，对诸多疾病有积极的预防与选择性治疗作用，特别是对于卵巢早衰患者，发挥着广泛而重要的作用。

植物雌激素依据分子结构，分异黄酮类、木酚素（lignan）类、二苯乙烯类三种。含有异黄酮类的中药主要为黄芪、三七、黄芩、柴胡、麦冬、白果、仙鹤草、芦荟、木贼、罗布麻、虎杖、鱼腥草、金钱草、陈皮等，含木酚素类的中药主要有五味子、牛蒡子、连翘、细辛等。

依据中药功能分类，主要有如下几种：

补气补肾药中主要有人参、补骨脂、淫羊藿、菟丝子、肉苁蓉、枸杞子、女贞子、甘草等；活血化瘀药中有丹参、川牛膝、红花等；其他类中药，主要有小茴香、五味子、蛇床子、蒺藜、葛根、黑升麻、莲须。

临床与药理研究均已证实，大多数中药的雌激素样作用，与其所含的植物雌激素有关。部分中药具有植物雌激素作用，对卵巢功能有一定的辅助作用，对维持性内分泌系统的平衡，可发挥较好的治疗效果。临床用于卵巢功能低下、内分泌失调、更年期综合征等，具有一定疗效。

植物雌激素是一类广泛存在于植物、蔬菜与水果中的非甾体类化合物，其结构及生物活性，均类似于人体中的雌激素，可与雌激素受体结合。植物雌激素对内源性雌激素，具有双向调节作用。植物雌激素一个重要的优势，在于没有导致乳腺癌、子宫内膜癌的不良反应。

含有植物雌激素的中药，也有着不同的功效。临证可根据辨证进行组方，同样具有较好的临床效果。

1. 含植物雌激素及雌激素样作用中药的药理研究

植物性雌激素，具有类似动物雌激素的活性，而所含的为植物成分。植物性雌激素同样可与靶细胞的雌激素受体结合，启动一系列生理反应，并发挥微弱的雌激素效应，对与雌激素相关的疾病，可发挥一定的治疗作用。经过药理研究与动物实验证明，一些中药含有可以满足人体内需要的植物雌激素。因植物雌激素没有人工合成雌激素替代疗法所引发的不良反应，因而在医学界受到广泛的重视。

为评价植物性雌激素的作用，常常用大鼠或小鼠做动物实验，经服用相关中药，观察治疗前后子宫增重变化，可分析中药中植物性雌激素的作用。我们知道，子宫组织中含有大量的雌激素受体，雌激素或具有雌激素活性的化合物通过与受体结合，可诱发细胞内的反应，促使子宫组织内的诱导蛋白含量增加，进而使子宫组织增生与变厚，子宫的质量增加。动物子宫质量增加的幅度，往往与雌激素含量成正相关。

在植物性雌激素中药的药理研究方面，一些研究已经取得了比较好的成绩。但由于具有雌激素类似作用的中药，对机体性内分泌的影响是多方面的，并非单一的植物雌激素样作用，其作用的发挥还与临床辨证施治、患者具体病情等因素有关，因此，尚有一些问题有待深入研究。迄今为止，关于一些具有雌激素类似作用的中药研究，在人体方面直接的研究观察较少，而且对多种药物的复方研究尚少，关于深层次的问题需要进一步探索。

目前，一些植物性雌激素的研究，大多从动物试验中获取结论，然后应用于临床，证实具有较好的效果。在植物性雌激素中药的运用中，临床医生在治疗雌激素水平低下、卵巢功能衰退等疾病时，使用率较高，有临床研究报道显示取得比较理想的疗效。

一些临床报道结果证明，植物雌激素不仅可以改善卵巢功能，还对促进卵泡发育、提高正常受孕率，具有较好的疗效。

临床观察发现，由一些中药如仙茅、淫羊藿、菟丝子、巴戟天、枸杞子、熟地黄、附子等组成的促排卵汤剂，对促进卵泡发育、增加黄体数目，减少闭锁卵泡数量、减轻卵泡囊性化改变，具有一定作用。其结果表明，促排卵中药可减轻卵巢甾体激素前驱物质的堆积而调节局部激素的合成与代谢。

根据临床辨证，凡是具有气滞血瘀者，可采用具有活血化瘀、温经通脉之品，诸如当归、桃仁、红花、川芎、赤芍、香附、路路通、川牛膝、皂角刺等进行促排卵治疗。据有关文献报道，上述治疗可改善卵巢功能，促进卵泡发育与排出。

2. 含植物雌激素中药临床使用原则

在使用具有雌激素样作用的中药时，除了依据其药物雌激素样作用辨病用药外，还应该充分考虑中药的基本性味、功用、归经，依据临床脉证辨证施治，确定治疗原则与处方，临床才会有较好的疗效。

需要明确的是，中药雌激素样作用，并非一定是通过与ER结合而发挥治疗作用，因为具有类雌激素样作用的中药，并非绝对含有植物雌激素。其发挥作用的机制，可能是中药对内源性雌激素分泌及代谢产生影响，作用于下丘脑–垂体性腺轴，调节其免疫系统、神经递质和其他相关因子，进而对内分泌系统产生调节作用。

除此之外，也有学者认为，当中药进入体内之后，部分药物成分经肠道细菌的转化会发生代谢，有可能是这些代谢产物产生了雌激素样作用。

在临床，运用雌激素样作用的中药，可以不管其如何发挥雌激素样作用，但必须遵循中医辨证施治的基本原则，同时要顾及整体状况，根据其脉证，进行综合判断，制订出符合病情的治疗方案。

（1）辨证施治的原则

中药的成分是非常复杂的，形成复方后作用更是多变的，中药组方的功效，绝非简单地作用累加，而是它们之间相互协调、相互作用、相互影响的结果。一个上好的组方，药物之间的作用不仅可以发挥到极致，还会呈现1+1大于2、大于3的现象；一个较差的、违背中医药基本原则的组方，药物之间的作用不仅难以将作用发挥到最佳，还会出现1+1小于2、小于1的现象，甚至疗效更差、更糟糕。这样的案例，临床不胜枚举。

中医药的精髓之一就是辨证施治，不同的脉证、不同的药物组合等诸多因素，对疾病具有不同的治疗效果。由于含有植物性雌激素中药的成分复杂，几乎所用的该类药都不是单一的作用，更不能依据所含的某种成分而确定其适应证以及所治疗的疾病，不然就会使中医走向废医存药的歧途，出现中医与中药严重分离的局面，这当然不符合中医药研究、挖掘、发展的基本要求，自然也有悖于中医药治疗疾病的基本原则。

在临床，使用具有雌激素样作用的中药时，不可忽略辨证施治的基本原则。我们知道，从具有植物性雌激素作用的中药特点来看，大部分具有补肾填精作用，基本符合中医肾精亏虚、雌激素下降的临床脉证，使用补肾填精的中药，纠正机体缺乏雌激素的状态，符合中医辨证论治的基本原则。

需要说明的是，在具有雌激素样作用的中药中，并非均为补肾药物。有的属于解表药，如葛根、升麻；有的属于活血化瘀药，如丹参、红花等；有的则属于补气药，如人参、黄芪、甘草等；也有的属于温中散寒药，如香附、小茴香……这些药物，具有本身的基本特点和基本的临床适应证。因此，在具体运用时，不可一味根据其中含有植物雌激素就任意使用，应该重视中医中药的基本应用原则，遵循辨证施治的基本特点。否则，临床治疗就不会具有很好的疗效，至少不会将临床疗效发挥到极致。

植物雌激素中药辨证施方需要掌握运用技巧。临床运用时，首先需要考虑辨证施治的基本原则。辨证施治是中医获取良好效果极其重要的途径，这一途径在临床实践中是不争的事实。

一些中药，在科学、合理、符合脉证的前提下组成复方，疗效就会发挥到最好的水平，而如果仅仅按照中药的药理成分组方而不遵循中医用药的基本原则，疗效就不一定发挥到最好水平，甚至失去应有的疗效。

辨证施治的奥妙，在临床上时常可以体现出来。在妇科，血证是颇为常见的疾病，特别是功能失调性子宫出血，当出现气虚下陷的时候，应用升阳的中药治疗就会效如桴鼓；当出现脾不统血的时候，运用补脾的中药就会立竿见影。反观西医学，认为上述类型的出血，用雌激素类药物便可使子宫内膜增生与修复，进而达到迅速止血的效果，那么是不是这些升阳、补脾的药物，就一定含有植物性雌激素，未必如此。

可以认为，辨证施治就是要认清疾病的基本属性，而药就是针对这一属性采用的对应措施，治疗原则越是把握得准确，对应措施衔接得越是紧密、合理，临床效果就越好。因此，包括卵巢早衰在内的一切疾病，都要特别重视辨证施治，特别重视药证相符。只有这样，才能使疗效得到保证，实现药证合拍。

（2）整体观念的原则

人是一个整体，即便患者在卵巢早衰时其基本病机为雌激素缺乏，在使用补充雌激素的中药时依然要考虑整体因素。治疗疾病过程中，中医学历来非常重视人体本身的统一性与完整性，重视人与自然界的相互关系。人体是一个有机的整体，构成人体的各个脏器、组织、器官，其功能相互影响、相互作用，具有不可分割的内在联系。

这种机体自身整体性的思想，应在中医生理、病理分析上，在诊法、辨证、治疗上充分体现出来。西医学与中医整体观念也有相似之处，内分泌-免疫网络学说同样强调人体的整体性，认为内分泌、免疫两大系统除各自独具的经典内容外，还共同担负控制机体内基本生命活动的重要作用，其中包括生殖功能等诸多方面。

人的生理基础是脏腑、气血、经络等诸多功能共同作用的整合体，仅仅顾及一个方面而忽视整体功能，本身就是不科学的。卵巢早衰也是一样，不能因为身体缺乏雌激素，就仅仅用具有雌激素样作用的中药加以堆砌进行治疗，显然是违反中医用药基本原则的。

在卵巢早衰的治疗中，一些医者认为其病机以肾虚为本，总是习惯采用补肾之法，而对整体顾及相对较少，如斯治疗影响疗效在所难免。笔者认为，肾虚之病机在卵巢早衰中影响固然重要，但未必就一定是最重要的、排他性的病机。如果将思维模式固定在肾虚上，本身不符合整体观念的基本原则。

从中医肾-天癸-冲任-胞宫性腺轴的关系来看，只要月经在正常年龄如期而至，则可说明肾、天癸都是正常的，而卵巢早衰出现闭经的基本原因也不在胞宫。故此，则可以认定“问题”出在冲任二脉功能上。冲任二脉功能异常发生疾病的因素，其实就是一个整体因素，因为冲任二脉功能的正常发挥，与肝、脾、肾等脏腑，及气血、经络等具有千丝万缕的内在联系。冲任不是一个独立的系统，调理冲任，往往意味着调理整体，只是脏腑气血等偏重不同而已。

譬如，卵巢早衰患者出现胸闷烦躁、精神抑郁、情志不悦、两胁不舒等症状，属于中医所说的肝气郁结，在使用中药治疗的时候，则应该注意使用具有疏肝理气、活血养血、调理冲任的中药，而不可仅仅用补肾填精之法，也不宜仅仅运用具有补充植物雌激素的中药。临证之时，注意运用既符合整体观念与辨证规律，又具有雌激素作用的中药，这样就会提高治疗效果。

（3）辨证与辨病相结合的原则

在治疗雌激素低下疾病的过程中，雌激素水平低导致的更年期综合征就是我们所说的病，而肾精亏虚、肝郁气滞等表现就是中医所说的证。在使用中医药治疗的时候，既要考虑病的特点，又要顾及脉证的不同，使治疗体现出辨病与辨证相结合的特色。

辨证与辨病相结合用药的基本特点是，根据脉证，在同类药物中选择具有雌激素样作用的药物，这是用药的基本原则，也是最重要的技巧。比如，当雌激素水平低下患者需要服用解表药的时候，可优选具有雌激素样作用的葛根、升麻；当雌激素水平低下患者需要服用活血化瘀药物的时候，则优选具有雌激素样作用的丹参、红花……这样则可充分发挥辨证与辨病相结合的优势，使临床疗效得到确切的提高。

辨证与辨病相结合治疗卵巢早衰，还要考虑患者的具体发病原因。辨证施治注重脉证的变化，而辨病时则要考虑患者的具体发病因素，用药时做出综合分析与权衡，使每一味药物的作用都发挥到最优，使每一味药物都对发病原因具有针对性，这样才会使中药的治疗作用发挥到极致。

3. 含植物雌激素中药的主要品种

关于中药植物性雌激素的研究，临床有许多的报道。含植物雌激素较多的单味中药主要有补骨脂、淫羊藿、菟丝子、银杏叶、葛根、黑升麻等。

含有植物雌激素中药的品种有很多，目前所发现的一些具有植物雌激素作用的中药，只不过是探索出的其中一部分。有理由相信，随着中医药研究的进一步深入，会有更多的中药品种被逐步发现，会有更多的中药作用机制进一步明确。那时，中药植物雌激素的应用与性内分泌、卵巢早衰、下丘脑－垂体－卵巢轴的关系，也会更加明了。

4. 含植物雌激素中药品种举例

（1）含植物雌激素补气类中药

①人参

性味与归经：甘，微苦，平；归脾、肺、心经。

功能与主治：大补元气，复脉固脱，补脾益肺，生津安神等。

雌激素作用：动物试验证明，人参对去势的雌鼠可发挥强烈的雌激素作用。通过给老化雌鼠以人参根皂苷和人参茎叶皂苷，肌肉注射剂量为 30mg/kg，结果血浆中的 E_2 明显升高。

一些临床研究认为，人参本身并不含有植物雌激素，但可能具有促性腺样作用。人参对精子活力有明显的增强作用，还可以提高精子数量。

人参促性激素样作用的主要有效成分是人参皂苷，它可使垂体前叶的促卵泡激素和促 LH 激素释放增加，从而加速幼年雌性小鼠动情期的出现，同时使子宫和卵巢质量增加。对人参粗制剂进行的药理研究表明，人参能加速大鼠的性成熟过程，使已成熟的雌性大鼠动情期延长。

由于药物贵重，人参需要单独煎煮，将药汁兑入其他药液，吞食人参药渣。剂量不宜过大，过大容易产生口干舌燥、鼻出血等不良反应。人参用于气虚偏于阳气虚寒气重者，较为适宜。

服用方法：可单味泡水、泡酒服用，也可以加入复方中，每天 3~5g。

②西洋参

性味与归经：味甘，微苦，性寒；归心、肺、肾经。

功能与主治：补气养阴，清热生津。

雌激素作用：西洋参是临床常用的药物，该药物功效相对人参较平和，是常用的补虚养阴佳品。

动物试验证明，将西洋参中的 Rb1 和 Rg1，作用于预培养 3 天的大鼠脑垂体细胞，证实对 LH、FSH 分泌具有促进作用。西洋参中的 Rb1 能促使雌性小鼠子宫与正常雄性小鼠精囊增重；Rg1 没有雄激素样作用，其促副性腺增重是在睾丸存在时发挥作用，因为去睾丸后 Rg1 不再具有促精囊增重的作用。试验还证明，Rg1 可刺激体外培养的大鼠垂体分泌促性腺激素。

西洋参功效相对平和，具有清热养阴之效，凡卵巢早衰具有阴虚有火证候而兼见气虚时，可配合知母、生地黄等治之，具有较好效果。

服用方法：可单味泡茶饮，也可加入复方中，每天 3~5g。

③黄芪

性味与归经：甘，温；归肺、脾经。

功能与主治：补气固表，利尿托毒等。

雌激素作用：黄芪具有促雌激素样作用，使小鼠的动情期普遍延长。临床研究发现，黄芪注射液可显著提高雌激素受体的活性，黄芪总黄酮具有类性激素的功能。据有关临床研究证明，黄芪对雌激素的作用会因浓度大小而表现不同，低浓度时表现出雌激素作用，而高浓度时，则表现出抗雌激素作用，说明黄芪具有双相调节作用。

黄芪可以显著提高女性骨质疏松患者的骨密度，并可显著提高骨的抗外力作用，这一结果被认为与黄芪拟雌激素样作用有关。

黄芪对卵巢早衰患者出现的潮热出汗、四肢乏力等症状具有明显的缓解作用，只要无湿盛表现，即可酌情投用。笔者常以黄芪配升麻，作为对药治疗上述症状，具有很好的临床效果。

服用方法：可单味作茶饮，也可加入复方中煎煮服用，每天15~30g。

④甘草

性味与归经：甘，平；归心，肺、脾、胃经。

功能与主治：补脾益气，清热解毒，祛痰止咳，缓急止痛，调和诸药等。

雌激素作用：甘草甜素、甘草次酸在小剂量时对未成年动物子宫的增长有抑制作用，切除肾上腺、卵巢之后仍有同样的作用。

大剂量甘草甜素具有雌激素样作用，其机理主要是抑制17β－羟甾类脱氢酶转变雄甾烯二醇为睾酮，这在动物实验中已经得到证实，说明甘草甜素具有雌激素样作用。

服用方法：可单味作茶饮，也可加入复方中，每天10~20g。

⑤刺五加

性味与归经：辛，微苦，温；归脾、肾、心经。

功能与主治：益气健脾，补肾安神等。

雌激素作用：刺五加具有调节内分泌紊乱的作用，刺五加根提取物及刺五加苷均有促性腺作用。

动物试验证明，刺五加对雌性小鼠具有明显的促雌激素样作用，可促进小鼠性早熟，促进其体重增加，并能明显提高老年鼠的生殖能力。

刺五加还具有明显的抗疲劳作用，卵巢早衰具有四肢乏力、头晕心悸、动辄气喘等症状者，用之较为适宜。根据病情需要，刺五加还可以与黄芪联合使用，也可与红景天配伍，治疗气虚的效果更加明显。

服用方法：一般加入复方煎煮，每天18~30g。

（2）含植物雌激素补肾类中药

①枸杞子

性味与归经：甘，平；归肝、肾经。

功能与主治：滋补肝肾，益精明目等。

雌激素作用：动物试验证明，对双侧卵巢切除的小鼠，使用枸杞子对子宫有显著增加质量的作用，认为其可能具有替代卵巢分泌雌激素样作用。枸杞子对下丘脑－垂体－性腺轴功能有一定的积极影响，枸杞子煎煮液可使正常大鼠垂体前叶、卵巢、子宫质量比对照组明显增加，卵巢 HCG/LH 受体特异结合力也有明显提高。枸杞子作用于去卵巢大鼠，可使其垂体在注射 LH–RH 后 LH 分泌明显增加。

临床上枸杞子可用于促进卵泡发育，促进黄体功能，也可用于肝肾阴虚、肝阳上亢证引发的头晕眼花、视物模糊、双目干涩等证候，笔者常与桑椹子同用，形成对药，具有较好的效果。

服用方法：可单味作茶饮，也可放入菜类等饮食物中食用，也可加入复方煎煮服用，每天 20~50g。

②淫羊藿

性味与归经：辛，甘，温；归肝、肾经。

功能与主治：补肾阳，强筋骨，祛风湿等。

雌激素作用：淫羊藿煮提液能提高雌性大鼠垂体对促黄体生成激素释放激素和 LH 的反应性，大鼠试验表明其具有明显增加垂体前叶、卵巢、子宫质量的作用。研究结果显示，淫羊藿用于去卵巢大鼠，在给药后 90 分钟时垂体注射 LH–RH 后的 LH 分泌水平，大约为对照组的 5 倍。

动物试验显示，淫羊藿煎剂可使雌性小鼠子宫增重，E_2 含量升高，说明其具有性激素样作用。淫羊藿对雌性小鼠子宫增重、E_2 含量升高最为明显的时间是卯时、酉时。

另据观察，淫羊藿不仅可刺激小鼠子宫发育、促进体重增长，还能改变其血清 E_2、LH 和 FSH 激素水平，证明淫羊藿具有一定的植物雌激素活性。

应用淫羊藿的提取物与己烯雌酚组方进行临床研究。中药植物性雌激素与西药雌激素组成复方，会不会具有更好的治疗效果？对这个问题，有学者使用淫羊藿与己烯雌酚组成复方淫羊藿，观察对去卵巢大鼠腰椎松质骨的影响。研究结果证明，复方淫羊藿预防去卵巢大鼠腰椎松质骨丢失的作用强于 DES，而对子宫刺激的作用却比 DES 小。

淫羊藿辛温偏燥，笔者治疗卵巢早衰时常常配以甘平的枸杞子，二者形成对药，可防范淫羊藿辛燥之性，而补肾填精作用得以加强，临床投之，屡试不爽。

服用方法：一般加入复方中煎煮服用，每天15~30g。

③补骨脂

性味与归经：苦、辛，大温；归肾、脾经。

功能与主治：补肾壮阳，滋阴补肾，温脾和胃。

雌激素作用：动物试验表明，补骨脂粉对去卵巢雌鼠可引起动情周期变化，促使其子宫质量明显增加，具有一定的雌激素样作用。雌鼠服用补骨脂之后，阴道角化、子宫质量增加。补骨脂中的香豆素类化合物拟雌内酯，具有雌激素样作用。

有研究资料表明，补骨脂石油醚提取部位高剂量组（5g/kg）能显著增加子宫质量和子宫系数，具有较强的类雌激素样作用，认为补骨脂酚为中药补骨脂雌激素样作用的有效成分之一。

补骨脂辛温偏燥，适宜于肾阳虚衰者。倘无寒盛指征，不宜用之；需要投用时，可考虑配以生地黄，谨防其燥热之性，具有较好的效果。

服用方法：一般加入复方中煎煮服用。每天12~24g。

④巴戟天

性味与归经：甘，辛，微温；归肾、肝经。

功能与主治：补肾阳，强筋骨，祛风湿。

雌激素作用：巴戟天的补肾壮阳作用，主要是通过提高垂体对FSH的反应性及卵巢对LH的反应性，来实现增强下丘脑－垂体－卵巢促黄体功能，同时提高雌激素水平。

在临床应用时，笔者常与鹿角霜同用，形成对药，二者具有互补作用，可增强其补肾助阳、填精益髓之效。

服用方法：一般加入复方中煎煮服用。每天10~30g。

⑤肉苁蓉

性味与归经：甘、咸，温；归肾、大肠经。

功能与主治：补肾阳，益精血，润肠通便。

雌激素作用：药理研究发现，肉苁蓉具有与雌激素相似的作用，能促进垂体部分细胞增加，促进卵巢孕激素的分泌，增加性腺轴雌激素受体、孕激素受体的表达，抑制卵巢和间质的IL2受体表达，促进下丘脑－垂体－卵巢轴的平衡，提高卵巢促黄体功能，提高垂体对LR-RH的反应性。

服用方法：可单味服用，也可加入复方中煎煮服用。每天12~20g。

⑥菟丝子

性味与归经：甘，温；归肝、肾、脾经。

功能与主治：滋补肝肾，固精缩尿。

雌激素作用：菟丝子黄酮对下丘脑－垂体－卵巢性腺轴功能具有多方面的影响。动物试验表明，对雌性小鼠和大鼠，菟丝子具有雌激素样活性，可增加成年大鼠腺垂体、卵巢和子宫的质量，增强卵巢人绒毛膜促性腺激素/促黄体生成素受体功能。对于去卵巢大鼠，菟丝子能够增强腺垂体对LR-RH的反应性。

菟丝子的生物学作用及临床疗效，试验证明与黄酮类化合物有关，已知其黄酮类物质在结构上与雌激素比较近似。有学者认为，菟丝子的作用，不能仅用某一单体成分解释，可能是多种成分共同作用或者相互作用的结果。

服用方法：一般加入复方中煎煮服用。需要说明的是，该药难以破壳，可单独用高压锅煮开颗粒后放入其他的药物一并煎煮，可有效提高有效成分的煎出率；也可粉碎之后进行煎煮。每天20~30g。

⑦女贞子

性味与归经：甘，微苦，涩、平；归肝、肾经。

功能与主治：补肾滋阴，养肝明目。

雌激素作用：动物试验发现，女贞子等补肾阴的中药，可在小鼠阴道黏膜上产生雌激素样作用，服药组中兔卵巢的大卵泡数明显增多，雌激素升高。

有学者认为，在女贞子的有机溶剂提取物中既有雄激素样物质，也有雌激素样物质的存在，即含有T也含有E_2。

服用方法：一般加入复方中煎煮服用，每天12~30g。

⑧五味子

性味与归经：微香，味辛，微苦，味酸，性温；归肺、心、肾经。

功能与主治：收敛固涩，益气生津，补肾宁心。

雌激素作用：有关报道显示，五味子可加强睾丸和卵巢内的核糖核酸（RNA）合成，改善组织细胞的功能，促进增殖细胞的增生，提高卵巢的排卵功能。

但由于该药性收敛固涩，与促排卵中需要活血养血的治疗原则不符，临床一般很少用以作为促排卵治疗药物。

服用方法：一般加入复方中煎煮服用，每天 6~15g。

⑨蛇床子

性味与归经：辛，苦，性温，有小毒；归肾经。

功能与主治：壮阳补肾，祛风燥湿，杀虫止痒。

雌激素作用：乙醇提取的蛇床子浸膏，对正常及去势雌性小鼠，具有类似性激素的作用。有学者研究证实，小鼠皮下注射蛇床子能延长其交尾期，交尾休期缩短；蛇床子用于去势雌性小鼠，可使其产生交配行为，并能促使子宫与卵巢质量增加。

在卵巢早衰患者中，非湿热病证不宜服用。为减轻其温燥之性，笔者常在复方中应用，配伍时加入养阴之品，防止其温燥之性耗精损血。

服用方法：一般加入复方中煎煮服用，每天 12~30g。

（3）含植物雌激素活血类中药

①丹参

性味与归经：苦，微寒；归心、心包、肝经。

功能与主治：活血祛瘀，凉血清心，养血安神。

雌激素作用：动物试验证明，丹参具有雌激素样作用。有学者用 2% 总丹参酮淀粉悬液，给雌性幼龄小鼠灌胃后发现，给药组子宫质量明显高于不给丹参组。而丹参对于切除卵巢的小鼠，则子宫增重不明显，说明丹参酮有较温和的通过卵巢起作用的雌激素活性。

丹参为最常用的活血化瘀药，主要含有脂溶性成分丹参酮、丹参醌，水溶性成分丹参酚酸，目前研究证实这些是丹参发挥药效的关键成分。

丹参脂溶性成分丹参酮和丹参醌，药理作用与植物性雌激素相似。需要说明的是，如果单纯从结构与雌激素是否近似作为判断有无雌激素样作用的标准，无疑是错误的。因为产生雌激素样效应，有的中药则是通过内源性雌激素而发挥的作用。

丹参临床应用较为广泛，凡是雌激素水平低下、卵巢功能早衰具有气滞血瘀指征者，均可服用。

服用方法：一般加入复方中煎煮服用，每天 18~50g。

②益母草

性味与归经：辛、苦，微寒；归肝、心包经。

功能与主治：祛瘀生新，活血调经，利尿消肿。

雌激素作用：益母草在妇科应用广泛，具有活血化瘀、利水消肿等作用。益母草含有机胺类生物碱，是其发挥药效的主要成分，可收缩子宫、降血压。益母草还被历代宫廷作为秘方应用，女性抗衰老的传统方剂中也常用该药。

从临床来看，产后子宫复旧常用益母草制剂，主要是该药可加速子宫内膜修复，达到祛瘀止血的作用。西医学认为，雌激素可促使子宫内膜修复，进而达到止血效果，因而推测益母草可能具有明显的雌激素样作用。

临床有学者将益母草作为促排卵、治不孕的药物。益母草的雌激素样作用，有人认为是通过影响内源性雌激素合成及代谢过程而发挥的。临床实践显示，益母草与丹参配伍，更能发挥雌激素样活性。但益母草碱与丹参酮或丹参酚酸可发生反应生成新的物质，是不是这一物质具有雌激素样活性，尚不明确。

丹参与益母草合用发生的这种现象，也从另一个侧面反映出，中药发挥作用并非仅仅是靠药物中的某种成分，所以仅仅靠药理研究结果替代辨证施治原则的做法是不可取的。

服用方法：一般加入复方中煎煮服用，每天15~30g。

③川牛膝

性味与归经：平，味甘，微苦；归肝、肾经。

功能与主治：祛风利湿，通经活血。

雌激素作用：川牛膝中的杯苋甾酮具有雌激素样作用，动物试验证明，幼年大鼠服川牛膝后子宫质量增加，但对卵巢无明显影响。

川牛膝活血化瘀作用偏于下部，在妇科气滞血瘀病证中时常应用，调经但见血瘀证候，可放心服用。

服用方法：一般加入复方中煎煮服用，每天12~24g。

④红花

性味与归经：甘，辛，寒；归心、肝经。

功能与主治：活血破瘀，消肿止痛。

雌激素作用：对去卵巢小鼠注射红花煎剂，可使子宫质量明显增加，提示中药红花具有雌激素样作用。

红花为妇科常用药物，而卵巢早衰患者在早期多有血瘀指征，临证但见血瘀壅滞等证候，即可考虑选用。在选用该药时，一般应与养血补血的药物同用，以取增水行舟之效。

服用方法：一般加入复方中煎煮服用，每天 10~18g。

⑤大黄

性味与归经：苦，寒；归脾、胃、大肠、肝、心包经。

功能与主治：泻热通肠，凉血解毒，逐瘀通经等。

雌激素作用：大黄素具有雌激素样作用，可使去势雌性大鼠迅速恢复性周期。据临床使用观察，大黄也有 FSH 样作用。但在剂量用至 7.5g/kg，14 天后可见雌性大鼠性成熟期明显延缓，子宫、卵巢质量减轻，40% 的大黄注射液用于小鼠，可终止妊娠，并有引产作用。

大黄还有良好的抗衰老作用，动物试验证明其有延缓寿命的作用。据有关大黄素和小剂量雌激素联合应用对去卵巢大鼠骨质疏松的预防作用研究显示，大黄素和小剂量已烯雌酚联合应用可预防去卵巢大鼠骨质疏松。

不良反应：该药泻下作用明显，含有蒽醌苷，长期服用可引起大肠黑变病。研究已经证实与服用蒽醌类泻药密切相关，大肠黑变病有导致癌变的可能，故大黄不宜长期服用。

煎煮时注意两种煎煮方式，与其他药物同煎具有活血化瘀的功效，后下则有通便除滞的作用。

服用方法：一般加入复方中，每天 6~10g。

（4）含植物雌激素其他类中药

①小茴香

性味与归经：甘、辛，温；归肾、肝、脾经。

功能与主治：祛风通络，定惊止痛。

雌激素作用：国外学者研究显示，将小茴香种子的丙酮提取物给雌性大鼠喂养 10 天后，可导致其阴道上皮角化及动情期循环。

中剂量应用时，可使乳腺质量增加；而大剂量则可促进输卵管、子宫内膜、子宫肌层、皮层功能与增加卵巢质量。研究结果证实，小茴香种子丙酮提取物，具有一定的雌激素样活性。

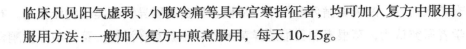

临床凡见阳气虚弱、小腹冷痛等具有宫寒指征者，均可加入复方中服用。

服用方法：一般加入复方中煎煮服用，每天10~15g。

②蒺藜

性味与归经：苦、辛，平；归肝经。

功能与主治：平肝解郁，祛风明目。

雌激素作用：动物试验显示，蒺藜茎叶总皂苷具有性激素样作用，能促进正常幼年雌性小鼠性器官发育，使其卵巢与子宫质量明显增加，这有可能是因为药物作用于下丘脑－垂体－性腺轴中垂体以上水平所致。

有国外学者对健康人体的给药试验表明，蒺藜提取物在女性给药后可使其FSH浓度提高，还能提高男性LH及睾丸激素水平，提示该药物在影响垂体激素浓度的同时不扰乱机体中激素的平衡。

服用方法：一般加入复方中煎煮服用，每天12~24g。

③香附

性味与归经：辛、微苦、微甘，性平；归肝、脾、三焦经。

功能与主治：行气解郁，调经止痛。

雌激素作用：香附挥发油含有轻度雌激素样活性。皮下注射或阴道内给药，可出现阴道上皮细胞完全角质化。在香附挥发油的成分中，以香附子烯的作用最强。香附的这一作用，有可能是其可用于治疗月经不调的主要依据之一。

5%香附流浸膏对豚鼠、兔、猫、犬等动物的离体子宫均有一定的抑制作用，使子宫平滑肌松弛，肌张力降低，收缩力减弱，不论已孕或未孕动物都是如此。

香附具有良好的疏肝解郁作用。在卵巢早衰的治疗中，笔者常与柴胡合用作为对药，一温一凉，相互降低不良反应，而疏肝解郁作用得以加强，二者功用相得益彰。

服用方法：一般加入复方中煎煮服用，每天10~15g。

④葛根

性味与归经：甘，辛，凉；归脾，胃经。

功能与主治：解肌退热，生津透疹，升阳止泻。

雌激素作用：葛根的主要有效成分为葛根素和葛根总异黄酮。葛根素具有扩张血管、改善微循环等作用，葛根总异黄酮属异黄酮类植物雌激素。有学者研究认为，葛根素和葛根总异黄酮具有雌激素样活性，葛根中异黄酮含量达 10%，具有良好的研究前景。

动物试验表明，葛根素和葛根总异黄酮，能明显增加去卵巢大鼠阴道涂片中角化细胞数量，恢复部分去卵巢大鼠的性周期；使去卵巢大鼠和幼年小鼠子宫质量明显增加，这种作用呈明显的剂量依赖性。对正常成年小鼠的子宫生长则无明显影响，在合用 E_2 时，葛根素和葛根总异黄酮均可使 E_2 的促子宫生长作用明显减弱。

葛根素和葛根总异黄酮对雌激素低下动物显示弱雌激素活性，对正常雌激素水平动物无明显雌激素样活性，而在合用 E_2 时，则有部分抑制 E_2 的促子宫生长作用，提示葛根素和葛根总异黄酮具有雌激素受体激动剂的特性。

有学者以葛根提取物对动物实施灌胃，正常组雌激素和促性腺激素水平均有不同程度的下降；去势雌性动物的 E_2、E_3 恢复正常。葛根提取物可恢复去势雌性大鼠的雌激素水平，提高促性激素水平；但在正常的大鼠体内，该物质则表现为抗雌激素作用。

葛根素是葛根的提取物，也有雌激素作用。有关研究发现，葛根素在体外可直接抑制破骨细胞性骨吸收，具有“天然雌激素”样活性。

研究发现，Pur 是葛根中的一种异黄酮（isoflavone）类化合物，葛根总黄酮主要由 Pur 及葛根大豆苷元等组成。葛根大豆苷元具有良好的抗氧化作用，特别是对妇女更年期综合征和绝经后雌激素撤退性低下、破骨细胞骨吸收过度所造成的行进性骨丢失，具有预防作用。

另有学者认为，葛根总黄酮中的大豆苷元，具有与 E_2 较为相似的空间结构，可通过雌激素受体途径，直接诱导成熟破骨细胞的凋亡，具有抑制破骨细胞骨吸收功能。

研究证实，Pur 的作用强于 E_2，Pur 对骨具有雌激素样活性，这种活性是与大豆苷元相似的天然雌激素样活性。葛根对妇女更年期综合征及绝经后骨质丢失，具有一定的治疗与预防作用。

服用方法：一般加入复方中煎煮服用，每天 15~30g。

野葛根

野葛根是主产于泰国森林中的植物，为生长在地下的巨大块茎，积蓄了包含有异黄酮（异黄酮苷、大豆苷元、金雀异黄素和葛根黄素）在内的植物雌激素及其衍生物，如 β－谷甾醇、豆固醇、拟雌内酯等。

野葛根内含有丰富的植物雌激素，这些植物雌激素能与体内雌激素受体结合产生不同程度的雌激素效应。

服用方法：一般加入复方中煎煮服用，每天 15~30g。

⑤升麻

性味与归经：味辛、微甘，微寒；归肺、脾、胃、大肠经。

功能与主治：发表透疹，清热解毒，升举阳气。

雌激素作用：黑升麻中的刺芒柄花素，具有植物雌激素样作用。黑升麻多年来已经被证实对经前期综合征、更年期综合征、高血压等疾病具有良好的治疗作用，其提取物对缓解更年期潮热、烦躁等症状具有可靠的疗效。黑升麻可促进阴道上皮细胞的增殖和角化。

动物试验证明，未成年雌性小鼠按小、中、大 3 个剂量的黑升麻灌胃，发现子宫质量与黑升麻用量成正比。黑升麻具有增加子宫质量的作用，剂量大时可显著促进阴道上皮角化，说明黑升麻具有雌激素活性，使内源性雌激素与靶器官有效地结合，从而通过上述途径，调节更年期已发生的内分泌失调状态，缓解相关症状。

升麻味辛，升举阳气，笔者在治疗更年期综合征出汗时常应用，由于该药具有类似雌激素样作用，配合浮小麦具有很好的止汗效果。

服用方法：一般加入复方中煎煮服用，每天 6~15g。

⑥薏苡仁

性味与归经：甘、淡，微寒；归脾、胃、肺经。

功能与主治：利水渗湿，健脾止泻，祛湿除痹，清热排脓。

雌激素作用：薏苡仁具有诱发排卵作用，有关临床观察发现，有些顽固性无排卵症患者，服用薏苡仁为主药的方剂后，可显著改善下丘脑的机能。

动物试验证明，薏苡仁的提取物有诱发金仓鼠排卵作用。其促排卵的活性物质，是阿魏酰豆甾醇与阿魏酰菜子甾醇。用 9 ∶ 1 反式阿魏酰豆甾醇、反式阿魏酰菜子甾醇，每天 200μg 的剂量，则可诱发金仓鼠排卵。

从中医药临床的角度来看，该药具有滑胎之诀，怀孕之后不宜继续服用。

服用方法：一般加入复方中煎煮服用，每天 15~30g。

⑦紫河车

性味与归经：甘，咸；归心、肺、肾经。

功能与主治：补肾益精，养气养血等。

雌激素作用：紫河车可产生绒毛膜促性腺激素，对睾丸有兴奋作用，也能产生雌激素与孕激素，促进幼兔发育，促进胸腺、脾脏、乳腺、子宫、阴道等器官。紫河车中可能含有绒毛膜促性腺激素、雌激素及孕激素等多种成分，但绒毛膜促性腺激素是蛋白质类物质，口服无效，需要注射才能有效果。

在临床，紫河车用于卵巢早衰发病时间长、生殖器萎缩、阴道干涩者，具有一定的缓解作用。

服用方法：可将新鲜的胎盘充分漂洗后（要确保无传染性疾病）煮熟吃，一般一个新鲜的胎盘可以吃 3~5 天，也可加入复方中煎煮服用。干粉一般每天 3~6g。

⑧冬虫夏草

性味与归经：甘，平；归肺、肾经。

功能与主治：补肺益肾，止血化痰。

雌激素作用：动物试验证明，以冬虫夏草 1.75g/kg 给雌性大鼠灌胃，可增加其受孕率与产子数量，从而表明该药物具有调节体内雌激素水平与改善子宫内膜功能的作用。

但也有报道认为，冬虫夏草有一定拟雄激素样作用和抗雌激素样作用，对性功能紊乱有调节恢复的作用。

服用方法：可单味泡酒，或粉碎后装入胶囊服用，也可加入复方中。由于该药贵重，需要单独煎煮，之后将药汁兑入其他药物，药渣吞食。每天 3~5g。

参考文献

［1］王忠民，刘茜．中医药治疗先兆流产 45 例疗效观察［J］．湖北中医杂志，1985，7（5）：31.

［2］王忠民，刘茜．祛瘀生新法治疗人流术后腹痛 42 例报告［J］．天津中医药，1987，4（1）：22-23.

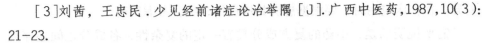

[3]刘茜，王忠民．少见经前诸症论治举隅[J].广西中医药,1987,10(3):21-23.

[4]王忠民，刘茜．经来身痒痤疮烦躁口疮证治[J]．中医杂志，1987，28(10)：15-17.

[5]王忠民．排卵期出血从肝论治的经验[J].中华中医药杂志,1989,4(2):42-44.

[6]王忠民．调肝为主治疗人流术后闭经84例[J]．北京中医药，1990，9(3)：21-22.

4. 含雌激素中药的复方举例

近年来，一些学者已经开始重视从中药药理的角度分析、组方、发现具有植物雌激素作用的中药方剂。这些方剂，有些是古方新用，有些是根据临床研究发明。具有代表意义的古方是四物汤、加减黄连阿胶鸡子黄汤（坤泰胶囊）；根据临床研究新组成的处方“补肾调冲方”，以及根据临床研究新发明的治疗卵巢功能低下的专利药物等，其主要特点与临床应用简述如下。

（1）四物汤的植物性雌激素作用

四物汤是妇科最常用的补血方剂。笔者认为该方组成十分经典，非常值得后人组方借鉴。近年来，有学者借助药理研究与动物试验，证实这一处方具有雌激素样作用。

四物汤具有较好的雌激素样作用。大鼠试验证实，熟地黄、当归、白芍能与己烯雌酚一样发挥雌激素样作用，能够促使幼鼠子宫系数增加，说明上述中药具有雌激素样作用。而四物汤中的川芎，在同样的条件下，则没有发现对幼鼠子宫具有增重的作用。己烯雌酚与川芎可诱导幼鼠子宫的不同部位ERα表达明显增强，当归也可产生相似的诱导效应。

一般认为，具有植物雌激素作用的中药相加，作用会得到增强，但有时未必如此。即便植物雌激素总量没有提高，也不能完全证实所发挥的雌激素作用就一定是降低。有学者通过分析发现，四物汤组方中熟地黄、白芍、当归等中药有植物雌激素活性，在一定的实验配伍比例条件下，四物汤复方的植物雌激素活性反而弱于其组方中的各味中药。

在研究中还发现，不同配伍比例的四物汤，植物雌激素活性具有显著的差异。在临床应用时，要根据患者具体病情，综合考虑用药。

需要说明的是，中药的复方成分具有一定的复杂性，各成分之间还存在一定的相互作用。在一定的条件下四物汤复方的植物性雌激素反而弱于其中的各味中药这一现象，说明中药的复杂性、多变性，有许多问题，不能轻易断言结论，尚有待于临床进一步验证。

参考文献

[1] 郝庆秀，王继峰，牛建昭，等．以小鼠子宫增重实验考察四物汤植物雌激素样作用的配伍规律[J]．北京中医药，2009，28（5）：383-386.

[2] 郝庆秀，王继峰，牛建昭，等．四物汤及组方中药植物雌激素活性的实验研究[J]．中华中医药学刊，2009，27（4）：738-741.

（2）补肾调冲方组方治疗卵巢早衰的研究

补肾调冲方来源于天津中医药大学第一附属医院原院长韩冰教授的经验方，由菟丝子15g，熟地黄15g，肉苁蓉10g，黄精15g，巴戟天10g，当归10g，紫石英15g，五味子6g，川芎6g九味药物组成。组方精炼，既符合中医辨证施治的观点，又有辨病用药的基本特色，配伍严谨，组方合理，作用明确，对调理脾肾与冲任二脉具有很好的疗效。方中菟丝子、熟地黄、黄精，补益脾肾、填精益髓；肉苁蓉、巴戟天、紫石英，温肾助阳、重镇安神；当归、川芎，活血行气、滋肾养血；五味子则益气添精、收敛固涩。

经过动物试验、临床观察等多方面的研究，证实补肾调冲方对提高卵巢功能、促进卵泡发育、增加子宫内膜厚度、提高子宫内膜容受性等，具有一定的作用。有学者曾从卵泡发育调控的旁分泌途径研究补肾调冲方的作用机制。动物试验证明，补肾调冲方可改善雷公藤多苷所致的卵泡发育障碍，认为其作用可能是通过促进卵巢表皮生长因子（epidermal growth factor，EGF）、Cx43mRNA表达这一旁分泌调控途径实现的。

临床研究证实，补肾调冲方可明显改善卵巢早衰大鼠血清高促性腺激素、低雌激素状态，具有促进卵泡发育、抑制卵泡过度闭锁等作用。该方可有效调节卵巢功能，提高卵巢储备力，认为其机制可能与通过上调卵巢局部因子INHB及AMH的表达有关。

补肾调冲方治疗卵巢早衰具有较好的临床疗效。治疗组采用补肾调冲方口服，对照组采用激素替代疗法，结果补肾调冲方不仅可以使卵巢早衰患者恢复月经周期，还可使月经的期、量、色、质恢复正常或基本恢复正常，同时使类更年期症状减轻或消失，而且还使患者性激素水平恢复至正常范围。观察显示，中药治疗组与西药对照组相比，其疗效具有等效性，中药组药物不良反应明显低于西药组，具有明显的统计学差异。说明补肾调冲方具有调节卵巢功能的作用，临床效果较好，无明显不良反应。

补肾调冲方对不孕症患者促排卵周期子宫内膜容受性具有积极的影响。通过对36例子宫内膜生长不良继发不孕患者临床观察发现，中药组子宫内膜厚度较对照组明显改善，差异具有显著性；子宫内膜阻力指数和搏动指数明显低于对照组，差异也具有统计学意义；子宫内膜穿支血流与对照组比较、临床妊娠率与对照组比较，差异均有统计学意义。研究结果说明，补肾调冲方具有增加子宫内膜厚度、改善子宫内膜血流的作用，可提高子宫内膜容受性，有助于胚胎着床。

补肾调冲方与脱氢表雄酮治疗卵巢储备功能降低所致不孕症患者进行比较，发现补肾调冲方在治疗因DOR所导致的不孕症方面，较DHEA疗效显著，且中药组未发现有明显的不良反应。临床观察显示，补肾调冲方可显著改善DOR患者临床症状、血清性激素及抗苗勒管激素水平、抑制素B值，增加卵巢窦卵泡数，提高卵巢储备功能，其疗效优于DHEA，差异有统计学意义（$P < 0.05$）。

动物试验还证实，通过研究补肾调冲方对半乳糖致POF大鼠卵巢储备力及其相关因子INHB、AMH蛋白表达的影响，为临床防治卵巢储备力降低提供了理论依据。研究结果显示，补肾调冲方可明显改善POF大鼠血清高促性腺激素、低雌激素状态，可促进卵泡发育，抑制卵泡过度闭锁，具有调节卵巢功能、提高卵巢储备力的作用，认为其机制可能与通过上调卵巢局部因子INHB及AMH的表达有关。

参考文献

[1] 杨涓，高慧，夏天，等．补肾调冲方对卵巢早衰大鼠卵泡发育的影响[J]．中医杂志，2011，52（7）：592-595.

[2] 夏天，柴淑娟，马灵芝，等．补肾调冲方对半乳糖致POF大鼠卵巢

储备力及其相关因子 INHB、AMH 表达的影响［J］. 时珍国医国药,2011,22(11):2714-2716.

［3］高慧，夏天，韩冰，等. 中药补肾调冲方治疗卵巢早衰的临床研究［J］. 辽宁中医杂志，2007，34（11）：1557-1560.

［4］王利红，赵丽颖，夏天. 补肾调冲方改善促排卵周期中子宫内膜容受性的临床观察［J］. 天津中医药大学学报，2011，30（3）：150-152.

［5］夏天，赵丽颖，王宝娟，等. 补肾调冲方与脱氢表雄酮治疗卵巢储备功能降低所致不孕症临床疗效观察［J］. 天津中医药大学学报,2014,33(2):71-74.

（3）笔者治疗卵巢功能衰退与性功能低下的专利药物

笔者发明并公开了治疗卵巢功能衰退与性功能低下的中药组方，该方以枸杞子、淫羊藿、当归、黄芪、香附、刺五加、薏苡仁、菟丝子、龙眼肉、巴戟天、马鹿茸等中药为原料，可制备成任何一种常用口服剂型，对治疗女性卵巢功能衰退、排卵功能障碍具有显著疗效，对女性性欲低下、体质衰退具有良好的治疗作用。该药申报国家药物发明专利获得批准。

技术领域涉及治疗卵巢功能衰退与性功能低下的药物，特别是涉及一种以中药为原料制成的、具有标本兼治功能的治疗卵巢功能衰退与性功能低下的药物。

近年来，育龄期女性卵巢功能衰退与排卵功能障碍的发病率明显上升。由于精神压力、生活压力不断加大，女性病毒性感染、环境污染等因素增多，发生卵巢功能衰退、排卵功能低下的概率日增，女性性功能障碍、体质衰退的现象比比皆是。

卵巢功能衰退、排卵功能低下、女性性功能障碍、体质虚弱等疾病，严重影响患者的精神情绪，影响患者的生活质量，影响到家庭的和睦与社会的稳定。这些疾病的有效治疗问题，也是医学界所努力探索与深入研究的课题之一。

令人非常遗憾的是，在卵巢早衰的治疗方面，目前尚缺乏安全有效、临床应用较为理想的西药与中成药。有学者试图用雌激素类西药替代治疗，但这种补充与替代卵巢分泌激素的方法，对恢复卵巢功能、长期改善临床症状并非十分理想。特别是在停止使用雌激素类药物之后，往往病情依旧，缺乏远期效果。对于排卵障碍的治疗，尽管有一些西药作用快捷，效果可靠，但有些药物不良反应较大，容易引发过度刺激综合征，特别是长期服用，常常会给患者带来更多的伤害。女性性欲低下与体质虚弱等疾病的发病率较高，临床尤其常见，但一些西药的治疗效果并不理想。

中医在卵巢早衰的治疗方面，临床有一些研究，也有一些针对卵巢功能修复的研究，但针对卵巢早衰的中成药缺乏，特别是针对提高卵巢功能、促进卵泡成熟发育、提高女性性欲的复合药物鲜见。由于卵巢功能低下可见于育龄期妇女的任何年龄段，一些有生育要求者常常需要在恢复卵巢功能的同时恢复正常排卵周期与正常的性欲。因此，单一降低卵泡刺激素与黄体生成素是不够的，还需要提高雌激素与孕激素水平。但我们经文献检索发现，目前尚未在所有的中成药中发现具有上述复合功能的产品。

以标本兼治的中药组方，刺激卵巢恢复其正常的内分泌功能，恢复其正常的排卵功能，恢复患者正常的性欲与体质，一直是患者与医师的愿望，也是本发明的基本思路。该发明为治疗卵巢早衰与女性性功能障碍提供了新型的中成药。

本发明提供了一种治疗卵巢功能衰退与性功能低下的药物。该药物具有振奋肾气、温经通络、理气化滞等作用，疗效可靠、见效迅速、标本兼治，为女性卵巢功能衰退与性功能低下提供了一种新型、安全、高效的治疗途径。该药物对女性卵巢功能衰退、排卵功能障碍等具有显著疗效，对女性性欲低下、体质衰退具有良好的保健作用，经多年临床观察其疗效可靠，无不良作用。

本发明以传统的中医组方为准则，用药主次分明，配方巧妙合理，辨证与辨病结合，中医与西医合参，所用药物均经西医学有关药理实验证明其有促进卵巢功能、促进病证治疗的显效性与可靠性，以及证明其补肾气、调冲任、通经脉的显效性与可靠性，而且每味药物经文献资料检索与临床观察均未发现不良反应。

药物选择枸杞子、淫羊藿、当归、黄芪、香附、刺五加、薏苡仁、菟丝子、龙眼肉、巴戟天、马鹿茸等，该11味药均含有雌激素样作用，且药理研究证明其具有促进卵巢功能、提高雌激素水平等作用。上述药物进行配伍，各味药物功效之间产生协同作用，进而实现振奋肾气、温经通络、理气化滞等功效。

不仅如此，上述药物的药理作用，均有相关单味药物药理研究与动物试验结论证实。

本发明药物可采用中药制剂的常规方法制成多种内服剂型，经临床使用表明有下述优点：本发明选用天然中药为原料，各组分符合药品法规定和中医处方原则，突出中医辨证与西医辨病相结合、病因治疗与对症治疗相结合的基本特色；本发明药物提取后，口感良好，服用方便，各味药物组方前后均无毒无害，正常剂量服用未发现任何不良反应；本发明药物对卵巢早衰、排卵功能障碍、女性性欲低下等疾病均具有良好的治疗作用；本发明药物均精选于卫生部规定可药食两用的中药品种，安全性更高，对一些妇科慢性疾病患者可较长时间服用；本发明药物标本兼治，见效迅速，治愈率高。

参考文献

[1] 王忠民．一种治疗卵巢功能低下的药物：中国，ZL200510123118.4［P］.2005-12-13.

[2] 王忠民．治疗卵巢功能衰退与性功能低下的药物：中国，ZL2012102156439［P］.2012-06-27.

[3]王忠民，王明闯，张菲菲．中西医结合治疗卵巢早衰的临床观察［J］. 世界中西医结合杂志，2013，8（8）：818-821.

[4] 袁媛，王明闯，王忠民．王忠民主任医师以补肾为主治疗经行头痛经验［J］. 中国中医急症，2015，24（5）：816-817，834.

[5] 王忠民，王明闯，张菲菲．女性宝胶囊为主治疗月经性偏头痛 55 例疗效分析［J］. 上海中医药杂志，2014，48（10）：64-66.

（4）坤泰胶囊组方与临床研究应用

治疗卵巢早衰相关疾病，在古方今用方面取得较好疗效。其具有代表性的处方为坤泰胶囊，该方近年来在治疗卵巢早衰、卵巢储备功能不足、更年期综合征、排卵功能障碍等基础研究、临床观察、药理研究以及动物试验方面，屡见报道。

坤泰胶囊是由张仲景著名的黄连阿胶鸡子黄汤化裁而成，坤泰胶囊处方为：熟地黄、黄连、黄芩、白芍、阿胶、茯苓 6 味，具有滋阴降火、清心除烦、宁心安神、调节阴阳等作用。开始用于改善更年期症状、改善卵巢功能，随着临床研究深入，适用范围逐步扩大，所见有关报道达数十篇。应用范围之广，治疗病种之多，研究程度之深，实属少见。

坤泰胶囊原名更年宁心胶囊，于2000年上市，系国家三类中药新药。目前该药在治疗更年期综合征方面使用尤其广泛，其中对失眠、认知功能障碍、潮热、“更年心”、老年性阴道炎、骨质疏松等疾病运用颇多，效果令人满意。

随着临床研究的不断深入，该方主要用于不孕症领域，其中在辅助治疗多囊卵巢综合征、改善卵巢储备功能、提高子宫内膜容受性方面取得可喜成果。在治疗卵巢早衰方面，临床研究、动物试验等均有报道。此外，坤泰胶囊治疗高泌乳素血症、子宫切除后卵巢功能下降、人流术后月经过少等疾病也见报道。

坤泰胶囊具有一定的安全性。大鼠的毒理学研究证明，坤泰胶囊成品分低、中、高剂量，在雌鼠怀孕第0~14天的质量、怀孕雌鼠黄体数、着床数、吸收胎数、活胎仔数、胎窝总质量、子宫质量、卵巢质量、胚胎死亡率、雌鼠平均性周期天数和平均性周期数、交配率、雌性动物受孕率等方面，未见明显的母体毒性、胚胎和胎儿发育毒性。动物试验还证明，坤泰胶囊浸膏连续灌胃给药6个月，观察对大鼠生长发育、造血功能和血液生化学指标以及组织形态学检查的毒性，也未发现有明显损伤性的毒性变化。

在治疗卵巢早衰方面，无论是单独应用坤泰胶囊，还是联合激素替代疗法，都有临床报道显示其具有良好的治疗效果。在治疗卵巢早衰无生育要求、辨证分型属于阴虚火旺证者，以及缓解更年期综合征症状方面，均显示出良好的治疗作用；对性激素水平改善、缓解因卵巢早衰引发的相关症状，均较对照组具有优势。

参考文献

[1] 梁策，高慧，刘玉兰，等．坤泰胶囊改善卵巢早衰的毒理及临床研究进展[J]．药物评价研究，2016，39(4)：673-676.

[2] 杨蔚．坤泰胶囊治疗妇科疾病的临床应用研究进展[J]．药物评价研究，2015，38(4)：453-458.

[3] 龚立，刘昆，张云，等．坤泰胶囊对大鼠胚胎和胎仔的发育毒性研

究［J］.药物评价研究，2012，35（5）：337-342.

［4］王玮，张云，刘昆，等.坤泰胶囊对SD大鼠生育力和早期胚胎毒性的研究［J］.中成药，2012，34（10）：1869-1873.

［5］栾素娴，崔青，张玉花，等.坤泰胶囊在卵巢储备功能降低的不孕症患者中的应用［J］.中成药，2017，39（6）：1318-1320.

［6］苏爱芳，南燕.坤泰胶囊治疗特发性卵巢早衰疗效观察［J］.上海中医药杂志，2014，48（5）：79-80.

［7］张凯，苏禹，郭华娟.坤泰胶囊治疗卵巢早衰的临床观察［J］.中国生育健康杂志，2013，19（4）：298-299.

［8］巫珏艳，吴忠新，路永新.坤泰胶囊联合激素替代法治疗卵巢早衰的效果观察［J］.中国妇幼保健，2016，31（21）：4425-4427.

5. 含植物雌激素中药的组方技巧

在临床，植物雌激素中药即便是药理研究已证实具有显著的雌激素作用，具有促进子宫发育、增加子宫质量的功能，但是运用到卵巢早衰或卵巢储备功能低下患者时，依然需要根据中医的基础理论进行辨证施治。

之所以如此强调按照中医药的基本理论治疗卵巢早衰，运用中医药的基本理论组方植物雌激素中药，是因为中医药的奥妙之处在于辨证施治，只有依据辨证施治的基本原则组方，才可能做到药证相符。

植物雌激素中药，目前仍然处于探索中。仅仅将植物雌激素中药堆砌组方，而不顾药证相符原则，如此治疗卵巢功能衰退引发的雌激素水平低下，无疑抛弃了中医药的精髓，显然是不可取的。

（1）辨证为先的原则

辨证组方应坚持中医药的组方原则，在治疗卵巢早衰、运用植物雌激素中药过程中，同样应遵循中医药的基本原则。以气滞血瘀为主要表现的卵巢早衰，不可主要使用解表的药物治疗，哪怕是该药具有一定的植物雌激素成分；以肝郁气滞为主要症状的卵巢早衰，不可重点使用补肾的药物治疗，哪怕是该药具有丰富的植物雌激素……

之所以如此强调，道理很简单，中医治疗卵巢早衰的基本思路与原则不是简单地补充植物雌激素，也不是针对卵巢治疗，而是治疗缺乏雌激素的基本病证，治疗卵巢早衰的症候群，或者说是治疗中医的“月经后期”“月经过少”“经闭”“血枯”“不孕”等疾病及引发上述疾病的机体。

卵巢早衰是多病因、多病机、多转归形成的病证综合体，很难或不可能实现一方治愈所有类型的卵巢早衰疾病。

如果仅仅考虑卵巢早衰疾病、雌激素低下等因素，而不考虑中医的脉证进行组方，显然就失去了中医辨证施治的基本原则，失去了应用中医药治疗的理论基础，自然不会有良好的临床效果。

治疗卵巢早衰辨证为先的组方举例：

周某，32岁，天津市公务员，2015年3月6日初诊。

月经先是量少，而后稀发，已有9个多月的时间。曾经在天津市某附属医院就诊，确诊为卵巢早衰，用中药加西药治疗一段时间，症状好转，但停药之后病情依旧。性激素检查部分结果：LH 5.7IU/L，FSH 15.8 IU/L，E_2 29.2ng/L。

症见胸闷烦躁，两胁不舒，情志不悦，纳谷欠馨，大便秘结，失眠健忘，有时精神抑郁，悲观厌世，舌质暗红，舌边有瘀点，脉弦细。患者欲生育二胎，得知卵巢早衰难以生育，精神压力颇大。以往治疗方案都是根据卵巢功能早衰的基本特征，运用大量补肾填精之品，但精神状态未见明显改善。

余观察其脉证，尽管卵巢功能衰退、雌激素水平低下，但仅仅运用补肾填精、补充雌激素之法改变不了现有脉证。思忖再三，认为肝郁气滞、冲任血瘀为其主要矛盾。遂处方：柴胡12g，枳壳12g，玫瑰花12g，制香附10g，降香10g，炒麦芽30g，当归15g，白芍12g，川芎12g，熟地黄15g，焦神曲15g，丹参15g，月季花12g，瓜蒌18g。7剂，每日1剂。同时佐以心理疏导。处方完毕，跟随我的两位学生颇为吃惊，感觉这样的处方与疾病有些不相符，如果按植物雌激素中药分析，该类中药使用率很低，甚至有些谈不上补充雌激素。我看到学生的担心，告诉他们疗效是检验中医药处方正确与否的金标准，效果最能说明对错。患者服用7剂中药后，烦闷明显缓解，大便亦通，精神好转，心理压力似乎得到缓解。效不更方，爰以上方加减再进。治疗7周后，月经来潮，量少，色暗有块，轻微腹痛，2天干净。患者颇受鼓舞，认为疾病治疗有了希望，更加积极配合治疗。之后继续依照疏肝理气、活血化瘀等方案调理，6个月后月经周期大致恢复正常。LH 4.9IU/L，FSH 7.7 IU/L，

E_2 136.7ng/L。根据患者愿望，后配以西药 HMG、地屈孕酮等，先后治疗 8 个月怀孕，后随访得知生育 1 子，母子健康。

按：在临床，有一个误区，只要出现卵巢早衰导致的月经量少或稀发，很多医者总认为属于肾虚，于是大量补肾填精之品屡屡重用。其实，中医药治疗疾病，并非要跟着西医的思维方式走。卵巢早衰与冲任二脉功能失调关系尤其密切，该患者主要表现为精神压力大，病机符合中医肝气郁结、血瘀冲任的基本特征，主要矛盾并非肾虚，肝郁得解，冲任畅通，经水自来。笔者治疗该类疾病，只要是精神抑郁、心理压力过重、两胁不舒者，均应先调理情志，疏解瘀滞，如斯多有事半功倍之效。

（2）辨病为辅的原则

在中医妇科临床，针对一些内分泌疾病、妇科综合征等病证，一定要熟悉或精通疾病发生的机理、转归、诊断与鉴别诊断等。但这并非就要按照西医的思路用药，按照西医的方法用中药治疗。

中医治病的特点，是调整患病的机体，而并非仅仅是治疗疾病的症状。辨病，是了解西医的诊断，而非按照西医的模式去治疗。如果将卵巢早衰的治疗认为是用中药补充植物雌激素，实现体内激素平衡，那就等于进入了中医辨病的误区。

中医辨病，体现在处方用药方面，就是要在中医辨证施治的基础上，根据疾病的特征增加治病的辅助用药，或者在不违反中医药辨证治疗基本原则的情况下配合治病用药。

在卵巢早衰的治疗中，如果是气虚血瘀型，组方时就必须以补气活血药为主，所用药物，应符合这一基本原则。具体地说，增加植物雌激素类中药，必须选用既有补气活血作用、又含有植物雌激素者；而不具有补气活血而含有植物雌激素的中药，不得不用时，药味数量与分量宜小，不可喧宾夺主，不可在组方时占有过大比例。

治疗卵巢早衰辨病为辅的组方举例：

梁某，35 岁，天津市教师，2012 年 4 月 17 日初诊。

平素体质虚弱，体胖懒动，1 年前月经量逐月减少，之后月经稀发，就诊时闭经已 4 个月余。性激素 LH 6.1IU/L，FSH 16.7 IU/L，E_2 21.5ng/L。拟诊为卵巢储备功能不足。

症见四肢乏力，沉重懒移，精神疲惫，时而心悸气短，面色不华，动辄汗出，劳则加重，食欲不振，时常易外感风寒，大便不实，性欲低下，闭经前经色紫暗、有块，舌质暗红，脉细弱。检查血液流变学血脂、血黏度增高。考虑患者气虚表现明显，结合相关指标，符合气虚血瘀类型。

气血对女性具有特殊意义，患者初潮年龄、此次闭经前月经大致正常，在肾－天癸－冲任－胞宫性腺轴中，因初潮后月经一直规律，肾与天癸可谓正常，而冲任因气虚血瘀导致功能失职，故从调补气机、活血化瘀入手。药用：炙黄芪 30g，人参 5g（另煎），刺五加 30g，山药 30g，制香附 12g，乌药 12g，当归 15g，川芎 12g，熟地黄 18g，红花 10g，丹参 12g，玫瑰花 12g。7 剂，每天 1 剂。服用药物后自觉身体疲劳感缓解，精神好转，食欲见增。初见疗效，续用上方加减再进。调理 4 周后上述诸症均缓，考虑患者雌激素水平明显低下，遂用上方加含有植物雌激素的淫羊藿 18g，巴戟天 15g，升麻 10g。根据上述思路进行调理，治疗 3 个月时月经复潮，半年后月经基本如期而至。后改用女性宝胶囊，每天 3 次，每次 4 粒，再治疗 4 个月，月经恢复正常，性激素 LH 5.2 IU/L，FSH 7.6 IU/L，E_2 132.7ng/L。

按：该患者脉证主要属于气虚血瘀，故在用药上以补气活血为主，使机体整体功能得到明显改善。方中所选药物中的人参、黄芪、刺五加、香附、丹参、红花等具有植物雌激素作用，且不违背辨证施治的原则。俟主要症状缓解后，再加淫羊藿、巴戟天、升麻，在补气化瘀的基础上，补充植物雌激素，起到辅助作用，对尽快提高体内的雌激素水平大有裨益。这种组方方式，体现了辨病为辅的原则。选择既符合主证、又符合治疗疾病症状的中药，对治疗主证与疾病证均有一定的益处。

（五）卵巢早衰及相关疾病临床研究

一些与卵巢功能异常相关的疾病，在临床颇为常见。笔者近些年来，注重观察与卵巢功能相关的临床常见疾病，运用中西医结合的方法进行医学干预，收到较为理想的治疗效果。

以下列举部分卵巢疾病辨证论治方法，供同道临床参考。

1. 抗卵巢抗体阳性不孕辨证论治

抗卵巢抗体阳性，是临床常见的导致女性不孕的因素。西医学常以肾上腺皮质激素等药物治疗，效果并非十分理想。笔者经过多年研究与探索，认为该病的发病机制与血瘀存在一定的内在联系。在活血化瘀为主的前提下，分别运用化瘀补肾法、化瘀益气法、化瘀疏肝法、化瘀养血法进行治疗，获得较好的治疗效果。

笔者就 AOAb 阳性的研究现状、病因病机、辨证要点进行了较为系统的临床研究，并结合典型案例加以佐证。

（1）AOAb 阳性研究现状

AOAb 阳性患者表现为卵巢功能早衰的诸多症状。目前多认为自身免疫功能异样是该病的重要致病因素。当人体免疫功能异常时易产生 AOAb，而后引发卵巢损伤。AOAb 是一种以卵巢内卵母细胞、颗粒细胞等胞浆成分为靶抗原的自身抗体，可在多个方面干扰卵巢功能。对卵巢功能的影响，主要体现在包裹卵细胞，影响其排出或阻止精子穿入导致不孕；会在补体的协作下产生细胞毒性作用，进而破坏卵细胞，干扰受精卵孵化，影响其着床；同时还直接或间接影响卵巢分泌功能，使体内的激素水平发生异常改变；使 T 淋巴细胞浸润，导致卵巢局部类促性腺样物质增多，引起下丘脑－垂体－卵巢性腺轴功能紊乱，间接影响卵泡发育，引发卵巢功能低下与不孕不育。

AOAb 初期，促黄体生成素、促卵泡生成素并不高，雌二醇水平也非过低，而 AOAb 持续阳性，LH、FSH 升高，E_2 下降，形成类似卵巢早衰的一系列症状。

西医治疗 AOAb，多用肾上腺皮质激素，效果欠佳，不良反应较多；笔者临床根据其发病机制及其临床脉证，分别采用补肾活血、益肾调肝、清热活血等法治疗，效果较为满意。

（2）AOAb 阳性病因病机

AOAb 病机与气血、肝肾功能等相关。肾藏精，精生髓，主生殖，司孕育；肝藏血，主疏泄，喜条达，恶抑郁。精血正常与否同肾肝关系尤其密切。气血流动不畅，影响脏腑功能，同样影响肾的生殖孕育功能。中医之髓包括西医脊髓与骨髓等，骨髓是免疫系统的中枢器官，是免疫活性细胞分化成熟的微环境与发源地，在免疫应答与免疫调节过程中发挥重要作用。而维持脏腑功能的重要来源是气血，气血流畅是脏腑功能正常的前提与基础。

笔者认为，补肾等法固然可促进与修复卵巢功能，但对 AOAb 转阴并无特效。通过临床观察，如何促使 AOAb 转阴，对解除诸症、提高卵巢功能，是非常重要的。临床运用活血化瘀之法，不仅可通过下丘脑－垂体－卵巢性腺轴改善卵巢功能，也可以通过体液免疫调节、改善卵巢局部血液循环等环节改善卵巢功能与促使 AOAb 阴转，从而促进血液循环，提高自身抗病能力，实现扶正祛邪的目的。有学者所做的动物实验也证明，单一的滋肾治疗方法，虽然可改善卵巢功能，但对 AOAb 等无明显影响。

近些年来，育龄期女性来自生活、就业、经济、安全等诸多方面的压力不断加大，肝气不和、疏泄失常、气滞血瘀等现象增多。活血祛瘀法不仅可以改善脏腑功能，也对冲任功能、卵巢组织、内分泌系统十分有益。

活血化瘀与调理脏腑功能相结合，通过整体调理，可有效提高或修复已被削弱的免疫稳定功能，清除有害的免疫产物，在活血化瘀的前提下调理脏腑与冲任，有利于尽快消除 AOAb。笔者据该病临床表现与脉证特点，认为其病机与血瘀有关，故多从化瘀入手调治，总结出化瘀补肾、化瘀益气、化瘀疏肝、化瘀养血等独特方法，效果显著。

（3）AOAb 阳性论治要点

AOAb 阳性不孕属于妇科疑难疾病，目前尚缺乏特殊的满意疗法。笔者根据多年之临床经验，探索出一套以活血化瘀为前提，配以补肾、益气、疏肝、养血的独特新疗法，临床实践证实效果确切，且与有关动物试验所得出的活血化瘀法有利于 AOAb 转阴的结论相吻合。这一临床探索，为中医活血化瘀法治疗 AOAb 阳性不孕总结出一套行之有效的方法。证治方法如下：

①化瘀补肾法

卵巢存在特殊抗原，抗卵巢自身免疫可影响卵巢的发育与内分泌功能，日久易生冲任失调与肾虚证候，易致免疫调节失衡。肾藏精，精生血，精血相互资生与依存。如血液流通瘀滞，冲任二脉功能失常，气血紊乱，肾精亏虚，卵巢易伤，其病理变化导致血瘀肾虚或肾虚血瘀之证。血瘀胞宫失养，月经无源，卵子不生，自然难孕。AOAb 日久可致卵泡成熟前闭锁，也会因卵巢功能下降而导致内分泌功能异常，病程日久常是导致血瘀形成的重要机制，若先天不足，形成血瘀肾虚之势概率更大。部分女性卵巢损伤、感染等，往往引发卵巢抗原外溢，进而产生 AOAb，反之，其持续阳性又会进一步加重卵巢损伤，并导致子宫、胎盘的功能障碍，引起不孕或孕后流产，这些病机常与血瘀有一定的关系。因气血失和，致使月经稀发，量少，月经期短，经色暗，乃至闭经，腰膝酸软，头晕耳鸣，性欲低下，阴道干涩，健忘失眠，舌质紫暗，治疗可从化瘀补肾入手，佐以调理冲任，从而恢复正常月经周期。

AOAb除有血瘀脉证外，伴先天不足、病程日久且年龄偏大不孕者，尚有肾精亏虚、冲任不调表现，辨证为肾精耗损、冲任亏虚脉证，用药可以化瘀补肾助孕为主。这种化瘀补肾佐以促排卵法，笔者已用多年，其效显著。基本思路是以化瘀补肾为基础，以促排卵之法促进卵巢自身功能，一经恢复排卵，雌激素与孕激素水平自然提高，这比补充外源性雌激素与孕激素要好得多，比单纯补肾效果更加显著。

处方：丹参18g，桃仁12g，红花10g，当归15g，枸杞子30g，桑椹子30g，巴戟天12g，淫羊藿18g，仙茅12g，鹿角片6g（冲服），肉苁蓉12g，菟丝子30g。

加减方法：伴胸闷，烦躁，两胁作胀者，加柴胡、佛手；伴失眠，健忘，时而心慌者，加桂圆肉、百合；伴乏力，易感，体质虚弱者，加黄芪、刺五加。

病案举例：张某，女，29岁，教师。2012年11月16日初诊。

患者1年前月经推后，之后稀发，量少，色暗，近半年闭经，需用戊酸雌二醇与甲羟孕酮促使月经来潮。不孕七项中AOAb阳性，抗精子抗体（antisperm antibody，ASAb）、HCG抗体（HCG antidody，HCGAb）、抗心磷脂抗体、抗透明带抗体、子宫内膜抗体、抗滋养层细胞膜抗体（antitrophoblast cell membrane antibodies，ATAb）阴性；LH 20.13IU/L，FSH 18.27IU/L，E_2 23.17pg/mL。症见月经2~3个月一行，量少，色暗，腰膝酸软，肢体乏力，头晕耳鸣，性欲低下，阴道干涩，睡眠不实，心慌汗出，脉细弱，舌质略暗，苔薄白。

证属血瘀肾虚，冲任亏损。治以化瘀活血，补肾填精，调理冲任。

处方：丹参30g，益母草30g，鸡血藤30g，淫羊藿24g，菟丝子24g，巴戟天15g，熟地黄15g，仙茅15g，川牛膝12g，肉苁蓉12g，桃仁12g，红花12g，鹿角片10g。上方服用14剂，症状缓解，仍以上方加减再进14剂，B超检查显示子宫内膜10mm，遂用上方桃仁增至15g，红花15g，5剂后月经来潮，量较少，色暗红，经期2天。随后以上方出入调理4月余，血清AOAb转阴，LH 6.02IU/L，FSH 5.19IU/L，E_2 99.11pg/mL。月经复常，继而促排卵治疗，遂孕。

②化瘀益气法

胞宫为血聚集之处，月经稀少、经期推迟甚或闭经、不孕者，应及时进行相关检查，以便及早发现是否存在卵巢疾患，及时弄清是否存在血瘀病机。AOAb是一种靶抗原在卵巢颗粒细胞（granulosa cells，GC）、卵母细胞、黄体细胞和间质细胞内的自身抗体，其产生过程也与血液瘀滞有关。罹病后影响卵巢、卵泡发育和排卵功能，影响气血正常运行，常表现为卵巢功能衰退，月经稀发、色暗淡，排卵障碍，血气瘀滞不能滋养胞宫故而不孕不育。患该病者极少自然怀孕，即使偶尔怀孕，亦易自然流产。因此，及时确诊、及时治疗尤其重要。病之初气血瘀滞尚轻，治疗难度较小；病程较长者，气血瘀滞加重，治疗难度加大。血瘀不除，阻遏气机，单纯益气难奏佳效；瘀血祛除，佐以益气，则气血自通。笔者多年治疗卵巢功能异常的实践证明，对部分该病患者行化瘀之法是治疗的突破口。女子以血为用，血气壅阻，生殖、月经等就无从谈起。血流不畅，与气互为因果，故该类患者常有气机虚弱脉证。气行则血行，气滞则血瘀；血瘀则气阻，血通则气畅。脾气既能化生血液又可运行、统摄血液，对卵巢疾病兼有血瘀脉证时，化瘀佐益脾气十分重要，如斯可血畅气顺，月经复潮。一些具有血瘀气虚脉证者，也常表现为脾气虚弱、运化不足、免疫功能异常。凡该病具有闭经，或月经稀少，经色紫暗，舌质暗红，并伴四肢乏力、劳则加重，精神疲惫，食欲不振，大便不实，面色不华，白带若无，性欲低下，心慌气短，动辄出汗等症状，采用活血化瘀、益气健脾之法，佐以促进排卵以启动卵巢功能，可使血液运行流畅、化生有源、运行有力，对促进卵泡发育、恢复卵巢功能十分有益。

AOAb阳性患者凡有血瘀脉证而伴有脾气虚弱者，症见月经稀少或闭经，或闭经前月经量少、色暗淡犹如酱油色者，笔者常以化瘀佐以益脾治之，脾气得以强盛，免疫系统恢复正常，AOAb易于转阴，卵巢功能易于康复。

处方：丹参30g，鸡血藤30g，桃仁12g，红花12g，莪术10g，黄芪30g，人参5g（另煎），怀山药18g，白扁豆18g，白术15g，枸杞子30g，淫羊藿15g，肉苁蓉12g，菟丝子30g。

加减方法：伴胸闷烦躁，两胁不适者，加柴胡、香附；伴腰膝酸软，肢体不适者，加川断、杜仲；若舌质暗或有瘀点多者，重用丹参，加当归。

病案举例：戴某，女，27岁，公务员。2012年6月12日初诊。

结婚3年余，避孕套避孕1年半后打算怀孕未能如愿。避孕时月经尚正常，之后月经量偏少，色暗、有块，周期逐步推迟。近10个月月经稀发，经量很少，来则色暗如酱油状，多2~3月一潮，大多1天余停止，后因不孕就诊。丈夫精液质量正常。不孕七项中AOAb阳性，余阴性；性激素检查：LH 18.31IU/L，FSH 26.27IU/L，E_2 32.52pg/mL。另症见四肢乏力，动辄心慌，食欲不振，大便不实，时而自汗，性欲冷淡，阴道干涩，腰膝酸软，舌质略暗，舌边有瘀斑，苔薄白，脉沉细。

证属气血瘀滞，脾气虚弱，肾精不足。治以活血化瘀，健脾益气，滋补肾精。

处方：丹参18g，黄芪18g，怀山药18g，白扁豆18g，炒白术18g，炒麦芽18g，陈皮15g，炒苍术15g，桃仁12g，红花12g，当归12g，人参5g（另煎）。药进14剂，自觉全身有力，腰膝酸软明显缓解。之后根据脉证加减，服用7周后月经自行来潮，月经量偏少，色略暗，有少量血块，经期3天。药中肯綮，继续用上方增减调理，先后治疗近6个月，复查AOAb转阴，LH、FSH、E_2恢复至正常范围。继而配合促排卵治疗，调理2个周期之后怀孕。

③化瘀疏肝法

AOAb阳性不孕日久，会给患者造成严重的心理压力，进而加剧病情，形成恶性循环。这一病机，则直接或间接影响到气血运行。事实上，过大的精神压力，郁闷的心理状态，都会影响气血、影响到肝的功能。肝藏血，主疏泄，血瘀会影响到肝藏血与疏泄功能，使血瘀趋重，气机阻滞。化瘀通滞，以冀血流正常运行，气机畅通，对肝藏血与疏泄功能均有益。血瘀偏重者，常先出现闭经、月经稀少、色暗等症，之后压力加大，出现胸闷、烦躁易怒、太息频作、食欲不振等，多是由血瘀导致肝的功能异常，故而治疗时重在化瘀，血液流畅是第一要务。由于该病影响卵巢功能，发生卵泡发育与排出障碍，使自然怀孕的概率大大降低，偶尔怀孕者也会导致胚胎停育等异常。患者发病后，月经推迟，量少，之后稀发，继而闭经。常表现为胸闷烦躁，精神郁闷，太息频作，两胁作胀，经常发火，阴道干涩，性欲冷淡，双目不适，眠少梦多，肢体疲倦，面色少华等。对此可从化瘀活血、疏肝理气入手，佐以调经，恢复正常排卵功能。该类型患者比较多见，治疗时要注意在活血化瘀的同时佐以疏肝理气，注重疏通气机，同时予以养血，并配合心理调节，以确保气血流畅、冲任功能正常，这对恢复卵巢功能非常重要。临床一些患者罹患该病后，特别是长时间闭经尚未恢复时，精神压力较大，情绪不稳，易形成恶性循环，紊乱的内分泌系统更难康复。

因此，笔者对该类型患者多将化瘀通经、疏肝理气作为切入点，在确保气血调畅的同时，调理冲任，对恢复正常月经周期具有事半功倍之效。临床凡见月经推后、月经紫暗有块、闭经、胸闷不舒、烦躁易怒、太息频作等症状，均应着重活血化瘀，疏理肝气，调理冲任。

处方：丹参 30g，桃仁 12g，红花 10g，鸡血藤 24g，莪术 12g，当归 15g，赤芍 12g，柴胡 12g，香附 12g，佛手 12g，青皮 12g，枸杞子 30g，桑椹子 30g，菟丝子 30g。

加减方法：伴乏力，易感，体质虚弱者，加黄芪、刺五加；伴纳呆，食少，四肢乏力者，加怀山药、炒麦芽。

病案举例：李某，女，28 岁，教师。2012 年 11 月 12 日初诊。

1 年前开始月经量减少，色暗有块，之后经期推迟，曾自服乌鸡白凤丸、逍遥丸等中成药，症状未见明显好转，就诊时月经 2~3 月 1 次，量极少，常常 1 天内干净。最后 1 次月经后 3 月余未潮。不孕七项中 AOAb 阳性，ASAb 阳性，余阴性；性激素检查：LH 17.12IU/L，FSH 12.21IU/L，E_2 26.39pg/mL。症见闭经，胸闷心烦，太息频作，两胁作胀，食欲不振，阴道分泌物若无，性欲明显减退，眠少梦多，肢体乏力，舌质略暗，苔薄白，脉弦细。

证属血瘀气滞，肝气郁结，血亏肾虚。治以活血化瘀，疏肝理气，养血补肾。

处方：桃仁 12g，红花 12g，制香附 12g，柴胡 12g，赤芍 15g，当归 15g，熟地黄 15g，巴戟天 10g，仙茅 10g，肉苁蓉 10g，丹参 30g，枸杞子 30g，鸡血藤 30g，菟丝子 30g。因伴 ASAb 阳性，嘱其性生活坚持用避孕套 3 个月。药进 7 剂，胸闷、太息、乏力等症略缓，再以上方略加调整续服，服用 28 剂时精神明显好转，胸闷等症基本消失。后以上方加减，先后服用 10 周时月经来潮。治疗 3 个月后复查性激素示 LH 6.23IU/L，FSH 6.17IU/L，E_2 99.27pg/mL，临床症状若失，后以上述治法为主，佐以促排卵治疗，5 个月余后怀孕。经随访知生一女婴，母女健康。

④化瘀养血法

AOAb阳性若得不到及时治疗，常影响患者冲任功能，有时会出现肾虚血瘀等诸多症状，出现经血闭塞、孕育无能之局面。西医认为，AOAb是由于机体体液免疫反应过强导致卵巢卵泡发育障碍、内分泌紊乱。因无正常卵子发育、排出过程，子宫内膜也就失去增生、蜕化的过程，这种现象，酷似中医所说的血瘀胞宫，导致月经稀少、色暗、有块，闭经，不孕等结局。该病机常与血瘀有内在联系。血瘀日久，则易耗气伤血，继而出现血亏等证候；瘀血不去新血不生，瘀血祛除后卵巢组织则会得到正常滋养与血液供应，如斯则有利于免疫疾病的治疗。特别是平素为血瘀体质者，诸如有月经量少、色暗、有块，乳腺增生、盆腔包块等血瘀疾病，更要注意观察有无血瘀指征，包括舌质有无瘀点瘀斑、肌肤有无色素沉着、腰腹部有无刺痛等。AOAb的形成原因，与靶抗原在卵巢颗粒细胞、卵母细胞、黄体细胞和间质细胞内产生的自身抗体有关。AOAb长期存在则影响卵巢和卵泡发育功能，进而导致卵巢早衰、经期不规律、卵泡发育不良，甚至不排卵，产生抗生育效应。笔者认为这与血瘀、卵巢组织微循环障碍等因素有关。运用活血化瘀兼以养血之法，卵巢组织血供与功能会得到改善，有利于排卵与月经周期的恢复。这对于不孕患者来说，是非常关键的。因此，凡患者月经稀少、色暗有块，甚或闭经、不孕、腰腹刺痛、面色无华、肢体乏力、头发脱落、头晕健忘、性欲低下、阴道分泌物减少或干涩、舌质有瘀斑或瘀点，均可从化瘀养血方面入手治疗。

血瘀属实，血虚属虚，二者常出现在同一疾病中。在妇科临床中，这样的病证经常遇到。笔者对该病表现为肾虚血瘀型无排卵患者的治疗，有一套完整的临床经验，而对于血瘀兼有血虚者，同样有一定的用药技巧。AOAb阳性患者凡表现为血瘀日久、气血虚弱者，可在活血化瘀的同时，兼以养血，使血液充盈，瘀滞易散，利于患者康复。只要患者有血瘀脉证，具有闭经、月经稀少、经色暗，而后或同时出现四肢乏力、面色萎黄、心悸、失眠、健忘、腹部胀痛、爪甲不华、口唇色浅、头晕、少气懒言、舌质淡红有浅色瘀斑或瘀点，即可在活血化瘀的同时佐以养血补血。AOAb阳性患者血瘀兼见血虚者，可据不同偏重确定用药的种类与剂量，若血瘀明显而血虚较轻者，则以化瘀为主、养血为辅；而血瘀虽久但血虚严重者，则重用养血之品。通过化

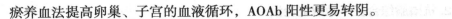

瘀养血法提高卵巢、子宫的血液循环，AOAb 阳性更易转阴。

处方：丹参 30g，桃仁 12g，红花 10g，鸡血藤 30g，赤芍 15g，川芎 12g，当归 15g，熟地黄 24g，枸杞子 30g，桑椹子 30g，制何首乌 12g。

加减方法：伴胸闷烦躁，两胁不舒，加香附、枳壳；伴肢体乏力，头晕心慌，加党参、桂圆肉。

病案举例：宋某，女，31 岁，护士。2012 年 7 月 11 日初诊。

近年来月经稀少，2~3 个月来潮 1 次，月经量极少，大多 1 天余即止。后注射黄体酮无明显增多。因晚婚急于怀孕，但未能如愿。检查丈夫精液常规无异常。检查输卵管通畅，B 超子宫、附件无异常。不孕七项中 AOAb 阳性，余阴性；性激素检查：LH 17.02IU/L，FSH 15.17IU/L，E_2 44.32pg/mL。症见月经稀少、色暗有块，腹部刺痛，四肢乏力，失眠多梦，头发脱落较多，头晕健忘，性欲低下，阴道干涩，精神不悦，舌质稍暗，脉细弱。

证属血瘀胞宫，阴血亏虚。治以化瘀通滞，养血活血。

处方：丹参 30g，鸡血藤 30g，枸杞子 30g，党参 30g，制首乌 30g，桑椹子 30g，当归 18g，熟地黄 18g，桃仁 12g，红花 12g，赤芍 12g，川芎 12g。药进 14 剂，腹痛缓，乏力减轻。之后用上方加减治疗，先后治疗近 6 个月怀孕。后随访得知顺产一女儿，母女健康。

参考文献

[1] 王明闯，张菲菲，王忠民．化瘀为主辨治抗卵巢抗体阳性不孕经验[J]．世界中西医结合杂志，2013，8（11）：1090-1093.

[2] 王忠民．活血化瘀法在疑难杂证中的运用[J]．中医杂志，1990，31（9）：7-8.

[3] 王忠民，刘茜．敛肾温涩法治疗妇科重症临床经验[J]．贵阳中医学院学报，1992，14（2）：47-48.

[4] 王忠民，刘茜．子宫发育不良不孕症的中医治疗[J]．中国临床医生杂志，1993，21（8）：497-500.

[5] 王忠民．中西医结合治疗无排卵型不孕症临床观察[J]．中医药学报，1999，27（5）：12-13.

2. 抗磷脂综合征不孕辨证论治

抗磷脂综合征（antiphospholipid syndrome，APS）是导致女性不孕、流产、胎停育、早产、先兆子痫等证的常见因素。西医学多以肾上腺皮质激素、肝素及阿司匹林等药物治疗。为进一步提高其疗效，笔者经过多年研究与探索，认为APS与血瘀有一定的内在联系，并总结出一套系统治法，以活血化瘀为主，分别运用化瘀补肾法、化瘀养血法、化瘀益气法、化瘀疏肝法进行治疗，效果较为明显。结合临床研究，分别就APS孕育影响、病因病机、辨治要点和用药技巧进行论述，其研究对于提高该病疗效具有重要借鉴意义。

（1）APS对孕育的影响

APS是一种自身免疫性疾病，确切地说，它并非是一个特定疾病，仅属于一种临床的综合表现。近年来在女性不孕中较为常见，某些类型的患者治疗较为棘手。罹患APS后，患者常出现动静脉血栓、自身免疫性血小板减少、反复流产、胎停育、早产、原发或继发性不孕及先兆子痫等。患者可出现上述诸证的某种表现，并非一定出现APS的所有症状，其中一些反复流产的患者，临床并未发生动、静脉血栓。

APS患者存在的抗磷脂抗体（antiphospholipid antibody，APA），实际存在包括以抗心磷脂抗体（anticardiolipinantiibody，ACA）为主的6种抗体。ACA在APS对孕育的不良影响中具有主要作用，且其阳性率与APS诊断有密切的相关性，故成为临床检验与治疗观察的主要指标。

APS发病机制尚未明了。APA一旦产生，便使机体抑制血小板凝聚的功能下降，使舒张血管功能的前列腺环素合成减少，进而引发血管收缩、血小板凝集，致使血栓形成，对受孕与妊娠等构成不良影响。临床可见，部分不孕患者APA水平升高，该抗体易与卵巢磷脂结合，进而干扰卵泡生长发育，影响正常排卵；APA还会与卵子、精子表面的磷脂结合，影响正常受精功能，最终导致不孕。不仅如此，APA容易导致胎盘血栓形成、子宫胎盘血管栓塞，直接影响其血液循环，影响胚胎、胎儿营养供应，早期则易发生流产，妊娠中晚期则易发生胎儿发育迟缓、死胎、胎盘早剥、妊娠高血压、早产、死产等。

APS目前还无具体的临床表现范围，所涉及病种亦有扩大趋势，特别是实验方法、条件和确定正常值标准的差异等，致使诊断标准还不够十分严密。

因此，当患者出现全身性各脏器动静脉血栓形成、复发性流产、胎停育、自身免疫性血小板减少、婚后长时间不孕时，应及时进行相关实验室检查。目前对 APS 的检验主要为 ACA 和狼疮抗凝血因子（lupus anticoagulant，LA）指标，前者大多采用酶联免疫法测定。一旦发现阳性，应进行及时、有效治疗，防止给身体造成更大伤害。

（2）APS 病因病机

笔者认为，APS 所表现的主要临床症状与病理特征，均与中医之血瘀有一定内在联系。该征常出现各脏器动脉、静脉血栓形成，表现为患病侧下肢疼痛、肿胀，严重者发生坏疽；肾血管栓塞可引起微血管性肾小球肾炎，脑血管栓塞可出现脑卒中等。在生殖方面，由于血栓对卵泡发育、受精卵、胚胎与胎儿的不良影响，最终导致不孕。由于血栓形成因素的影响，还会导致血小板破坏增加，引起血小板功能异常，发生出血现象。

APS 患者，经治疗主要指标转阴后，其病证就会迎刃而解。笔者认为，以活血化瘀为主，调理脏腑气血，恢复孕育功能，可获良好效果。女子多血，气血运行正常乃孕育之基本保证，当发生血瘀气滞之时，孕育功能就会失职。《针灸甲乙经》云："女子绝子，衃血在内不下，关元主之。"中医在古代就意识到瘀血是导致不孕的主要因素。《诸病源候论》曰："冷热血结，搏子脏而成病，致阴阳之气不调和，月水不通而无子也。"阐述了瘀血可致女性不孕的病因病机。同时该书还认为："月水不利而无子者，由风寒邪气客于经血。""月水久不通，非止令无子，血结聚不消，则变为血瘕；经久盘结成块，亦作血癥。""月水不通而无子者，由风寒邪气客于经血。夫血得温则宣流，得寒则凝结，故月水不通。"

关于 APS 的形成，有学者发现用细菌免疫动物可诱发 APA 的产生，进而说明感染因素可能具有促进血栓形成的作用。此外，自身免疫性疾病、病毒感染、支原体感染、某些药物作用，往往也与其产生有关。这些病机，与中医之外邪侵扰、正气不足、气血功能失调等有关。

目前多数学者认为，APA 更有可能是直接作用于一种或多种与磷脂结合的血浆蛋白质，或这些蛋白质与磷脂结合的复合物，系一种自身免疫性抗体，常可引起蜕膜血管内皮细胞损害，致使胎盘血管内血栓广泛形成，最终引发不孕。其发生发展过程，外有中医所谓邪气干扰特征，内有血瘀脉证表现。

《医林改错》谓:“孕妇体壮气足，饮食不减，并无伤损，三个月前后，无故小产，常有连伤数堕者……不知子宫内，先有瘀血占其地……血不能入胎胞，从旁留下，故先见血，血既不入胎胞，胎无血养，故小产。”该论述较为符合本征血栓形成的血瘀病机。

（3）APS 辨证论治

笔者据该征发病机制，并非单纯运用简单的活血化瘀法，而是视其不同特征，据肾主生殖之生理，采用化瘀兼以补肾法；据女子多血生理，采用化瘀佐以养血法；据气行血行医理，采用化瘀配合益气法；据女子多郁特点，采用化瘀同时疏肝法，如斯辨病与辨证相结合，治疗得心应手，用药游刃有余。

①化瘀补肾法证治

机体产生特殊抗体，常常与机体自身功能异常或遗传有关。APS 发病，深究其因多与先天之肾虚有关。肾为先天之本，秉承于父母，藏精气而主生殖，受孕过程、胚胎发育、胎儿成长无不与肾气肾精息息相关。《傅青主女科》曰:“夫胎也者，本精与血之相结而成，逐月养胎，古人每分经络，其实均不能离肾水之养，故肾水足而胎安，肾水亏而胎动。”《女科集略》云:“女子肾脉系于胎，是母之真气，子之所赖也，若肾气亏损，便不能固摄胎元。”肾藏精，精生血，精血相互资生与依存，血液流通瘀滞不畅，日久肾精亏虚，胞宫失养易伤，封藏、固摄、系胎功能失职，其病理变化导致血瘀肾虚或肾虚血瘀之证，直接影响孕育功能，两精既不能相搏，胎元又无以生长。

当不孕不育因于 APS 时，无论不易受孕还是孕后难育，只要具有肾虚且伴有血瘀之证，即可运用化瘀补肾之法。症见月经稀发，量少色暗，甚或闭经，腰膝酸软，性欲低下，阴道干涩，头晕耳鸣，健忘失眠，或孕后胎动不安，或有流产先兆，ACA 阳性，舌质紫暗，或舌有瘀斑瘀点，治从化瘀补肾入手，佐以调理冲任，恢复正常月经周期，促使 ACA 转阴。

常用药物:丹参、桃仁、红花、当归、枸杞子、桑椹子、巴戟天、淫羊藿、肉苁蓉、鹿角片、菟丝子、川断、杜仲、熟地黄等。

加减方法:若伴有烦躁，胸闷，两胁胀痛者，加枳壳，柴胡;如体质虚弱，四肢乏力，易感者，增刺五加、黄芪。

②化瘀养血法证治

APS 若未及时治疗，常难以正常怀孕，即便怀孕，也容易发生流产、胎停育等异常，这对于大龄生育者还涉及能否优生优育问题。女子以血为本，而气为血之帅，血随气行，气旺则血足，气和则血调。“血能藏气”“血能寓气”“血能养气”，血可充养人体之气，使周身之气保持旺盛，避免发生气滞血瘀。血足则气旺，血虚则气衰，气虚易血瘀。血亏气虚，胎失所养，则致胎漏、胎动不安，不利于胚胎、胎儿发育。《医宗金鉴》说：“气血充足胎自安，冲任虚弱损胎元。”《诸病源候论》认为，当母体出现疾病时，“治母则胎安”，“治胎则母瘥”。APS凡见血瘀伴血虚之脉证，可施化瘀养血之法，以求血气调顺，胎有血养，孕育复常。

但见APS患者出现瘀血而有血虚之证，既要活血化瘀，又要养血滋阴，以恢复正常的孕育功能。若血瘀胞宫，则月经稀少、色暗有块，或月经推迟，丧失正常怀孕功能，怀孕之后则血不养胎，致使胚胎、胎儿发育异常，甚则停育、小产等。若平素有血瘀指征，诸如月经量少、色暗、有块，舌质紫暗或有瘀斑瘀点，肌肤色素沉着、腰腹部刺痛等，均可根据临床辨证运用活血化瘀之法，对ACA转阴大有裨益。

常用药物：丹参、鸡血藤、赤芍、当归、何首乌、熟地黄、白芍、枸杞子、桑椹子、墨旱莲、女贞子、桑寄生等。

加减方法：伴胸闷烦躁，两胁不舒，加枳壳、柴胡；伴肢体乏力，头晕心悸，加党参、桂圆肉。

③化瘀益气法证治

APS尽管无特异证候，但出现的不孕、流产、胎停育等，本身与气血不调有内在联系。胞宫需要正常气血供养，一旦发生异常，则孕育功能失职。“气为血之帅”，气行则血行自如，气滞则血瘀为患，气有一息之不运，则血有一息之滞涩。女子受孕后血养胎元，易致血虚，血虚不能化生气，则易致气行无力，最终发生血瘀。女子以血为用，气虚不能鼓动血液运行，血气壅阻，月经、孕育等就无从谈起。血流不畅，常与气互为因果，气虚无力推动则致血瘀。气行则血畅，气滞则血瘀；血瘀则阻气，血流则气通。当疾病有血瘀脉证时，化瘀佐益气十分重要，一些具有血瘀气虚脉证者，也常有脾气虚弱、运化不足、免疫功能异常等表现。故在化瘀同时，重视益气法的配合，如斯则可瘀去气和，月经、内分泌、孕育功能得以恢复。

ACA阳性者，并非无证可辨。有瘀血而伴气虚者，常有月经稀少，经色紫暗，舌质暗红，四肢乏力，面色不华，劳则症重，精神疲惫，食欲不振，大便不实，性欲低下，心慌气短，动辄出汗等症状，而出现不孕、流产、死胎等更是因母体气血等异常所致。《傅青主女科》云：“凡人内无他症，胎元坚固，即或跌仆闪挫，依然无恙，惟内之气血素亏，故略有闪挫，胎便不安。”采用活血化瘀、益气健脾之法，佐以清除ACA之品，常常相得益彰，具有事半功倍之效。

常用药物：丹参、鸡血藤、桃仁、红花、黄芪、人参、怀山药、白术、茯苓、炙甘草等。

加减方法：伴有腰膝酸软，性欲低下者，加枸杞子、淫羊藿；有胸闷烦躁，两胁不适者，加柴胡、香附。

④化瘀疏肝法证治

APS病程日久，患者心理压力较大，进而加重病情，形成恶性循环，康复难度增加。这一病机，常常直接或间接影响到气血运行，影响脏腑功能。情绪郁闷、心理紧张，都会影响到内分泌系统、免疫系统等。肝藏血，主疏泄，气机不畅则致血瘀，肝气郁久则易化火，进而影响全身气血运行，影响脏腑与冲任功能，影响正常孕育。由于APS影响子宫与卵巢功能，使卵泡发育与排出障碍，自然怀孕的概率显著降低，患者情绪受持久不良刺激。肝郁气滞日久不仅导致气血停滞，更会引发气血损伤。《妇人大全良方》曰：“气血虚损，不能养胎，所以数坠也。”凡平素为肝郁气滞、肝火旺盛等体质，则宜在化瘀活血的同时，注重疏肝理气，谨防肝郁化火再伤阴血。

患者ACA阳性，精神压力加大，常表现为胸闷烦躁，精神郁闷，太息频作，两胁作胀，肝火常发，经行腹胀，量忽多忽少，或夹血块，双目不适，眠少梦多，肢体疲倦，面色晦暗，舌质紫暗或有瘀斑瘀点等。对此可从化瘀活血、疏肝理气入手，佐以调经，如此可恢复正常排卵功能。笔者对该类型患者多从化瘀通经、疏肝理气入手，在确保气血流畅的同时，谨防肝火犯扰。

常用药物：丹参、桃仁、红花、当归、赤芍、柴胡、枳壳、青皮、降香、炒白芍、桑椹子、菟丝子等。

加减方法：伴四肢乏力，体质虚弱者，加黄芪、刺五加；兼腰膝酸软，头晕耳鸣者，加枸杞子、山茱萸；有口干口苦，便秘溲赤者，增牡丹皮、栀子。

（4）APS论治技巧

APS病因病机与治疗方法相对复杂，但笔者认为具有一定的辨证施治规律，临证务必抓主要矛盾，寻用药技巧，以冀获取满意疗效。血瘀证候非一日形成，亦非拘泥于所有瘀血症状，但见一症或多症，便可从辨病与辨证相结合的角度，灵活运用活血化瘀之法。

①重点治疗未病

APS确诊，常常是在多次流产之后。尽管在怀孕期间治疗一般不会对胎儿构成严重伤害，但在ACA阳性时怀孕本身也不利于优生优育。根据中医治未病的思想，应在身体正常、气血充足、免疫协调的状态下怀孕为佳。《素问·四气调神大论》曰："圣人不治已病治未病，不治已乱治未乱。"同时，查明相关病因，燮理脏腑功能，平衡免疫系统。《景岳全书》云："凡治堕胎者，必当查此养胎之源，而预培其损。"这些观点对治疗APS具有指导意义。

非孕期用药要点。根据APS基本特点，进行中西医结合治疗的重点要放在抑制及消除免疫抑制方面，使APA尽快转阴，不宜在ACA阳性状态怀孕，以防对母体造成再次伤害；而对于血栓形成者则要采取抗血小板激活以及抗凝治疗。在ACA阴转方面，可适量运用肾上腺皮质激素，强的松开始剂量一般在30~100mg/d，同时配合小剂量阿司匹林，ACA滴度降低后，强的松改为15~20mg/d，直至转阴。如有条件，也可采用血浆置换法和血浆免疫吸附法。同时，要注意观察病情，着重预防血栓形成。

②巧用化瘀药物

从西医学的观点来看，APS始终存在血栓形成、胎盘等组织血液循环障碍、血小板功能异常等病变，与中医血瘀病机颇为相近。活血化瘀法可改善妊娠子宫局部血液循环，扩张血管，改善神经内分泌功能，促进组织细胞代谢，增加卵巢血液流量，提高HCG分泌水平，激发排卵与促进黄体功能，确保胚胎与胎儿正常发育。不过，在运用活血化瘀法时，需掌握技巧，使药中肯綮。

在非孕期，活血化瘀药物一般选择余地较大，因无伤胎之忧。但在孕期，尽管"有故无殒，亦无殒也"，但对攻破之品也须慎之又慎，谨防胎元受伤。在活血化瘀药物中，丹参、赤芍、益母草、川芎、当归、蒲黄、桃仁等均为常用之品。《本草便读》称丹参"功同四物，能祛瘀生新……性平和而走血"。《本草纲目》则云："盖丹参能破宿血，生新血，安生胎，落死胎，止崩中带下，调经脉……”丹参可以抗血小板凝集，使血小板黏附作用降低，有良好的抗凝血、抗血栓形成的作用，并对已沉积的抗原抗体复合物具有促进吸收与消除的功能；当归既能补血，又可活血，主治一切血证，擅长“破恶血，生新血”（《日华子本草》语）；益母草活血化瘀，可改善微循环，祛除瘀血、抑制血栓形成，具有很好的调经作用。

有初学医者，运用活血化瘀药物时总担心其伤及胎元。其实，瘀血内阻，血行停滞，则胎失所养，也易出现流产、早产、胎停育等。如确有血瘀指征，用之无妨。“其癥不去，则血必不守，血不守则胎终不安。”《金匮要略心典》主张用活血化瘀、健脾利湿的桂枝茯苓丸固护胎元。《陈素庵妇科补解》亦云：“妇人妊娠伤寒蓄血，胎血宜养，蓄血宜消，补泻互用，可无伤胎之患。”当然，血瘀成因颇多，肾虚、气虚、血虚、气滞、肝郁、寒凝、湿壅、外邪等均可引发，临证要顾及兼症，灵活用药。

③中药巧妙配伍

根据APS病理现象，西医学多采用抗栓塞、抗凝与免疫抑制等法，与此同时，还要考虑遣用既有活血化瘀又有安胎之功的药物，发挥良好的互补作用，配方时应予重视。

川断配杜仲，桑寄生伍菟丝子，黄芩合白术，是很好的对药。川断富含维生素E，能促进子宫和胚胎生长发育；杜仲、桑寄生能够中和抗原，明显抑制血小板凝集，具有良好的抗血栓形成作用；菟丝子除擅长补肾填精外，还能够抑制免疫功能亢进；黄芩可使动物子宫的收缩频率减慢、收缩振幅变小，明显降低子宫张力，尚可增强细胞免疫；白术具有抗凝血、扩张血管的功用，能增强网状内皮系统的吞噬能力，显著抑制药物引起的子宫兴奋性收缩。黄芩、白术能促进子宫发育，使子宫微环境中各细胞因子更有利于胚胎着床、生长、发育，同时能加深子宫蜕膜化的程度，提高胚胎着床率和胚胎移植的成功率，且对胚胎没有不良的影响。

ACA长期阳性又伴有热象者，可用具有清热解毒、抑抗之药物，如白花蛇舌草、鱼腥草、钩藤、赤芍等。

④重视中西医结合

肝素配合阿司匹林是西医抗凝治疗的主要手段，疗效可靠，可缩短病程。同时，配以免疫抑制剂，也是可取之法。为减轻其不良反应，笔者除投以中药外，对于不孕不育伴有黄体功能不足者，常配以西药 HCG 与黄体酮。该两种药物，在胎母免疫反应的调节中具有免疫抑制作用。不仅如此，HCG 还可作用于黄体使其产生甾体激素，有利于延长和提高黄体功能。注射 HCG 可增强机体孕酮合成，促进子宫局部血液循环，有利于蜕膜增厚，促进孕囊正常发育。

除此之外，补充外源性 HCG 还可以促进血浆中产生抑制淋巴细胞转化的物质，有防止母体排斥孕囊及产物作用。孕后口服阿司匹林，50mg/d，可持续服用到妊娠 34 周；肌肉注射 HCG，1000~5000U（15~20U · kg），每日或隔日 1 次，用至妊娠 12 周；肌肉注射黄体酮注射液，20mg/d，连续用 7~14 日。用药期间应注意观察血清 β-HCG、P 值等的变化，以便合理调整用药方案。以往应用强的松进行免疫抑制治疗，但该药对胎儿具有不良影响，最好用中药代替。细胞因子可有效预防血栓形成，对促进胎盘和胎儿生长发育具有可靠作用。中医治疗可根据实际情况，采用扶正祛邪之法，调理内环境，营造良好的胎儿发育环境；孕前则宜以调养机体为主，促使 ACA 阴转。

在孕期，小剂量阿司匹林即可抗血小板凝集，但该药能通过胎盘进入胎儿体内，应在分娩前 1 周停止使用，以防胎儿出生后发生颅内出血；肝素不能通过胎盘影响胎儿，且半衰期仅有 100 分钟，使用较为安全。

参考文献

［1］罗晓庆，王明闯，王忠民．王忠民化瘀为主论治抗磷脂综合征不育经验［J］．中医药临床杂志，2015，27（10）：1413-1417.

［2］王忠民，张爱玲．中西医结合治疗盆腔瘀血综合征的临床观察［J］．上海中医药杂志，2001，35（4）：34-35.

［3］杨荣静，王忠民．辨证论治 Fitz-Hugh-Curtis 综合征［J］．中国实验方剂学杂志，2016，22（17）：187-192.

［4］王明闯，雷智峰，王忠民．王忠民辨治子宫腺肌病合并子宫肌瘤经验［J］．中医药临床杂志，2015，27（5）：632-635.

［5］王志，王明闯，王忠民．王忠民中西医结合论治围绝经期综合征的经验［J］．中医药临床杂志，2016，28（6）：771-776.

3. 卵巢对抗性综合征辨证论治

卵巢对抗性综合征（resistant ovarian syndrome，ROS）是临床经常可以遇到的疾病，其主要症状往往与卵巢早衰类似，其治疗方案与卵巢早衰也有相似之处。因此，在此也一并做讨论与探讨。

（1）ROS病因病机

ROS属于妇科疑难病，临床又称Savage综合征。该征与卵巢早衰有一定的内在联系，甚至有的学者认为二者尚未完全区分，一般将ROS归属于POF的前期阶段，故其机理研究多随POF的研究而深入。由于发病初期未引起足够关注，临床上诊断为ROS者较POF少。有资料显示，ROS占高促性腺激素闭经患者的11%~20%。

临床发现，ROS具有内源性Gn特别是卵泡刺激素升高等特点。卵巢内有众多的始基卵泡，但这些卵泡对高Gn缺乏正常的反应，患者常常出现原发性或继发性闭经，而继发性闭经者常伴有轻度潮热等症，其第二性征发育良好，内外生殖器官也没有明显萎缩。

ROS发病的确切机制至今尚未完全明了。该征于1969年由Jones首先报道，其临床主要表现为具有高Gn、原发闭经、卵巢内有卵泡存在的基本特征，遂命名为ROS。多数学者研究认为，患者体内产生对抗自体卵巢颗粒细胞上Gn位点的抗体，或卵巢内缺乏Gn受体，或Gn受体变异，生物功能发生障碍，或卵巢Gn受体后信号缺乏，或卵巢局部调节因子异常，导致卵巢对内源性与外源性Gn敏感性降低，进而致使卵泡发育处于休止状态，E_2分泌减少，而内源性Gn升高，这些因素都有可能引发ROS。由于这些发病机制与POF早期相近，且一些临床表现相近，故有不少学者认为ROS是POF的初级阶段，而且有部分ROS患者最终发展为POF。

中医学文献中尽管无ROS的记载，但据其临床表现，确与闭经、不孕症、血枯、血隔等病证有一定的内在联系，证候表现均与肾、气血、肝、冲任等相关，且与POF的辨证施治具有诸多相似之处。但ROS区别于POF，前者多被认为是后者的前期症状。需要明确的是，其闭经、月经稀发、不排卵、雌激素水平降低等诸多主要症状是二者共有的，均与中医之肝肾、冲任、气血功能低下或障碍等有着密不可分的内在联系。通过补肾化瘀、补气活血、疏肝理气、燮理冲任等法，胥有事半功倍之效。

（2）ROS诊断要点

ROS具有与POF相似的临床表现，伴有月经稀少或闭经，甚至有出现绝经期的症状。基础性激素六项检查示 FSH 明显升高，常常达到绝经期水平（ > 30IU/L），LH 轻度升高或仅仅在正常值上限，E_2 呈低水平或正常低值。此外，约 95% 的 ROS 患者抗卵巢抗体检测阳性。

以往认为，ROS 剖腹或腹腔镜进行卵巢深部活检获得的病理证据是金标准，但由于 ROS 较少见，而且卵泡又位于卵巢皮质的深层，卵巢活检需多处取材，并非一定恰好取到有检测意义的部位，故而诊断价值不高，没有必要对所有高 Gn 闭经患者行创伤性卵巢活检。

一般情况下，腹腔镜下或剖腹探查卵巢形态，其大小正常或略小于正常，活检可见大量形态正常的始基卵泡和极少窦状卵泡，无淋巴细胞和浆细胞浸润。电镜下观察卵母细胞、透明带及卵泡膜细胞均有正常的超微结构。目前，较多使用对卵巢无创伤的阴道 B 超检测卵泡即可诊断 ROS，此方法可全面探测卵巢，较活检运用普遍。

ROS 与 POF 临床表现均为闭经、无卵泡发育成熟、血清促性腺激素水平升高、E_2 水平下降，但二者发病机制及预后差异较大，ROS 相对较轻，而 POF 较重。二者主要鉴别点在于，POF 患者多在 40 岁之前发生卵巢萎缩，活检无卵泡或偶有少数始基卵泡，可有淋巴细胞及浆细胞浸润，且 LH 与 FSH 同时升高在 30IU/L 以上。POF 第二性征及生殖器官发育正常，超声下可见卵巢较小甚则未探及，无卵泡，或腹腔镜下卵巢多萎缩、质硬，呈条索状。

事实上，ROS 是可逆的，如能早期诊断、及时治疗，绝大多数患者是可以治愈的，其治疗难度相对小，效果多优于 POF。无论是否有生育要求，为了确保卵巢功能不过早衰竭，均应进行积极治疗。

（3）ROS 辨证论治

笔者认为，肾在生殖中占有最为突出的位置，肾对生殖功能具有无可替代的调整作用，肾 – 天癸 – 冲任 – 胞宫轴与西医学中的大脑中枢 – 下丘脑 – 垂体 – 卵巢轴，其对生殖的调节功能具有相似之处。但是，肾在生殖中并非独立发挥作用，肾与肝、肾与气血、肾与冲任等关系最为紧密，它们之间相互作用。因此，肝、气血、冲任等功能的正常发挥，对肾同样具有支持与维护效应，同样对卵巢功能的提高与修复具有不可低估的作用。

整体观念与辨证施治是中医学的精髓，在治疗 ROS 的过程中，同样需要重视。当然，这也是获取良效的基本保证。临床根据患者的基本临床表现，分别采用补肾化瘀法、补气活血法、疏肝理气法、燮理冲任法等，具有很好的疗效。

①补肾化瘀法

肾主生殖、藏精，不仅对生长、发育具有启动与维持的主要功能，还对生殖能力、经带胎产等具有决定性的影响。肾藏精，精生血，精血相互资生与依存，如气血流通失畅，则直接影响肾精补充，影响卵巢功能，最终导致生殖功能异常，引发卵巢疾病。血瘀胞宫，月经无源，卵子不生，孕育无能。ROS常见之症与中医之肾虚血瘀有内在联系，其表现与肾虚血瘀型类似，如月经稀发，量少色暗，甚则闭经，腰膝酸软，骨节酸楚，头晕耳鸣，性欲低下，阴道干涩，失眠健忘，舌质紫暗，或有瘀斑瘀点，脉象沉涩，治宜从化瘀补肾入手，佐以活血化瘀，对恢复正常月经周期与正常排卵功能具有良好效果。

笔者在治疗该类ROS疾病时，多用其发明的女性宝胶囊加减，多年的临床经验证实，该药治病得心应手。该药物对女性卵巢功能衰退、排卵功能障碍具有显著疗效，对降低FSH、LH水平，升高E_2含量水平具有一定效果。

常用药物：枸杞子、淫羊藿、当归、黄芪、香附、刺五加、薏苡仁、菟丝子、龙眼肉、巴戟天、马鹿茸、川断、杜仲等。

加减方法：若四肢乏力，动辄心悸，纳谷欠馨，酌加人参、怀山药、茯苓；如胸闷不舒，精神抑郁，太息频作，可增柴胡、枳壳、香橼皮。

②补气活血法

气血是维持人体正常机能的基本保证，也是维持正常生殖能力的生理基础。气血正常与否对生殖乃至全身均具有无可替代的作用。在ROS疾病中，表现为气血不足者时常可见。笔者在临床治疗中特别重视气血的调节，认为没有正常的气血功能，人体无论是五脏六腑功能，还是奇经八脉功能，都无从谈起，卵巢功能更不可能康复。补气活血治疗该征，用药得当具有不凡效果。凡临床症见四肢乏力，劳则加重，食欲不振，精神疲惫，心慌气短，面色不华，白带若无，性欲低下，动辄出汗，大便不实，闭经或月经稀少，舌质淡，苔薄白，脉细弱，治宜补气活血之法，佐以活血化瘀，对提高卵巢功能、促进月经周期恢复具有较好的效果。

笔者在治疗该类ROS病证时，多用圣愈汤添加补肾之品，对于闭经日久者，佐以西药尽快建立月经周期，具有事半功倍之效。补益气血可纠正气血亏虚之体，使肾精补充有源，冲任功能复常，胞宫有所滋养，卵泡发育排出有序，月经方可应期而至。

常用药物：人参、炙黄芪、当归、熟地黄、白芍、川芎、巴戟天、肉苁蓉、仙茅、淫羊藿、枸杞子、桑椹子等。

加减方法：若胸闷心烦，太息频作，精神郁闷，加柴胡、制香附、郁金；如月经复潮后经色紫暗、经血有块，腹痛下坠，增丹参、桃仁、鸡血藤。

③疏肝理气法

女子以血为用，而肝藏血、主疏泄，对冲任、月经具有非同一般的影响。近些年来，女性来自学习、就业、经济、家庭等诸多方面的压力剧增，愤郁不伸，意欲不遂，精神疲惫，肝气郁结，气血不和，疏泄失常，直接或间接地影响肝的气血调节作用，始则经量少而延期，继而稀发至闭经，致使冲任不能相资摄精成孕。肝郁气滞为患，则宜疏肝气、解肝郁、理肝血、调血运、畅气机，诚如《读医随笔》所说："医者善于调肝，乃善治百病……"如斯则经血调、胞宫盈，冲任功能复常，其病自除。若病起肝郁气滞，继而发生ROS者，症见乳房胀痛，胸胁不舒，精神抑郁，食欲不振，烦躁易怒，心事重重，月经由不规则逐步变稀少，乃至闭经，舌质发暗，或舌见瘀斑瘀点，脉象弦细或涩，治宜疏肝理气、养血调经，对恢复排卵周期大有裨益。

笔者临床遇见该类ROS病证，非常重视从肝调治，多用逍遥散加减。女性以血为本，而肝对血的影响举足轻重。通过调理将军之官，以冀肝气得疏、气血调畅、肾精得充、冲任自调，俟气血复常之际，添滋肾补精厚味，卵巢功能复常，排卵自然有序，其病可瘥。

常用药物：柴胡、白芍、当归、薄荷、白术、茯苓、枳壳、佛手、熟地黄、香橼皮、川芎、丹参等。

加减方法：若四肢乏力，纳谷欠馨，面色无华，酌增炙黄芪、太子参、制黄精；如腰膝酸软，性欲若无，头晕健忘，可加枸杞子、桑椹子、鹿角霜（或鹿角胶）。

④燮理冲任法

月经是否来潮，是否有正常的排卵周期，是否具有正常的内分泌功能，除与肝肾、气血等有密切关系之外，还与冲任二脉具有内在联系。冲任二脉属奇经八脉，尽管不与脏腑直接相连，亦无表里关系，但与十二经脉相通，与脏腑相连，对脏腑、经络气血的盛衰，具有不可替代的疏导调节作用，对月经具有决定性影响，各种病因病机影响冲任二脉之后继而发病。《临证指南医案·调经》批注云："经带之疾，全属冲任。"《景岳全书·妇人规》则曰："经本阴血，何脏无之？惟脏腑之血，皆归冲脉，而冲为五脏六腑之血海。"故又有冲脉为"十二经之海"之称，故《经言》太冲脉盛，则月事以时下，此可见冲脉为月经之本也。而任脉为"阴脉之海"，与足太阴脾经、足厥阴肝经及足少阴肾经关系极为密切，"任脉通"方"月事以时下"。可见，月经与冲任二脉紧密相关。遇六淫时毒，浸淫胞脉，冲任被扰；或情志郁结，气滞血瘀，冲任失调；或气血亏虚，血海空亏，冲任无源……均会干扰肾–天癸–冲任–胞宫轴的功能，致使ROS发生，出现月经异常乃至闭经的临床表现。症见月经迟至，月经稀发，或月经量少，小腹空坠发凉，经行畏寒，或经行头痛，小腹冷痛，月经后期，闭经，腰膝酸软，性欲低下，白带若无，舌质淡，苔薄白，脉细弱，治宜燮理诸脏，补益冲任，对改善内分泌功能，恢复月经周期具有较好效果。

笔者运用燮理冲任之法，首先祛除病因，继调诸脏，再补冲任。因冲任并非孤立之奇经，与肾、肝、脾具有密切联系，诸脏和谐、气血充沛、经络畅通，冲任胞宫自有所养。临床根据具体脉证，施方用药重视不同偏重，对改善卵巢功能有事半功倍之效，使月经复潮亦有时日。

常用药物：人参、炙黄芪、制黄精、熟地黄、制首乌、炒杜仲、川续断、墨旱莲、女贞子、山茱萸、枸杞子、桑椹子等。

加减方法：若伴胸闷烦躁，精神抑郁，太息频作，可加春柴胡、枳壳、制香附；倘见舌质紫暗，或有瘀斑瘀点，或月经复潮后月经色暗、有块，酌增丹参、玫瑰花、桃仁。

（4）ROS用药技巧

笔者除用中药饮片治疗ROS外，还根据临床辨证投用中成药、西药等进行治疗，巧妙用之同样具有可靠疗效。中成药诸如补肾之乌鸡白凤丸、疏肝之逍遥丸、补气之补中益气丸、促排卵之女性宝胶囊等，均可据证用之。

西药序贯疗法对ROS具有一定作用，可以尽快建立人工周期，使月经尽快来潮，但不能依赖之，长期大量应用西药不仅具有一定的不良反应，还有可能因为外源性激素过多而引发内源性激素分泌抑制，引发“惰性”态势。因此，在治疗时务必配合中药进行辨证治疗，以求恢复卵巢功能而不反复，实现治本之目的。

中药配合西药快速恢复人工周期治疗。常用药物为雌激素类已烯雌酚，0.5~1mg，连服 22 天，第 11 天加服孕激素甲羟孕酮，8~16mg/d，连服 10 天；同时根据患者脉证，同时服用中药，对恢复月经周期效果可靠，对降低高 FSH 具有很好的作用。该方法可重复使用，直至月经周期恢复正常。

诱发卵泡发育与排卵。对于渴望生育者，该法是一种可行的措施。该法应在经中西医结合或单纯中药或西药治疗后月经周期大致正常、FSH 等检查在正常范围时实施。可在月经周期的第 5 天开始服用戊酸雌二醇，每日 1mg，连续服用 7 天；于月经周期第 9 天，肌肉注射尿促性腺激素 75~150IU，第 11 天 B 超观测卵泡发育情况，以确定是否需要再次肌注 HMG；如果卵泡发育良好，可停止再次肌注，倘若卵泡发育欠佳，可重复肌注 HMG75~150IU，治疗过程中，可配合中药促排卵，笔者最为常用的中成药为女性宝胶囊。

也可使用绒毛膜促性腺激素联合已烯雌酚治疗。已烯雌酚，每天 0.5~1mg，连服 21 天，服药第 10 天时，肌注 HCG，每天 1000~2000IU，连用 5 天，对促进排卵与维持正常的黄体功能均具有一定的作用，对素有黄体功能不足者有益。需要特别注意的是，在用 HMG、HCG 的过程中，要注意观察卵巢大小，当卵巢体积明显增大时应立即停止使用该法，谨防发生过度刺激综合征，导致卵巢破裂等严重后果。

口服避孕药也是常用之法。可选用短效避孕药妈富隆、三相避孕片等建立人工周期。该类药物可有效抑制促性腺激素，使卵泡膜细胞上的 FSH 和 LH 受体逐渐增多，并对内源性性激素起反应而容易受孕。

在 ROS 诊治过程中，对有疑似甲状腺功能减退者，应及时检查甲状腺功能，以尽早排除甲减。

（5）ROS 病案举例

杨某，女，32 岁，教师。2013 年 10 月 22 日初诊。闭经 7 个月余。闭经前半年月经量逐月减少，周期明显错后，之后间隔时间加大，继而月经不潮。后肌注黄体酮 3 天，月经依然未至。遂检查性激素六项与不孕七项，FSH 38.27 IU/L、LH 10.13 IU/L、E_2 33.17 pmol/L、孕酮 0.9nmol/L、垂体泌乳素 17.7

ng/mL、睾酮 1.1nmol/L，AOAb 阳性，抗精子抗体、抗心磷脂抗体、HCG 抗体、子宫内膜抗体、抗滋养层细胞膜抗体、抗透明带抗体均阴性。基础体温单相。B 超检查左卵巢 3.0cm×2.8cm×1.7cm，右卵巢 2.9cm×2.7cm×1.8cm。甲状腺功能 7 项未见异常。基于上述症状，拟诊为 ROS。

另症见腰膝酸软，头晕耳鸣，时有潮热，肢体乏力，性欲低下，阴道干涩，睡眠不实，心慌汗出，夜尿增多，舌质略暗，舌边有瘀点，苔薄白，脉细弱。辨证为肾虚血瘀，治宜补肾活血。处方：枸杞子 30g，桑椹子 30g，刺五加 30g，淫羊藿 18g，全当归 15g，炙黄芪 30g，菟丝子 30g，巴戟天 15g，川续断 15g，炒杜仲 15g，龙眼肉 10g，鹿角霜 15g，丹参 24g，玫瑰花 12g，桃仁泥 10g。水煎服，每日 1 剂，7 剂。口服戊酸雌二醇，每天 1mg，连用 21 天；第 20 天时加服醋酸甲羟孕酮，每次 10mg，每天 2 次，连用 5 天。服中药后症状略有减轻，夜尿减少，睡眠好转。效不更方，爰以上方增损再进，服药 4 周时月经来潮，量偏少，色略暗，有血块，两天净。药中病机，以上述方案继续治疗，第 4 个月时停用西药，以中药加减继续调理 2 个月，月经量大致正常，5 天净，经色红，无块。月经第 3 天性激素六项检查：FSH 7.22 IU/L、LH 6.15 IU/L、E_2 135.26 pmol/L、P 1.5nmol/L、PRL 15.2ng/mL、T 0.95nmol/L，AOAb 阴性，其他项目无异常。之后服用中成药女性宝胶囊继续治疗，每天 3 次，每次 4 粒，连续治疗 3 个月。停药后随访半年，月经如常。

按：本例闭经 7 个月余，内分泌检查及临床症状符合 ROS 诊断。其脉证以肾虚为主，兼见血瘀证候，故以补肾化瘀法为主治疗。临床研究证实，部分补肾中药对恢复卵巢功能具有重要作用，但该征发现越早，治疗效果越好。临床上，笔者多年运用补肾化瘀法治疗该类疾病，凡见血瘀指征，均可在补肾的基础上佐以活血化瘀之品，对促进盆腔组织血液循环、卵巢功能康复、改善相关临床症状，均有可靠疗效。治疗中配合西药序贯疗法，力求标本兼治，临床观察可见，收效快速，复发率很低，对缩短疗程、提高远期疗效皆较为理想，是一种值得借鉴的治疗方法。

参考文献

[1] 王荣，王明闯，王忠民．王忠民中西医结合论治卵巢不敏感综合征经验[J]．中医药临床杂志，2016，28（4）：492-496.

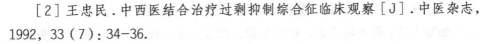

［2］王忠民．中西医结合治疗过剩抑制综合征临床观察［J］．中医杂志，1992，33（7）：34-36.

［3］王忠民，刘茜．盆腔瘀血综合征治验［J］．上海中医药杂志，1992，26（4）：20-22.

［4］王忠民，刘茜．子宫发育不良不孕症的中医治疗［J］．中国临床医生杂志，1993，21（8）：497-500.

［5］王忠民，王明闯，张菲菲．中西医结合治疗卵巢早衰的临床观察［J］．世界中西医结合杂志，2013，8（8）：818-821.

4. 卵巢残余综合征辨证论治

卵巢残余综合征（ORS）属卵巢切除后并发症。系因故切除一侧或双侧卵巢，之后出现盆腔疼痛、性交困难、胃肠道病证和盆腔包块等症状与体征的一组症候群。ORS 由于卵巢部分切除，其卵巢内分泌功能受到不同程度的影响，有时还相当明显，所表现的一些症状，与卵巢早衰有诸多相似之处。ORS 是妇科难治症之一，临床常见，但在中医典籍中尚无类似病证记载可稽。

笔者认为，ORS 多与奇经失养（特别是冲任二脉）、气机紊乱、血阻经脉等因素有关，运用中医药辨证治疗效果尚好，兹将临床治疗 ORS 之经验体会整理介绍如下。

（1）燮理奇经八脉旨在充养包络

奇经八脉有参与调理气血、维持性周期的重要功能。卵巢一侧或双侧切除，常有奇经八脉失调、天癸虚损之候，其中对冲任脉影响较为明显。燮理奇经八脉，据证施方，以维持正常的女性功能及胞宫经脉生理，可望驱除其病痛。其遣药之法，可参叶天士之说，八脉受累，草木无情，不能相应，须“柔剂阳药，通奇脉不滞，且血肉有情，栽培身内之精血”。

症见虚羸少气，面色晦暗，形体日衰，思维迟钝，性欲淡漠，形容憔悴，神萎困乏，健忘，月经后期，色暗质稀，经量偏少，或量少而经行不畅，夹有血块，甚则月经稀发，腹部隐痛，或腰骶脊背疼痛，坠胀不适，经期或性交后症状加剧，小便自利，或见腹部包块，或乍热乍寒。舌质暗，或见紫点紫斑，苔薄白，脉沉细或涩。治宜补益冲任，充养胞络，佐以活血化瘀。

常用药物：鹿角片（或鹿角胶）、紫河车、紫石英、熟地黄、枸杞子、肉茯苓、丹参、赤芍、三棱、莪术、红花、海藻、牡蛎等。

加减方法：若明显乏力，纳谷欠馨，酌加人参、山药；腰膝酸软，头晕耳鸣，宜增杜仲、山茱萸；胸闷明显，太息频作，可佐柴胡、香橼皮。

病案举例：孙某，34岁，1985年10月12日初诊。

6年前因难产行剖宫产术，术中发现右侧卵巢囊肿，遂行该侧卵巢切除术。术后腹部时隐痛不适，未做特殊治疗。近年来腹痛加重，疲乏无力，性生活后腹痛下坠明显，性欲减退，月经3~6天/32~68天，经色紫暗，夹有血块，量偏少，B超探及右下腹3.4cm×2.6cm×3.0cm实质性包块，患者惧怕再次手术，精神压力较重，悒郁不悦，腹胀不适，腰脊背酸痛，健忘，睡眠不实。舌质略暗，苔薄，脉沉细。某医院拟诊为ORS，用安宫黄体酮治疗诸症好转，但停药后病情又反复。辨证为奇经亏损，胞络失养。

处方：红参4g（另煎），黄芪15g，赤芍12g，丹参12g，三棱10g，莪术12g，红花12g，海藻12g，牡蛎24g（先煎），紫河车12g（研冲），紫石英12g（先煎），当归15g，枸杞子12g，路路通10g，杜仲6g。以上方出入，先后间断服药68剂，临床症状消失，3次B超复查未探及肿块。随访1年未见复发。

（2）疏达补益气血法遵调肝健脾

凡卵巢切除，均系他病或本身病证不得已而为之，每例患者术前皆有气血紊乱之候。手术气血损伤，精神紧张，往往有气血虚弱和气滞不利等脉候。女子以血为本，以脾为后天，气血化生、周流、疏泄等与肝脾关系极为密切。调理肝脾，可望疏达、补益气血，气血复常，病邪即易祛除。

症见面色萎黄无华，动辄自汗，四肢怠惰，心悸不安，头晕目眩，经行前后诸症加重，性欲减退，性交后腹痛，经色淡红，质稀，量偏少，脉弱或弦细。或胸闷不舒，太息频作，精神抑郁，胁痛心烦，腹部刺痛，触及包块；或见纳谷不馨，大便稀薄，口中乏味，脘腹胀满，面浮肢肿，舌质淡，舌体肿或见齿痕，苔薄白，脉沉无力。治宜健脾益气，疏肝解郁。

常用药物：红参、白术、茯苓、陈皮、香橼皮、佛手、郁金、麦芽、香附、赤芍、丹参、柴胡等。

加减方法：若腹部明显刺痛，包块日久，酌加穿山甲、海藻、土鳖虫；倘小便不爽，带多而黄，宜增薏苡仁、萆薢、猪苓；若心烦急躁，目赤口苦，可配牡丹皮、栀子。

病案举例：徐某，44岁，1988年2月28日初诊。

7年前因右侧卵巢囊肿行该侧卵巢切除术。术后一般情况尚好，近2年四肢乏力，头晕心悸，纳谷欠馨，胸闷不舒，心烦，脘腹时胀，大便稀薄，日2~3次，无脓血，遇寒泻重，健忘，睡眠不实，B超检查肝、胆、脾未见异常。始以神经衰弱、慢性肠炎治疗月余，无明显好转。继之腹痛加重，性交小腹刺痛，有下坠感，B超探及右下腹有一4.8cm×3.8cm×3.0cm实质性包块，因患者不愿手术遂转诊于余。刻诊：前症俱在，兼见太息频作，神疲嗜卧，情志悒郁不悦，面色萎黄无华，月经后期，色淡红，质稀，有时有块，带下略多，舌质淡，可见数处瘀斑，苔薄白，脉细弱。拟诊为ORS，辨证属气血不足，肝郁脾虚。

处方：红参5g（另煎），炒白术15g，茯苓12g，陈皮10g，柴胡10g，香橼皮10g，佛手片12g，炒麦芽18g，丹参18g，赤芍12g，穿山甲10g（先煎），海藻12g，土鳖虫5g，乌药12g。以上法加减，先后服药118剂，诸症悉除，B超复查包块消失。

（3）通滞化瘀祛痛佐顾滋肾填精

卵巢部分切除后，每易损伤元气，甚至影响气血周流，导致内分泌功能失调。临床部分患者表现为虚实夹杂、肾精亏耗等证。虚者多属气血不足，实为气滞血瘀，然ORS多兼而有之，病机虚实夹杂。肾藏精，主生殖，在女子性功能等方面起着重要的作用。倘仅顾活血化瘀、通经化瘀，而不注重补肾填精，往往元气更加亏虚，久则气血难于复常，其病不易解除。

症见腰膝酸软，头晕耳鸣，性欲减退，面色晦暗，月经期短或稀发、错后，或系早婚多孕，多次流产、引产，素体不健，形体消瘦，腹部刺痛，查见包块，舌质紫暗，脉细。或形寒肢冷，小便清长，夜尿频多，遇寒症剧，得温略缓；或头晕眼花，心烦失眠，性情急躁，或五心烦热，午后辄重，舌质偏红。治宜化瘀消癥，滋肾填精。

常用药物：丹参、香附、红花、桃仁、苏木、泽兰叶、紫河车、枸杞子、何首乌、淫羊藿、巴戟天、菟丝子等。

加减方法：若畏寒肢冷，得温痛减，可加肉桂、高良姜、乌药；如午后烦躁，潮热盗汗，宜佐鳖甲、牡丹皮、百合；倘乏力较重，肢怠懒移，酌增红参、黄芪、黄精；如胸闷太息，胁痛乳胀，须伍青皮、柴胡、合欢皮。

病案举例：刘某，46岁，1986年11月10日初诊。

5年前因子宫颈癌行子宫全切术，保留一侧卵巢。术后化疗2个疗程，体质虚弱，曾以中西药间断治疗，近年来时常易感冒，慢性气管炎经常发作。腰膝酸软，头晕耳鸣，健忘，睡眠不实，少腹时常刺痛，每性交后加重，厌恶性生活。面色晦暗无华，形体消瘦，月经紊乱，2~3月一行，经量少，色暗，乳房作胀。平素畏寒喜暖，小便清长，夜尿频多。舌质略暗，苔薄白，脉细弱。孕6产2流4，有慢性盆腔炎史6年余。B超探及盆腔肿块5.2cm×4.8cm×4.0cm。胸片提示慢性支气管炎。辨证为气滞血瘀，肾精亏虚。

处方：丹参18g，制香附12g，肉桂12g，乌药12g，桃仁泥12g，红花10g，苏木10g，泽兰叶6g，何首乌12g，红花10g，紫河车10g，淫羊藿10g，巴戟天10g，菟丝子12g，干姜12g，合欢皮10g。服药之122剂时诸症消失。为巩固疗效，再以前法续进至152剂诸恙悉除，B超复查2次均未探及包块，随访3年未见复发。

参考文献

［1］王忠民，刘茜．辨证治疗卵巢残余综合征的经验［J］．北京中医学院学报，1992，15（5）：60-61.

［2］王忠民，刘茜．辨证治疗子宫卒中综合征的经验［J］．江苏中医，1991，12（5）：9-11.

［3］王忠民，刘茜．辨证治愈宫腔粘连综合征98例临床分析［J］．新中医，1991，23（10）：27-30.

［4］王忠民，刘茜．辨证治愈未破裂黄体化卵泡综合征32例［J］．上海中医药杂志，1992，26（8）：11-13.

［5］王忠民，刘茜．辨证治疗过剩抑制综合征的经验［J］．江苏中医，1991，12（12）：8-10.

5. 多囊卵巢综合征辨证论治

多囊卵巢综合征（PCOS），其确切病因尚未完全肯定。本征双侧卵巢呈多囊性增大，伴月经稀发或闭经、不孕、多毛、肥胖、乳房发育不良、痤疮等症状和体征。

PCOS在治疗中，常常涉及促排卵，有一些患者会出现过度抑制综合征的表现；有些患者进行卵巢锥切手术，对卵巢功能造成不良影响。PCOS病机也涉及卵巢功能，故此，在此也一并进行讨论与探索。

在多年的临床实践中，笔者认为PCOS与血瘀有着极为密切的关系，同时伴有脏腑、冲任等功能失调，以活血化瘀为主治疗，顾护脏腑与冲任功能，有着良好的效果。

在诊治PCOS之时，需要鉴别卵泡腺细胞增殖综合征（follicle proliferation syndrome，FPS）。该类疾病也有月经稀少乃至闭经改变与明显肥胖等症状，部分患者尚有男性化征象，出现面颊部、下颌及颈部多毛，喉结增大，乳房出现不同程度的萎缩并伴有阴蒂肥大、阴道与宫颈萎缩、双侧卵巢增大。由于该病与PCOS症状有诸多相似之处，临床常将二者混淆。卵泡腺细胞增殖综合征患者睾丸素增加，雌激素生成障碍，引发下丘脑-垂体功能紊乱，诸多临床症状与PCOS相似。但该疾病从病理与临床表现分析，卵巢没有增厚之纤维化包膜，在卵巢皮质间质中，有卵泡膜细胞增生，其卵泡大多为原始滤泡，男性化体征明显，CC治疗无促排卵作用，临床应注意区分。

PCOS之治，笔者多从以下三个方面入手：

（1）活血通经，兼以祛痰除湿

七情舛乱失调，经气滞而不畅，或受六淫侵扰，营血运行失利，常影响水液代谢等生理功能，继而影响脏腑、冲任。气血瘀阻，水湿运化被遏，日久生变，形成瘀血、湿阻、痰聚交织之复杂病机。治疗以祛瘀血为主，令气血流畅，痰湿易除，同时调整冲任，恢复PCOS患者孕育功能、性周期，临床症状和体征可望尽除。

症见月经量少，色暗，有块，经期衍后或闭经，多毛、不孕，腹痛拒按，脘痞不适，肢怠力乏，面色不华，体懒恶动，劳则作喘，痰多泛恶，或见血流变异常，血黏度增高，或盆腔血流图阻抗增大，或B超提示卵巢囊性增大，舌质紫暗，或见紫斑，舌体胖大，苔薄白，脉滑或缓。治宜活血通经为主，兼以祛痰除湿。

常用药物：益母草、泽兰叶、怀牛膝、桃仁泥、鸡血藤、丹参、川芎、嫩桂枝、炒白术、茯苓、太子参、焦山楂等。

加减方法：若四肢乏力显著，动辄易汗，劳则气喘，红参易太子参，加黄精、炙甘草；如大便偏干，小溲黄赤，上方去桂枝，加大黄、生卷柏、土茯苓；倘形寒肢冷，寒则腹痛加重，大便不实，上方加肉桂、干姜等。经期破瘀活血量不宜过大，同时宜加益肾填精、补血养血、调理冲任之品，以免冲任、胞宫损伤。

病案举例：韩某，27岁，1990年10月12日初诊。

婚后2年余未孕。月经15岁来潮，3~5天/30~38天，量中等。近2年月经量渐少，色暗有块，经期腹痛，周期错后，躯体丰腴，乏力较重，口干不欲饮，大便略干，舌质暗，边有紫斑，苔略腻，脉稍弱。化验：黄体生成素14IU/L，卵泡刺激素5.2IU/L。B超提示子宫5.6cm×4.5cm×3.9cm，左侧卵巢5.4cm×3.5cm×3.8cm，右侧卵巢5.3cm×3.4cm×3.1cm。月经3月余未潮。

处方：益母草15g，泽兰叶12g，怀牛膝10g，桃仁泥12g，鸡血膝15g，丹参18g，桂枝6g，焦白术12g，茯苓12g，红参4g（另煎），生山楂20g，酒大黄10g，生卷柏12g，川芎12g。药进10剂，症状见缓，乏力、口干等症减轻。宗前法略调剂量再进10剂，腹痛基本消失，B超复查双侧卵巢较前缩小。续前方4剂月经来潮，量偏少，色暗有块，腹痛。遂易方：当归15g，川芎12g，熟地黄12g，香附12g，乌药12g，白术12g，黄精12g，丹参10g，红花10g，泽兰叶10g，鸡血藤10g，白芍12g，菟丝子18g，枸杞子18g。进药5剂，经期3天余，月经量一般，腹隐痛。周期第5天服CC，再以前法活血化瘀，先后服药124剂，月经周期大致正常，半年后妊娠。

（2）化瘀消肿，配以益气填精

气为周身之动力，精系人体之根本。平素膏粱厚味，或少动多卧，或卒受惊恐等，皆可使瘀血发生。王清任云："瘀血在经络脏腑之间，则结为痛入癥瘕。"痰血阻遏，日久尚耗气损精；气滞不畅、水液留聚为患。活血化瘀、除湿消肿，则使营血和畅，经脉通利，不仅可改善冲任及胞脉功能，更易促进精气运行，改善内分泌功能，提高受孕率。

症见四肢乏力，体胖浮肿，嗜卧，劳则心悸怔忡，时汗出，肢体沉重，乳房发育欠佳，月经量少色暗，有块，经期腹部刺痛，或大便不实，头晕耳鸣，腰膝酸软，或血压偏低，眠少健忘，B超查见卵巢肿大，盆腔血流图提示瘀血改变，血流变等证实血液黏稠，舌质紫暗，或有瘀斑，脉细弱。治宜活血化瘀为主，配合补气填精。

常用药物：泽兰叶、丹参、牛膝、黄芪、枸杞子、何首乌、淫羊藿、菟丝子、黄精、白术、琥珀等。

加减方法：若肢肿怠惰，头重泛恶，舌苔厚腻者，配加薏苡仁、桂枝；如肢体不温，少腹作冷，大便不实者，宜增肉桂、干姜；倘胸闷不舒，两胁胀痛，太息频作，须佐香附、玫瑰花、合欢花。

病案举例：杨某，26岁，1989年12月18日初诊。

婚后2年余不孕。16岁月经初潮，周期基本正常，近年来月经衍期，量减少，色暗，痛经，肢体日趋肥胖，阴毛、腋毛明显增多，颜面痤疮，继而月经稀发，就诊时已3个月未潮，头晕目眩，心悸不安，健忘，纳谷欠馨，易自汗，劳则腰膝酸软，四肢乏力，曾3次化验LH、血清睾丸酮均明显高于正常，FSH低下，舌质紫暗，边有瘀点，苔略厚，脉细。B超提示左右侧卵巢增大。

处方：泽兰叶12g，丹参18g，怀牛膝12g，薏苡仁30g，桂枝10g，黄芪24g，枸杞子15g，何首乌12g，淫羊藿12g，菟丝子30g，黄精18g，焦白术12g，琥珀2g（冲服），益母草10g。药进7剂，头晕目眩、心悸等症略见好转，自汗减轻。再以前法续药7剂，诸症再减，唯少腹坠痛，乳房略胀，月经未潮。为化瘀通经，上方重用泽兰叶、丹参、怀牛膝、黄芪、黄精、益母草等，加水蛭6g，鸡血藤15g，再进4剂时月经始潮。遂以上方改小剂服之。月经3日净，量偏少，色略暗，质稀。之后继前法再调，月经第5天配服CC，每日100mg，共服中药146剂，月经周期大致正常，BBT双相，内分泌检查属正常范围，双侧卵巢囊肿消失，停药3个月后妊娠。

（3）破癥散结，佐以平亢达郁

气血瘀滞不畅，久聚则成患，阻滞气机，影响疏泄功能，诸症加重。瘀血虽可因肝气郁结等所生，但该病又往往导致情绪异常，而且对病机影响颇重，最易形成恶性循环。通过破癥消除囊肿、消散结滞，不仅可改善其病理状况，更能同时缓解患者脉证。本征常先有卵巢囊肿之变，后有肝郁气滞、肝阳亢盛等表现，故首先破癥散结，佐施他法诸症均可迎刃而解，切勿仅医其标而误治其本。症见腹部刺痛，时而作胀，月经稀发或闭经，双侧卵巢显著增大，多毛，肥胖，不孕，痤疮日益增多，胸闷不舒，太息频作，或烦躁不安，多怒善感，头晕目眩，面红目赤，口苦口干，身热喜凉，大便秘结，小溲涩痛，或见血流变、盆腔血流图、甲皱微循环观察等有瘀血指征，舌质暗或见瘀斑，苔薄白或黄腻，脉弦有力或弦细。治宜破癥散结为主，佐以平肝达郁，调理冲任。

常用药物：牡丹皮、赤芍、怀牛膝、丹参、三棱、莪术、鸡血藤、醋柴胡、土茯苓、穿山甲、刘寄奴、夏枯草等。

加减方法：若烦躁较重，大便秘结，佐以酒大黄、瓜蒌仁；如腰膝酸软，头晕耳鸣，配以川续断、何首乌；倘四肢酸软，乏力较重，酌增炙黄芪、太子参。本征采用化瘀破癥之治时，应据女子生理特点施药，如可在卵泡期适当加入补肾益脾之品等，以提高疗效。

病案举例：张某，28岁，1990年12月10日初诊。

婚后近3年未孕。13岁月经初潮，之后月经期延长，间歇性闭经。近年肢体肥胖加重，多毛，因不孕B超检查发现双侧卵巢呈多囊性改变，某院诊为PCOS。服CC等西药治疗4个月，症状稍缓解，然月经仍不规则，BBT单相。来笔者处就诊时月经50余日未潮。兼见少腹胀痛，胸闷不舒，太息频作，口干而大便秘结，颜面痤疮日益增多，面红目赤，舌质暗，苔薄黄，脉弦。

处方：牡丹皮12g，酒大黄12g，赤芍15g，怀牛膝18g，丹参12g，三棱10g，莪术10g，醋柴胡12g，土茯苓24g，穿山甲10g（先煎），夏枯草10g，刘寄奴15g，鸡血膝15g。药进7剂，大便变软，胸闷减轻，余症无明显改善，仍腹痛下坠，有月经欲潮不下之感，以上方重用丹参至30g，鸡血藤至30g，加益母草30g，进2剂月经来潮，遂减轻剂量再进4剂，月经4日净，量偏少，色暗有块。继服CC，每日100mg，连服5天，中药仍以前法去柴胡，加威灵仙18g，续投。周期第29天时月经再潮，量较前增多、色略暗，块明显减少，腹痛轻微，先后以该法进药112剂，B超复查卵巢未见明显异常。月经周期规则，停药翌月妊娠，随访1年母子健康。

参考文献

［1］王忠民，高法钧．活血化瘀为主治疗多囊卵巢综合征［J］．贵阳中医学院学报，1995，17（4）：21-22.

［2］王忠民，刘茜．一贯煎治疗妇科疑难病［J］．广西中医药，1991，14（1）：19-20.

［3］陈玲．王忠民辨证治疗妇科疑难病症经验拾零［J］．贵阳中医学院学报，1997，19（3）：40-41.

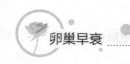

6. 卵巢过度刺激综合征辨证论治

卵巢过度刺激综合征（OHSS）系西医学病名，系过量、过久使用 CC 和 HCG 等，导致卵巢功能亢进，甚至卵巢急剧增大、破裂，伴发腹水、少尿、下腹疼痛等一系列症状的症候群。

随着卵巢早衰发病率增加，特别是一些患者生育欲望强烈，这就需要在治疗的过程中进行促排卵治疗，有时还需要大剂量的药物进行促排卵治疗。因此，OHSS 时有发生。

OHSS 多数病情急重。笔者临床几十年来，对其辨证治疗规律有所研究，现整理报告如下。

（1）清热利湿法

OHSS 之初，常表现为湿热证候。症见面部潮红而热，肢体沉重乏力，恶心欲吐，口苦咽干，不欲饮水，腹泻或腹胀，视力模糊，小便短少而频，甚则溲黄热痛，带下量多，月经提前，量多、色鲜红，伴胸闷烦躁，腹部隐痛，大便臭秽，舌质红，苔黄腻，脉濡数或滑数。治宜清利湿热。

方选三仁汤加减：薏苡仁、白蔻仁、淡竹叶、通草、川朴、滑石、藿香、姜半夏、黄芩、泽泻、枳实、泽兰叶、猪苓等。

加减方法：胸闷较重，烦躁不安，咽干而渴者，加柴胡、牡丹皮、栀子；四肢乏力，纳谷欠馨，大便稀薄者，可佐炒白术、茯苓、怀山药；大便秘结，舌红苔燥，小便黄赤者，宜加土茯苓、白花蛇舌草、赤芍。

病案举例：孙某，28 岁。1988 年 10 月 12 日初诊。

腹部胀痛不适 2 月余。因婚后 3 年未孕而口服 CC（每周期 500mg），肌注 HCG（每周期 10000IU）长达 4 个周期。始面部潮红，有烘热感，恶心，有时呕吐，食欲不振，有慢性胆囊炎病史，继之视力模糊，腹部胀痛，胸闷不舒，太息频作，时而烦躁，大便偏稀，日 2~3 次，小溲频数，有时赤涩而痛，舌质红、苔略腻，脉滑稍数。体检：心肺（–），墨菲征（±），肝脾（–），小腹压痛、拒按。B 超提示胆囊壁毛糙，肝区光点较密，子宫正常大小，左侧卵巢 3.9cm×2.6cm×2.7cm，右侧卵巢 3.1cm×2.8cm×2.2cm。拟诊 OHSS。嘱立即停用上述药物。就诊时为月经周期第 4 天。

处方：薏苡仁 30g，白蔻仁 10g，淡竹叶 12g，炙甘草 6g，赤芍 12g，厚朴 12g，滑石 30g，姜半夏 12g，通草 6g，黄芩 10g，泽泻 12g，泽兰叶 12g，土茯苓15g，牡丹皮12g，柴胡15g。水煎，分2次服。进上方4剂，恶心呕吐除，食欲稍增，腹部疼痛及胸闷等症缓解，小便次数减少，尿量增多。宗上方再投4剂，诸症均减，颜面烘热感消失，大便日1次。B超复查：双侧卵巢较前略有缩小。为巩固疗效，仍宗前方加减续服。先后服药22剂，诸症消失，B超复查子宫、附件，未见明显异常。之后用中药促进排卵，以调理月经周期。服3个周期，进药48剂，月经正常，基础体温典型双相，停药次月，尿HCG（+）。

（2）解毒消肿法

OHSS患者若不及时停用CC及促性腺激素药物，每易导致卵巢急剧增大，甚则卵巢发生坏死，出现类似急腹症之候，有时影响肝功能及凝血时间。症见初起面部潮红发热，恶心呕吐，视力模糊，皮疹，神经过敏等，继而持续性少腹胀痛，或剧烈作痛、拒按，有下坠感，或烦躁不安，胸闷胁胀，或见身热不舒，白细胞略有增高，大便秘结，小溲赤涩，舌质红、苔黄，脉数或弦数。治宜解毒消肿。

方选景岳大分清饮增损：茯苓、泽泻、木通、猪苓、栀子、枳壳、车前子、黄柏、赤芍、金银花、大黄、延胡索等。

加减方法：若胸闷较重，太息频作，精神抑郁，可加香橼皮、柴胡、川楝子；如平素乏力，心悸不安，纳谷欠馨，宜增炒白术、怀山药、陈皮；倘腹胀便臭秽，小便黄赤，身热明显，须重用大黄、车前子、金银花。

病案举例：朱某，25岁。1989年7月10日初诊。

下腹部持续疼痛2天。因不排卵口服CC、肌注HCG 4个周期。面部潮红，时恶心欲吐，口苦咽干，周身少量皮疹，腹部作胀，胸闷不舒，月经量偏多，色红、夹有血块，6~7日方净。医嘱停用前药，但求子心切，继用上述药物1个周期而诸症加重。2日来小腹两侧持续性疼痛，小便灼热，口服阿托品、复方新诺明等药未见缓解，遂来我科急诊。体检：痛苦表情，心肺（–），肝脾（–），小腹双侧压痛，麦氏点压痛（±），舌质红、苔黄略腻，脉弦数。化验：白细胞10.8×10^9/L，中性粒细胞0.74，淋巴细胞0.24，嗜酸性粒细胞0.02。B超提示子宫正常大小，右侧卵巢6.4cm×4.8cm×4.5cm，左侧卵巢5.8cm×5.0cm×4.8cm。肝功能：SGPT 76IU，ZnTT 12IU，TFT（+），HBsAg（–）。拟诊为OHSS。立即停用原药物，急投中药治之。

处方：泽泻 12g，木通 6g，猪苓 12g，栀子 10g，枳壳 12g，车前子 12g（包煎），黄柏 12g，赤芍 18g，金银花 18g，大黄 10g，川楝子 12g，延胡索 12g。水煎，分两次服。进药 2 剂，腹痛缓解，皮疹见少，小便灼热好转，唯胸闷、心烦不除。以上方加柴胡 12g、香橼皮 10g，续进 3 剂，诸症又减，腹痛轻，恶心呕吐、口苦咽干等症基本消失。为巩固疗效，仍宗上方出入。再进 5 剂后，胸闷心烦若失，皮疹尽消。B 超复查，右侧卵巢 5.6cm × 4.0cm × 3.9cm，左侧卵巢 5.4cm × 4.5cm × 4.4cm。肝功能：SGPT 48IU，ZnTT ＜ 12IU，TFT（－）。因适值经前期，予上方去川楝子、柴胡、木通、黄柏，加熟地黄 12g、何首乌 18g、枸杞子 12g、鸡血藤 10g。又进 7 剂，月经来潮，经量一般，色红，偶有血块，腹隐痛。遂去车前子，加益母草 12g，5 剂后月经止，无其他不适。经后仍宗前法，随症加减，先后服药 36 剂，B 超复查卵巢大小正常，肝功能正常。改服中药促排卵，4 个周期后妊娠。随访 1 年，母子健康无恙。

（3）化瘀消癥法

OHSS 治疗不及时，或用药剂量过大、刺激过甚时，往往引起卵巢极度增大、囊肿，甚则因卵泡破裂而发生内出血，腹腔积血、积液，形成腹水，伴发心动过速、呼吸困难、少尿、血尿、水电解质紊乱等症，病情危笃，症见突然小腹疼痛加剧，如针如刺，拒按，伴胸闷心烦，心悸不安，腹部作胀，或触及包块，或见发热，平素月经色暗块多，经行腹痛较重，病理检查发现卵巢增大、坏死，或肝脏功能异常，B 超探及胸水、腹水，以往有 OHSS 先期主要症状且逐日加重之病史，舌质暗，或见瘀斑，苔厚或薄白，脉弦细或沉涩。法宗化瘀消癥。

方选血府逐瘀汤化裁：当归、生地黄、牛膝、红花、桃仁、柴胡、枳壳、赤芍、三七粉、蒲黄、卷柏、刘寄奴等。

加减方法：若适值卵巢破裂出血，B 超探及腹水者，宜加茜草根、苎麻根、石松；倘少腹两侧疼痛剧烈，且见包块者，可增乳香、没药、牡蛎；如身热心烦，小便黄赤者，佐以栀子、鸡冠花；平素腰酸而痛，头晕耳鸣者，配用川断、杜仲、何首乌。腹痛消除，症状缓解后，可重用化瘀消癥之品；病情急重者，应注重补液、纠正电解质紊乱等对症治疗，以防不测。

病案举例：李某，26 岁。1988 年 9 月 10 日初诊。

腹部持续疼痛 1 周，突然加重半天。曾因不孕每月经周期大量服用克罗米芬和肌注 HCG 5 个月之久。前 3 个周期反应较轻，于 4、5 周期药物剂量加大，出现腹胀腹痛，恶心呕吐，胸闷不舒，视力模糊。近期下腹部持续性疼痛，自服抗生素及止痛药，症无好转。劳动后突然剧烈腹痛，小便黄赤，尿量减少，烦躁，遂来我院就诊。体检：痛苦表情，心率 92 次 / 分、律整，双肺（-），肝区叩击痛（+），墨菲征（-），脾未及，麦氏点压痛（+），下腹部压痛、反跳痛（+），叩呈浊音。B 超提示左侧卵巢 9.8cm × 8.6cm × 7.5cm，右侧卵巢显示不清，腹腔内探及液性暗区。化验：白细胞 $10.6 \times 10^9/L$，中性粒细胞 0.75，淋巴细胞 0.21，单核细胞 0.02，嗜酸性粒细胞 0.02。肝功能：SGPT 64IU，ZnTT < 12IU，TFT（-），II 5U。尿常规：蛋白（-），颗粒管型（-），白细胞少许，红细胞（++）。肾功能正常。会诊时拟诊为 OHSS，动员立即手术。患者执意保守治疗，即予常规输液，加抗生素等对症处理，急投中药。

处方：生地黄 28g，牛膝 15g，当归 10g，桃仁 10g，柴胡 10g，枳壳 10g，赤芍 12g，三七粉 4g（冲服），蒲黄炭 10g，卷柏 18g，刘寄奴 15g，茜草根 18g，苎麻根 12g，石松 10g。水煎，分 3 次服。药进 1 剂，症状略有缓解，腹痛减轻，以上方再进 1 剂，病情稳定，腹痛显著好转，唯腹胀、下坠。药中病机，宗上方略调剂量再进 2 剂，诸症缓解，疼痛再减，腹胀好转，尿常规正常，B 超检查腹部液性暗区减小。予上方去三七粉，石松、蒲黄生用，加牡蛎 30g，改日两次服。续投 3 剂，症状明显改善，停用西药。症情缓解，即治以化瘀消癥为主，易方：牛膝 18g，桃仁泥 12g，红花 12g，赤芍 15g，卷柏 18g，刘寄奴 15g，茜草根 18g，牡蛎 24g，海藻 15g，穿山甲 10g，何首乌 12g，杜仲 10g，桂枝 10g，枳实 12g。据症增损又进药 15 剂，肝功能正常，B 超提示左侧卵巢 3.8cm × 3.2cm × 2.9cm，症状若失。之后改为隔日 1 剂缓图，前后共进药 54 剂，症除病愈。继之改服中药促进排卵，治疗 4 周期而孕。随访 2 年，其子智力、发育均正常。

参考文献

[1] 王忠民，刘茜．辨证治疗过剩刺激综合征［J］．上海中医药杂志，1992，26（12）：14-16.

[2] 王忠民，刘茜．辨证治愈未破裂黄体化卵泡综合征 32 例［J］．上海

中医药杂志，1992，26（8）：11-13.

［3］王忠民，刘茜．辨证治疗痛性脂肪过多综合征的经验［J］．中医杂志，1991，32（5）：15-17.

7. 过剩抑制综合征辨证论治

过剩抑制综合征（superfluos inhibition syndrome，SIS），又名口服避孕剂后排卵停止综合征。本征为服用避孕药之生育期妇女停用后发生闭经、溢乳或月经稀发、月经周期明显紊乱并不再妊娠的一系列症候群。部分患者多因恶心呕吐、头晕心烦、四肢乏力、纳谷欠馨、乳腺胀痛或溢乳、带下量多、色素沉着、黄褐斑、不孕等症就诊。

随着避孕药物的普遍使用，SIS 的发病率呈上升趋势。本文介绍了辨治 SIS 的经验，对于月经闭止或量少不规则者，主以健脾益气；对于冲任失调，情怀不舒，经前反应加重者，主以疏肝活血；对于肾精亏损，停用避孕药后不受孕者，主以补肾填精。

笔者曾治愈 SIS 60 余例，略有心得。兹将其辨证治疗方法及遣药规律整理如次，并均分别尾以病案为证，以供同道临证参考。

（1）健脾益气，气足月经自通

长期服用避孕药，排卵功能被抑制，长此以往，卵巢功能自然受到不良刺激。笔者通过临床观察认为，大量、长期服用避孕药，常常致使卵巢功能下降，甚至出现酷似卵巢早衰的脉证。症见纳谷不香，四肢沉重懒动，活动后辄重，面色不华，头晕，下肢酸痛，颜面色素沉着，黄褐斑较重，带下清稀量多，或见溢乳，月经不行或甚少，周期不规则；BBT 单相，内分泌检查符合本征诊断；B 超提示卵巢变小，无周期性卵泡发育。舌质淡红、苔薄或腻，脉象细弱。法以健脾培补后天之源为主，俟脾虚证候显缓后可佐通经之品，胥有事半功倍之效。临证切忌肆意攻伐，滥投破瘀之类。

常用药物：红参、白术、怀山药、茯苓、姜半夏、陈皮、莱菔子、麦芽、山楂、熟地黄、白芍、木香等。

加减方法：若兼见乳房胀痛，胸闷不舒，太息频作，宜佐香橼皮、佛手、柴胡；倘失眠健忘，心悸不安，头晕耳鸣，可增合欢皮、煅牡蛎、酸枣仁；如带下量多，溢乳较重，须加莲须、山茱萸、乌梅肉。通经时，上方可加鸡血藤、苏木、泽兰叶等。

病案举例：张某，32岁。1977年11月12日初诊。

停服避孕药后5个月未孕，伴月经不规则。因上环后月经过多，每次淋漓10余日，继发贫血而取环。后改口服避孕药达2年余。服药期间反应较重，恶心，食欲减退，月经量渐少，四肢乏力，停药3月症状不减。月经1~3天/45~58天，伴溢乳，头晕心悸，颜面色素沉着，黄褐斑数处，带下量少，下肢疼痛。舌质淡、苔白，脉沉细。雌激素、孕激素均偏低，注射LH-RH，促黄体生成素及促卵泡刺激素均无高峰反应。B超提示卵巢偏小，连续观察5天未发现成熟的卵泡发育，BBT单相。肾上腺皮质功能、甲状腺功能及X线蝶鞍摄片均未发现异常。证乃脾胃虚弱，气血不足。治宜健脾益气，培补后天。

处方：红参4g（另煎），焦白术12g，怀山药18g，清半夏10g，陈皮12g，麦芽18g，神曲15g，白芍18g，熟地黄12g，茯苓12g，生山楂12g，木香12g，香橼皮12g，黄芪15g。药进5剂，肢体较前有力，纳食略增，头晕心悸缓解。药中病机，爰以上方增损续进。服药12剂时诸症显缓，溢乳若失。仍以活血通经为法，上方去清半夏、麦芽、神曲、茯苓，加鸡血藤24g，苏木12g，丹参24g，当归12g，进药3剂月经始潮。为顺水推舟，又不过于攻破，仍宗上方重用黄芪至18g，当归18g，鸡血藤减至10g，苏木6g，丹参10g，续进4剂。月经量偏少，色略淡，有少量小血块，他症俱减。经后期以前法为主，稍佐益肾，先后服药44剂，月经复常，颜面黄褐斑消失，诸症悉除。随访1年已产1女。

（2）疏肝活血，血和冲任可安

女性以血为用，长期精神抑郁，情志不悦，压力过大，均可导致胸闷烦躁、两胁不舒、精神紧张、食欲不振等肝郁气滞病变。肝藏血，主疏泄，肝郁气滞则气血储藏、分布均易出现异常，继而影响冲任二脉功能，影响月经如期来潮。症见精神不悦，胸闷不舒，太息频作，乳房胀痛，遇怒加重，有时溢乳，纳谷欠馨，颜面色素沉着，或见黄褐斑，月经愆期，色暗有块，量或多或少，经期腹部刺痛，久而不孕。雌激素及孕激素均表现低平，促黄体生成素和促卵泡激素低于正常。舌质暗红，或边有瘀斑，苔薄白，脉弦细或弦紧。治宜疏达肝郁，以调畅气血为主，佐以化瘀通经，可望冲任功能复常，排卵有序。

常用药物：柴胡、制香附、白芍、赤芍、丹参、乌药、麦芽、青皮、泽兰叶、当归、川芎等。

加减方法：若纳谷甚少，四肢乏力，酌增生山楂、黄芪、红参；倘腰膝酸软，性欲低下，宜加杜仲、鹿角霜、菟丝子；如乳房胀痛，心烦易怒，可配牡丹皮、栀子、橘络等。

病案举例：于某，26岁。1988年10月12日初诊。

服避孕药14个月，停药半年未孕。口服避孕药反应较重，精神紧张，胸闷不舒，以往月经正常，服药后月经期缩短、推后，经量减少，色暗、有时有块，停药3个月时乳痛明显，胸闷加重，太息频作，胁痛，乳胀益重，颜面色素沉着，多处黄褐斑，头痛，时急躁易怒，失眠健忘。月经2~3天/50~60天，经前诸症明显加重。舌质暗红、苔薄白，脉弦细。某院拟诊为SIS，曾用克罗米芬等治疗，症状略见缓解。B超提示卵巢偏小，子宫正常大小。BBT单相。证乃肝郁气滞，冲任失调。治宜疏肝解郁，活血调经。

处方：柴胡15g，白芍18g，当归15g，赤芍12g，青皮12g，丹参12g，川芎12g，泽兰叶12g，制香附12g，牡丹皮12g，栀子6g，麦芽28g。药进5剂，胸闷缓解，乳胀显减，胁痛若失，头痛减轻。上方再进5剂，症状大减，唯月经未至。爰易方：当归12g，香附12g，乌药12g，鸡血藤12g，青皮12g，川芎12g，枳壳12g，红花12g，桃仁12g，苏木12g，丹参18g，黄芪18g，红参3g（另煎），炙甘草6g。药进4剂时经水始潮，经色暗，量仍少。上方去苏木、鸡血藤，加熟地黄15g，黄精12g。月经量较前增多，色略暗，有小血块，经期4天半。经后期仍以疏肝理血为主，佐以补肾之法，调治25日月经复潮，量、色大致正常，胸闷胁胀等症消失，停药2个月血清β-HCG阳性。

（3）补肾填精，精充孕育正常

长期服用避孕药物，卵巢排卵功能受到抑制，一些患者出现月经异常，表现为月经量少、经期延长，甚至出现月经稀发的情况。这些临床症状，与中医所说的气血亏虚、肾精不足等病机有一定联系，从补肾入手治疗，多可改善病情。症见平素体弱多病，头晕耳鸣，腰膝酸软，性欲低下，或厌恶性生活，月经初潮较迟，精神疲惫，健忘，或见五心烦热，或形寒畏冷，月经稀发、量少、色淡红、无块，经期诸症加重，颜面色素沉着，黄褐斑较多，或见溢乳，眠少易躁。内分泌检查提示丘脑下部及垂体均处于抑制状态。BBT单相。舌质淡、苔薄白，脉细弱。治宜益肾填精，养血通经。补肾之时须注重顺应其生理周期，灵活遣药。

常用药物：紫石英、紫河车、鹿角霜、山茱萸、赤芍、香附、丹参、枸杞子、熟地黄、桑椹子、淫羊藿、制何首乌等。

加减方法：倘肢寒畏冷，夜尿频多，冬日症重，可加肉桂、附子、巴戟天；若五心烦热，时而盗汗，体虚羸弱，须配女贞子、龟甲、百合；如四肢乏力，纳少泛恶，下肢酸软，宜伍红参、麦芽、白术；凡胸闷胁痛，太息频作，遇怒加重，酌增柴胡、香橼皮、枳实等。

病案举例：宋某，28岁。1988年10月12日初诊。

停服避孕药后近半年未孕。素体不健，婚后避孕3年，口服避孕药避孕1年。停药后月经紊乱，45~58日一行，色略淡，量偏少，多2日即净，腰膝酸软，头晕耳鸣，性欲淡漠，性交后小腹不适，健忘，精神抑郁，颜面色素斑多处，乳房时胀，伴溢乳，眠少心烦。舌质淡红、苔薄白，脉细弱。月经18岁初潮。证属肾精亏虚，冲任失调。治宜益肾填精，通经促孕。

处方：何首乌18g，紫石英18g（先煎），紫河车12g（研冲），鹿角霜12g，桑椹子12g，淫羊藿12g，熟地黄12g，香附12g，丹参12g，枸杞子12g，柴胡12g，香橼皮12g，枳实10g，红参4g（另煎）。药进5剂，腰酸头晕减轻，精神转佳，睡眠好转，胸闷太息见缓。爰以上方出入再投5剂，体力倍增，心情舒畅，唯月经未潮。虑久病体弱，仍宗前法续进，又服药8剂时月经始潮，色淡红，量一般，无明显腹痛。改为调经益肾。易方：当归18g，川芎12g，白芍12g，熟地黄12g，香附12g，川断12g，杜仲12g，枸杞子12g，桑椹子12g，丹参10g，五灵脂10g，太子参24g。月经4日净，经期无明显不适。经后期仍以前法出入，隔日1剂续调。卵泡期、黄体期各有偏重，服药15剂月经再潮，其色量如常，继服8剂以冀巩固疗效。随访得知顺产1女。

参考文献

［1］王忠民，刘茜．辨证治疗过剩抑制综合征的经验［J］．江苏中医，1991，12（12）：8-10.

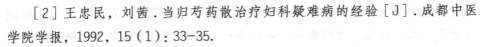

［2］王忠民，刘茜．当归芍药散治疗妇科疑难病的经验［J］．成都中医学院学报，1992，15（1）：33-35.

［3］刘茜．王忠民辨治雌激素增多综合征的经验［J］．辽宁中医杂志，1994，21（12）：538.

8. 过剩抑制综合征临床研究

为验证中医药治疗 SIS 的临床效果，笔者曾以中医辨证用药配合使用 CC、黄体酮治疗 SIS 所致不孕 68 例，并与单纯使用西药及中药加黄体酮进行比较，疗效明显优于后两者，妊娠率达到 57.4%。

SIS 所致之不孕，临床较为常见。1985 年 10 月至 1990 年 10 月间，笔者随机以中西医结合辨证分型治疗 SIS 68 例，同时与西药治疗 34 例、中药加黄体酮（以下简称中黄组）治疗 32 例进行对照，结果治疗组在症状缓解、受孕率等方面均显示出一定的优势。

（1）临床资料

3 组病例年龄均 23~35 岁，病程 3~6 个月。治疗组平均年龄 27.6 ± 4.3 岁；西药组 27.9 ± 2.8 岁；中黄组 28.1 ± 2.7 岁。治疗组平均病程 4.05 ± 0.81 个月；西药组 4.10 ± 0.87 个月；中黄组 4.11 ± 0.91 个月。3 个组之间有可比性（P 均 > 0.05）。

各组临床表现主要为恶心欲吐，四肢乏力，纳谷欠馨，胸闷胁痛，乳房胀痛或溢乳，皮肤色素沉着，黄褐斑，下肢酸痛，带下量多及闭经。

本组病例选择均为服避孕药物之前月经周期正常，服药以后出现上述临床主症，停服避孕药超过 3 个月仍闭经或月经稀少，月经周期明显不规则，B 超检查卵巢变小，类似绝经期卵巢，卵泡发育不成熟，无黄体形成。基础体温单相。若因不孕就诊者，选择男方性功能及有关化验检查均正常者。凡发生闭经 - 溢乳者，均进行肾上腺皮质功能、甲状腺功能及做 X 线蝶鞍摄影等检查，以排除肾上腺和甲状腺及垂体肿瘤所引起的闭经。治疗组 41 例、西药组 19 例、中黄组 20 例做孕二醇检查，部分患者测定黄体生成素等。

治疗组中医辨证分为三型。脾气虚弱型 28 例，症见纳谷欠馨，四肢乏力，面色不华，头晕，恶心欲吐，颜面色素沉着，带下清稀量多，月经甚少，色淡红，舌质淡，苔薄白，脉细弱。肝气郁结型 23 例，症见精神抑郁，胸闷不舒，乳房胀痛，遇怒加重，或见溢乳，颜面色素沉着，黄褐斑，月经愆期或闭经，经色紫暗，经行腹痛，舌质暗红，或见瘀斑，苔薄白，脉弦细或弦紧。肾精亏损型17例，症见头晕耳鸣，腰膝酸软，性欲低下，月经初潮较迟，精神疲惫，健忘，或形寒肢冷，闭经或月经稀发，经量极少，色淡红，颜面色素沉着，黄褐斑较多，舌质淡，苔薄白，脉沉弱。

（2）治疗方法

治疗组分三型辨证治疗，脾气虚弱型药用红参、白术、怀山药、茯苓、佩兰叶、陈皮、麦芽、山楂、熟地黄、鹿角霜、菟丝子、淫羊藿等。肝气郁结型药用柴胡、香附、白芍、赤芍、丹参、乌药、女贞子、枸杞子、泽兰叶、巴戟天、淫羊藿、香橼皮等。肾精亏损型药用紫石英、鹿角霜、山茱萸、制香附、白芍、熟地黄、桑椹子、淫羊藿、何首乌、菟丝子等。随症适当加减，从月经周期第5天服至第16天，共12剂，之后服丸药。脾气虚弱型服人参健脾丸，肝气郁结型服逍遥丸，肾精亏损型服乌鸡白凤丸，均按常规量服，至下一次月经来潮。于月经周期第5天口服CC，每日1次，每次100mg，连服5天；闭经者于22天肌注黄体酮，每日1次，每次20mg，连用3天。下一周期重复上述用法。

西药组于月经周期第5天口服已烯雌酚，每日1次，每次0.5mg（晚饭后服，恶心重者加服维生素B_6），连用16天；周期第5天口服CC，每日1次，每次100mg，连用5天；闭经者于周期22天肌注黄体酮，每日1次，每次20mg，连用3天。下一周期重复上述用药方法。

中黄组除不服用CC外，辨证分型用药（包括丸药）、闭经者肌注黄体酮均与治疗组相同。下一周期重复上述用药方法。

3个组均在治疗3个月经周期后50天统计疗效。

（3）疗效标准及结果

疗效标准：①治疗后月经周期正常，主要症状消失，B超、化验或妇科检查直接证实妊娠；②雌激素、孕激素、促黄体生成素或促卵泡生成素在正常范围；③月经中期出现LH高峰及LH峰距下次月经来潮＞11天；BBT双相，尿P_2 ＞ 3mg/24 h（或血清P_0 ＞ 5ng/mL），经期子宫内膜呈内分泌改变。符合上述之一者为痊愈；月经周期明显改善，主要症状消失，内分泌检查好转者为有效；闭经或主要症状无缓解，内分泌检查无改善者为无效。

治疗结果：治疗组痊愈 52 例，有效 11 例，无效 5 例，总有效率 92.6%；西药组痊愈 19 例，有效 6 例，无效 9 例，总有效率 73.5%；中黄组痊愈 13 例，有效 5 例，无效 9 例，总有效率 91.9%。治疗组治愈率明显优于西药组和中黄组（P 均 < 0.05）。治疗组妊娠 39 例（57.4%）；西药组 11 例（32.4%）；中黄组 11 例（34.4%），治疗组亦明显优于西药组和中黄组（P 均 < 0.05）。

治疗组和中黄组在缓解主要症状方面显示出明显优势。其中对恶心呕吐、肢体乏力及纳呆等症状缓解较快，优于西药组。3 个组对色素异常的改善均较差，治疗组有效率为 55.6%，西药组为 31.6%，中黄组为 52.6%，治疗组和中黄组治疗前后症状自身比较有显著差异（P < 0.01）。

3 个组治疗前后查 P_2 值者共 80 例（凡治疗后妊娠者未做内分泌复查），表明这些患者的 P_2 值与临床主要症状的缓解基本是同步的，各组治疗前后自身比较均有显著性差异（P < 0.01），3 个组间比较无显著差异（P 均 > 0.05）。

3 个组未达到有效标准者，治疗组 4 例、西药组 7 例、中黄组 6 例，均用治疗组方案，继续治疗 3 个月经周期。结果除中黄组 1 例（未系统治疗）未见好转外，其他患者均达到治愈或有效标准。

（4）讨论

SIS，又名口服避孕剂后排卵停止综合征。由于避孕药物主要作用为抑制排卵，通过改变宫颈黏液的黏稠度，并使子宫内膜出现非典型分泌相，破坏精卵结合和着床。大部分口服避孕药者，停药半年以内即可恢复其正常的排卵功能，但服药时间较长或受其他方面因素的影响，诸如体质、精神、环境等，避孕药抑制体征仍不消失，生理机能不易迅速恢复，往往伴有脏腑、冲任、胞宫等功能失调，出现一系列酷似脾气虚弱、肝气郁结和肾精亏损等证候。根据中医辨证原则组方施治，在分型的前提下，均加入补肾益精之品，以冀通过肾 - 冲任 - 天癸 - 胞宫而起到解除卵巢抑制、促进排卵功能的作用。这一治法，与改善下丘脑 - 垂体 - 卵巢轴功能相似，可明显改善患者过度抑制的现象。

通过健运脾胃、疏肝解郁和益肾填精为基础组方治疗，可明显改善脏腑、冲任、胞宫的综合功能，促进卵泡发育成熟、精卵结合和着床。脾胃为后天之本，气血生化之源，脾气虚弱精血则源竭枯涸；肝主疏泄，可调节气血、和谐情志，肝气郁结每易导致气血瘀滞，孕育功能失常；肾藏精，与冲任胞宫关系密切，是维持生殖之主，肾精亏耗则卵泡难以成熟。脾、肝、肾等脏功能和谐，冲任功能正常，孕育功能即可恢复。中西医结合法对缓解主症、促进卵泡发育、提高受孕率均有明显的优势。因本征之主要矛盾为排卵障碍，故在各型治疗方剂中佐以促进卵泡发育成熟之品，同时佐以活血化瘀药物，以调理冲任气血。诸如熟地黄、菟丝子、枸杞子、淫羊藿、紫河车、紫石英、女贞子、丹参、赤芍等药，适量配入方中，可提高雌激素和孕激素水平，对提高疗效大有裨益。同时，加服国内外公认的诱发排卵剂 CC，但 CC 促排卵率高而受孕率低，中西药合用则相得益彰，受孕率明显提高，本文临床研究证明了这一点。

在治疗过程中，临床主症有时会出现变化，临床可根据脉证主次调整药物用量，切忌一方不变，当症状基本消失后，应重用补肾填精之品。对 3 个周期未效者，进行再治疗时应系统观察，包括基础体温、P_2 等，也可利用 B 超观测卵泡发育情况，防止久用 CC 引起过度刺激综合征。此外，凡 BBT 典型双相、P_2 值或 P_0 值达到正常时，或月经中期出现 LH 高峰及 LH 峰距下次月经来潮 > 11 天，或 B 超观察到 > 20mm 卵泡者，CC 即停止使用。

参考文献

[1] 王忠民．中西医结合治疗过剩抑制综合征临床观察［J］．中医杂志，1992，33（7）：34-36.

[2] 王忠民，刘茜．辨证治疗过剩抑制综合征的经验［J］．江苏中医，1991，12（12）：8-10.

[3] 王忠民．中西医结合治疗无排卵型不孕症临床观察［J］．中医药学报，1999，27（5）：12-13.

9. 卵巢功能异常综合征辨证论治

卵巢功能异常综合征又名自主神经性卵巢功能障碍综合征、库蒂斯综合征（curtius syndrome）等。该征是因某种因素致使大脑系统各部分自主神经功能发生紊乱，进而引发体质性血管功能不全及卵巢功能异常的一组症候群。

该征确切病因不明。有学者认为，可能与脑垂体血管具有遗传性的调节障碍有关，其调节障碍引发下丘脑、垂体系统各部分的自主神经功能紊乱，出现一系列相关症状。

其临床主要症状为：卵巢功能异常表现，出现闭经、月经不调、月经提前、月经过多、白带增多、生殖器官发育不良等；体质性血管不稳定表现，发生四肢感觉异常，手足厥冷，易冻伤，乏力，易出汗，肢端发绀、红斑，大理石样皮肤，习惯性头痛、眩晕，血管性水肿等；部分患者出现血管紧张性间歇性跛行，胃肠功能紊乱与习惯性便秘，精神不稳定等。

关于这些症状的形成原因，多数学者认为神经纤维有抑制卵巢间质组织分泌活动的功能，进而影响卵泡闭锁，影响卵泡成熟和性激素的分泌，最终导致下丘脑－垂体－卵巢轴功能失调，发生卵巢功能异常。

笔者根据患者的基本特征与临床表现，运用中医辨证施治的方法进行调理，收到较好的临床效果。

（1）温阳散寒实脾法

本征之初，常有体质性血管不安定或胃肠功能紊乱等临床表现，脉证酷似寒邪困脾之病机。据证从健脾温阳散寒入手，往往收到较好的效果。若症见四肢乏力，畏寒喜暖，手足厥冷，肢端发绀，身重懒移，或见肿胀，伴四肢感觉异常，指、趾容易冻伤，头晕目眩，面色不华，纳谷欠佳，月经量少，白带清稀量多，小便清长，大便秘结或稀薄，小腹发凉，或查见子宫发育欠佳，舌质淡红，苔薄白，脉细弱。治宜温阳散寒，健运脾胃。

常用药物：附子、桂枝、白术、茯苓、白扁豆、陈皮、山药、砂仁、枳壳、红参、淫羊藿、菟丝子等。

加减方法：证兼头晕易汗，肢体乏力明显，可加黄芪、黄精；胸闷不舒，太息频作，精神紧张，宜佐佛手片、香橼皮；腰膝酸软，头晕耳鸣，生殖器官发育不良，须增紫石英、紫河车；月经过少，经行不畅，再配熟地黄、鸡血藤等。

病案举例：宋某，24岁，1990年12月12日初诊。

月经不规则伴四肢感觉异常6~7年。月经15岁来潮，周期4~5天/28~50天，月经量少色淡，无块，四肢乏力，经期较重，经后期白带清稀量多；手足厥冷，喜暖惧凉，有时四肢末梢发绀，遇寒加重，每冬则指、趾冻伤，劳累后下肢肿胀，食欲欠佳，头晕，精神紧张，眠少梦多，胸闷不舒，婚后1年余未孕，舌质淡，苔薄白，脉细弱。B超提示子宫4.8cm×3.7cm×3.0cm，附件（－）。乳房发育偏小。尿常规正常。甲状腺功能正常。

处方：红参4g（另煎），附子12g（先煎），桂枝12g，白术15g，茯苓15g，白扁豆12g，怀山药24g，砂仁6g（后入），枳壳10g，淫羊藿12g，菟丝子30g，佛手片12g，香橼皮12g，紫石英30g（先煎），紫河车10g（研冲）。药进5剂，肢体渐温，肢体较前有力，食欲亦增。续前法又进10剂，手足厥冷、四肢末梢发绀明显缓解，胸闷好转，睡眠较佳。久病缓图，仍以前方减附子至6g，隔日1剂，间服人参健脾丸，月经于第32天来潮，经色淡红，量增多，有少量血块。遂以上方去紫石英、紫河车，加当归15g，川芎12g，熟地黄18g，5剂。经期6天，无明显不适，经后期仍宗前法治疗，先后服药104剂，临床症状消失，身体健壮。B超复查：子宫5.8cm×4.2cm×3.4cm，月经周期正常，基础体温双相。停药翌年妊娠。

按：本例月经推后，色淡红，且伴四肢乏力，手足厥冷，喜暖惧凉，头晕，不孕等，伴子宫、乳房发育欠佳，脉证与脾阳虚弱有关。脾阳振奋，运化有常，诸症可除矣。命门之火寄于肾，且肾主生殖发育，故益脾不可遗忘补肾填精。经血本亏，经期则“增水行舟”，辅以当归、川芎、熟地黄活血补血。补阳兼顾益血，健脾佐以补肾，可谓左右逢源，其症易除。

（2）益肾调理冲任法

冲任有维持生育等功能。因本征均有卵巢功能不全等病理改变，月经明显紊乱失调和生殖器官发育不良，与冲任功能失调、肾气不足、肾阳虚弱等病机有关。据证以调理冲任为主，佐以补肾填精，胥有病除促孕之良效。若症见月经初潮较迟，月经过少、过多交作，或见闭经，月经周期乍长乍短，形体瘦弱，甚则行走不稳，健忘，营养较差，腰膝酸软，头晕耳鸣，四肢不温，或见肢肿，小便清长，夜间偏多，性欲低下或厌恶性生活，少腹冷痛，久婚不孕，或外阴、子宫、乳腺等发育欠佳，阴毛稀少，舌质淡红，苔薄白，脉沉细无力。治宜益肾填精，调理冲任。

常用药物：淫羊藿、肉桂、仙茅、鹿角胶、紫河车、丹参、香附、菟丝子、枸杞子、蛇床子、女贞子、阿胶等。

加减方法：兼见肢体肿胀，乏力不舒，纳谷欠佳，加茯苓、车前子、太子参；精神紧张，眠少健忘，太息时作，加玫瑰花、百合、白芍；手足厥冷，肢端发绀，得温症缓，加附子、干姜、椒目；生殖器官明显发育不良，月经稀发者，宜配雌激素等西药治疗。

病案举例：谢某，20岁，1990年10月24日初诊。

月经稀发近3年。月经18岁初潮，之后不规则，月经周期3~5天/60~122天，经血量少，色淡红，少腹冷痛，四肢不温，形体羸弱，身高156cm，体重42kg，腰膝酸软，时有短暂性跛行，记忆力较差，睡眠不实，夜尿2~3次，舌质淡，苔薄白，脉沉弱。妇科检查：外阴发育不良，阴毛稀少，乳房明显偏小。B超示子宫3.8cm×2.6cm×2.4cm，附件（–），TT3、TT4正常范围。

处方：肉桂15g，淫羊藿14g，仙茅12g，鹿角胶12g（烊化），紫河车10g（研冲），丹参10g，制香附10g，菟丝子30g，枸杞子24g，蛇床子15g，女贞子12g，阿胶15g（烊化），太子参18g，百合12g，干姜12g。药进7剂，腰膝酸软，四肢不温缓解，夜尿次数减少，少腹转温。效不更方，再进9剂时月经来潮，上述症状进一步缓解，唯月经量少，色略暗，遂易方调经，肉桂12g，干姜12g，当归12g，川芎12g，熟地黄12g，丹参12g，制香附12g，枸杞子18g，菟丝子18g，女贞子15g，鸡血藤10g，益母草10g，5剂，月经量较前增多，经期5天，无明显不适，经后仍以前法，每日1剂，周期第5天开始肌注雌二醇，每日1mg，2日1次，第20天肌注黄体酮，每次10mg，每日1次，连用5天。经治疗3个周期，诸症基本消失，乳房显著增大，外阴已显示发育，阴毛略增，子宫较前增大，之后中药改隔日1剂，与雌二醇交替，同时增服乌鸡白凤丸。先后治疗半年，临床症状消失，乳房发育接近正常，子宫5.4cm×3.8cm×2.5cm。停药后月经基本正常，BBT双相。

按：本例以卵巢功能不全为主，月经不调，四肢冷痛，生殖器官发育不良，形体羸弱，腰膝酸软，记忆力较差，夜尿偏多，酷似肾阳不足病机。西医学研究证实，补肾可促进性腺发育，有性激素样作用。故治疗上以补益肾阳肾气为主，同时佐以厚味滋补，填精促育。此类病证较为难治，配以内分泌疗法，常可提高疗效，特别对于月经障碍和生殖器官发育不良者更是如此。

（3）补气养血填精法

气血是维持脏腑、奇经八脉等的正常生理的最基本条件。气血不足或因气虚而致阴血运行不畅，可导致女子冲任亏虚、月经失调及孕育无能等。本征多见气血虚弱病机，补益气血是治疗中的重要一环。症见四肢乏力，皮肤结硬，动辄易汗，头晕目眩，面色苍白，形体瘦弱，眠少健忘，心悸不安，易感多病，头痛时作，精神疲惫，月经量少色淡，或色暗有块，月经稀发，经后腹痛隐隐，舌质淡红，苔薄白，脉细弱无力，妇科检查生殖器官发育不良。治宜补气养血，充盈冲任。

常用药物：黄芪、红参、当归、川芎、熟地黄、白芍、丹参、乌药、鹿角霜、阿胶、枸杞子、何首乌等。

加减方法：若兼见肢体不温，甚则厥冷，遇寒加重，加附子、桂枝、细辛；经色紫暗，或见血块，或经行不畅，增红花、桃仁、益母草；胸闷不舒，精神抑郁，太息频作，配香橼皮、枳实、醋柴胡；腰膝酸软，头晕耳鸣，发育迟缓，佐以川续断、山茱萸、女贞子；食欲不振，脘胀泛恶，大便不调，添炒白术、陈皮、怀山药等。

病案举例：张某，21岁，1990年4月18日初诊。

闭经4月余，17岁月经初潮，之后不规则，月经3~5天/35~157天，月经量少，色淡，有时有块，经后期腹痛。曾因月经不调服西药治疗，症状好转，停药半年后如故。症见四肢乏力，冬天皮肤发硬，肢端末梢厥冷，平素易外感，劳则汗出，心悸不安，面色苍黄，形体不健，神疲健忘，头晕，发作性头痛，曾患过敏性鼻炎，舌质淡红，苔薄白，脉细弱。妇科检查：外阴发育尚可，阴毛分布正常，乳房偏小。B超：子宫4.8cm×3.5cm×2.0cm，附件(–)。心电图正常。

处方：黄芪24g，红参4g（另煎），当归18g，川芎12g，熟地黄24g，白芍10g，丹参10g，阿胶12g（烊化），枸杞子18g，何首乌15g，白术12g，山茱萸12g。药进5剂，肢体有力，精神好转，心悸减轻，继以上方再进15剂后，食欲略增，心悸若失，唯月经不潮。因患病日久，气血仍亏，守原方再进。服药26剂月经来潮，经色略暗，量偏少，经行不畅，上方去阿胶、山茱萸，加红花10g，益母草10g，5剂。月经4日净，经后仍以原方再调，第2周期服药28剂月经复潮，经色、量均较前好转，经期服药如前法，经后则以原方增损，先后服药治疗4个周期，诸症消失。B超复查：子宫5.5cm×4.0cm×3.2cm，乳房发育如常人。随访1年，月经正常，病无复发。

按：本例以气血不足为主。诸如月经迟潮，量少，色淡，经后期腹痛，且心悸，面色苍黄，神疲，头晕，易外感，肢端末梢不温等证候，皆因之于气不能达，血不以养为患。虚则补之，故以红参、黄芪合四物补气养血，同时佐以益肾、活血、健脾，补而不滞，滋而不腻。经期则宜“顺水推舟”，故

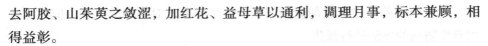

去阿胶、山茱萸之敛涩，加红花、益母草以通利，调理月事，标本兼顾，相得益彰。

（4）结语

本征为西医学病名，很难对应中医的某病某证，属少见病、疑难病。本征无特殊疗法，西医常采取对症处理，效果难以令人满意。本文所述3例患者均为确诊病例，且因西药治疗效果不佳而转诊。根据临床脉证，中医药治疗具有一定的疗效。

笔者认为，在论治该类疾病时，不论病因病机如何复杂，除显而易见的病证外，特殊疾病不必急于对上某病某证，关键是认清主要矛盾，注重辨证论治和女性生理特点。本文所列3例病例，临床表现侧重不一，故分别以温阳散寒实脾、益肾调理冲任、补气益血填精之法治之，药证合拍，不拘泥某病某证，又顾及西医学诊断，以求治本。如斯之法，是提高疗效的重要手段。

参考文献

[1] 刘茜.王忠民辨证治疗库蒂斯氏综合征的经验[J].甘肃中医，1995，8（1）：25-27.

[2] 王忠民.化浊通管汤为主治疗输卵管积水不孕临床分析[J].中华中医药杂志，1992，7（6）：38-40.

[3] 王忠民，刘茜.唾液腺肿大、月经不调案[J].上海中医药杂志，1993，27（10）：24-25.

（六）卵巢早衰患者的生活调节

任何疾病都有一定的病因，卵巢早衰也不例外。

从卵巢早衰的发病规律来看，发病因素、康复过程，与生活习惯有一定的关系。进行生活调节，对于卵巢早衰患者来说，是很有必要的。

生活调节首先要从养成良好的生活习惯与科学运动健身开始。

良好的生活习惯，是确保身心健康的基本保证，也是卵巢早衰预防与康复的基本保证，也是养生有道的具体方法。

《素问·上古天真论》说："上古之人，其知道者，法于阴阳，和于术数，食饮有节，起居有常，不妄作劳，故能形与神俱，而尽终其天年，度百岁乃去。"人要健康长寿，需要遵循养生之道；人要防病康复，也需要遵循养生之道，患者应把养生之道贯彻应用到日常生活中去。对于卵巢早衰，同样需要用养生防病的方法进行预防。

良好的生活习惯首先要有正常的起居时间。熬夜对女性的不良影响是很明显的。一些激素的分泌往往是在夜间完成的，比如褪黑激素等，过长时间暴露在强光之下，使其分泌减少，就会打破内分泌系统的平衡，长期如此对代谢系统、免疫系统等都会产生不良影响。

中医防病，特别强调顺其自然。但在现实生活中，真正做到者并不多。对女性而言，一些疾病的预防，更应该顺其自然。《素问·阴阳应象大论》指出："天有四时五行，以生长收藏，以生寒暑燥湿风；人有五脏化五气，以生喜怒悲忧恐。"人的生存、养生，要顺应自然，任何违背自然规律的行为，都是不利于健康的。人生于天地之间，与自然息息相关，人之作息、劳动、生活与学习，都要依赖天地阴阳二气，如《素问·六节藏象论》所云："天食人以五气，地食人以五味。五气入鼻，藏于心肺，上使五色修明，音声能彰。五味入口，藏于肠胃，味有所藏，以养五脏气。气和而生，津液相成，神乃自生。"

现代有一些女性，起居、生活习惯等并未顺其自然，经常熬夜、不按时吃饭、抽烟、过劳等，都是不符合自然规律的，没有随天阳之气的盛衰而作息。《素问·生气通天论》所说："故阳气者，一日而主外，平旦人气生，日中而阳气隆，日西而阳气已虚，气门乃闭。是故暮而收拒，无扰筋骨，无见雾露，反此三时，形乃困薄。"就是强调人生健康的前提，就应顺应自然规律，去除一些不符合健康要求的不良习惯。

需要特别强调的是，良好而适当的睡眠，可通过大脑皮质改善性内分泌功能，使下丘脑－垂体－卵巢性腺轴功能更加符合生理需要，雌激素的分泌更加均衡，褪黑激素分泌更加适时，这无疑对呵护卵巢、延缓衰老、确保健康等，有重要的现实意义。"日出而作，日落而息"，顺其自然。过度应酬、加班、娱乐，经常熬夜，对内分泌功能均会产生不良影响。一些长期熬夜的女性，容易出现面色无华，皮肤衰老，月经量少，四肢乏力，头晕耳鸣，健忘失眠，无疑对内分泌系统是不利的。临床也可以发现，这一类女性，常常发生内分泌紊乱、排卵功能障碍、生育能力下降。假若这一不良习惯得不到纠正，就很容易发生卵巢功能衰退。

顺其自然，是保存、扶助、调养正气的重要基础。人体发病，其实不外乎自身正气与邪气两个方面的正邪交争。如何确保自身的正气存内，是防病保健康的主动措施，有了正气抗病能力，就不会发生邪气干扰，就不至于发病或发病后难以痊愈。同时，应注意防止邪气这一致病因素，祛除病因就会大大减少疾病的发生率。正如《灵枢·百病始生》所说："风雨寒热，不得虚邪，不能独伤人。卒然逢疾风暴雨而不病者，盖无虚。故邪不能独伤人，此必因虚邪之风，与其身形，两虚相得，乃克其形。"

扶助正气，需要科学运动。科学、适当、符合自身需要的运动，对人体防病会产生积极的影响。有临床研究证明，一些卵巢功能低下乃至卵巢功能衰竭的女性，通过加强身体锻炼，可改善性内分泌系统，有利于体内激素的平衡。而对于内分泌系统功能紊乱者来说，体育锻炼则可以祛除一些不利于卵巢功能的致病因素，有利于女性内分泌系统功能保持平衡。

有一些女性认为，家务活儿劳动量比较大，因此认为其可以替代体育锻炼。其实这是一个误区，家务劳动不能替代体育锻炼。体育锻炼是具有针对性的、身心同时受益的活动。一切烦恼、压力可在体育活动中释放、疏解，而家务劳动则不能达到这一目的。

适当的、持之以恒的体育锻炼，对健身具有良好作用，对防止内分泌功能失调、预防卵巢早衰等疾病也是有益的。因此，凡是有条件的女性，都应该选择适合自身的体育运动。

（七）卵巢早衰的心理疏导

心理对健康的影响是巨大的。在以往，一般认为科学饮食、适当运动、心理愉快是健康最主要、最基本的保证。在这 3 种健康要素中，以往认为其重要性各占 1/3 比例。而实际上，心理对健康的影响，远不止于 1/3 的比例，在一定的条件下，其重要性可达到大约 1/2 的比例。

1. 加强疏导，改善心态

雌激素缺乏对心理状态的不良影响是非常明显的，产后雌激素突然降低，易导致产妇精神抑郁，有的还相当严重；更年期来临之际雌激素水平降低，导致心情不悦，患者症状相当明显；卵巢早衰患者缺乏雌激素，不仅导致月经量少、稀发与闭经，也会导致精神不悦。在这种情况下，就需要重视患者心理的调理。

之所以强调心理状态对身体的重要性，是因为心理因素对健康、疾病、康复等方面的影响尤其明显，不可忽视。《万氏妇人科》云："忧愁思虑，恼怒怨恨，气郁血滞，而经不行。"卵巢早衰表现的"闭经""血枯"等病，研究已经证实与心理压力过大、情绪低落等多方面的因素有关。心理方面表现出来的证候，常常与中医所说的肝气郁结直接有关。疏解患者的心理压力，可改善冲任二脉的功能，使冲任气血得到调节，胞宫得以充养，月经自然复潮。

《素问·上古天真论》曰："夫上古圣人之教下也，皆谓之虚邪贼风，避之有时，恬惔虚无，真气从之，精神内守，病安从来？是以志闲而少欲，心安而不惧，形劳而不倦，气从以顺，各从其欲，皆得所愿。"说明一些疾病的发生、发展与精神因素有关。卵巢早衰一病，同样与精神、心理因素有关。故此，需要从养生的角度加以调理。如果做到"精神内守"，就可以降低其发病率，就可在发病后尽快得到康复。

临床可见，一些精神抑郁、情志不悦、心理障碍、胸闷烦躁、两胁不舒者，常会加重卵巢功能衰退，而精神愉快、心情舒畅、性格外向者发病率则明显较低。可见，相当多的卵巢早衰患者，根据其心理、精神、情绪方面的症状，加强对其身心健康的调理，对疾病的治疗是非常重要的。

笔者在临床上，非常重视卵巢早衰患者的心理调节。但见有肝郁气滞、肝气不舒、气滞血瘀等证候，均重视调理肝木等脏，使患者有良好的情绪，积极向上的心态。

临床实践证明，情志对卵巢早衰的影响的确不可忽视。情志有很多方面，包括喜、怒、忧、思、悲、恐、惊七种情志变化。在正常情况下，这些情志并不会致人发病。但出现太过之时，突然、强烈或长期持久的情志刺激，超出自身生理调节范围，便会引起脏腑气血功能紊乱，最终导致疾病发生。

肝藏血、主疏泄，女子以血为本，肝郁气滞对月经的影响甚大。情志不畅，肝失疏泄；气机郁结，郁久化火，暗耗气血，都会导致月经量少、经期推迟、闭经等。肝郁气滞又会影响脾气运化功能，导致气血不足，久则无以化精施泄于肾，出现肾精亏虚，影响冲任功能，胞宫胞、脉失养，使月经处于亏虚状态，直接导致月经异常。

《陈素庵妇科补解》指出："而妇人多居闺阁，性多执拗，忧怒悲思……

肾主水，一有郁结，则诸经受伤。始起，或先或后，或多或少，久则闭绝不行。”情志不悦，对于工作、生活、经济、家庭、心理等方面压力大的女性来说，发生月经稀少、闭经、不孕者屡见不鲜。女性如斯长期处于压抑委屈或有难言曲情之心境，常有肝气郁滞、气血不和之病变。正如《素问·阴阳别论》所说：“有不得隐曲，女子不月。”

针对精神紧张、情绪低落、抑郁人群，及时化解肝郁气滞，防止郁久化热化火、耗伤气血，防止气血亏虚致使肾精、冲任、胞宫失养，是非常重要的。肝郁气滞还会导致克土之变，发生脾失健运，后天气血化生之源出现不足，冲任二脉失于滋养，胞宫胞脉亏虚，肾-天癸-冲任-胞宫生殖轴自然无法维系正常功能。

调节肝郁气滞，中医具有很好的方式方法，主要体现在药物治疗与心理疏导两大方面。在药物治疗方面，中医药具有很大的优势。中医运用疏肝理气、柔肝养肝等方法，可令气机条达、阴血流畅。肝气得疏，藏血有序，条达自然，则一身之血液得以畅流；肝气条达，与脾关系协调，无克脾土之忧；化生之源充足，则无气血亏虚烦恼；气机畅通，血液充足，冲任盈满，脏腑协调，月经自然如期而至。在心理调节方面，中医同样具有一定的优势，晓之以理、动之以情，告知患者消除烦恼之法、教以摆脱不悦技巧，使患者情绪保持欢愉状态，对预防与治疗卵巢早衰都是十分有利的。

2. 磨练意志，消除压力

精神紧张、生活压力对内分泌系统具有不可忽视的影响。卵巢早衰患者也是一样，精神、心理处于低迷状态，这显然不利于患者就诊、治疗与康复。要走出这一阴影，尽快摆脱恶劣情绪状态，就要采取积极有效的措施。其实，各种精神紧张与压力都是可以克服的，即使一时难以克服，也可在思想上、心理上、精神上加以调整。

人在一生中，遭遇精神紧张、各种压力、烦恼挫折，都是正常的，只要有正常的思维，就一定会感受到或轻或重的压力。对于这些不利因素，由于认知上的差异，每个人所秉持的态度是完全不同的。在疾病面前，有的人会变得更加坚强，下决心战胜疾病；但有的人会精神崩溃，在治病的过程中败下阵来。为什么一种环境两种结局，那就是由于个人思想认识的重大差异而形成的。

对待一种疾病，对待一段痛苦，对待一场逆境，最好的办法是正确面对，积极配合医生进行有效治疗，使自己在疾病面前，不受身体暂时不舒的束缚，不受疾病痛苦的精神折磨。面对严重疾病，表现出镇静与勇气，这对于治疗疾病与康复是不可缺少的。在治疗过程中，要做到如《黄帝内经》所说："食饮有节，起居有常，不妄作劳。"在良好的心态下积极配合治疗，结果自然能够事半功倍，早日康复。

注意提高自身心理素质。要逐步适应诊治疾病的环境，逐步提高自己分析问题、解决问题的能力，要善于从紧张变得从容，善于将压力变成动力。把困难、疾病当作锻炼自己、磨练意志的机会，把坏事变成好事，树立起战胜疾病的信心。

在治疗疾病的过程中，要充分相信自己的抗病能力，相信医生的治疗方案，始终保持积极向上的精神状态。这是人战胜疾病、摆脱痛苦的法宝。一旦认识到战胜疾病是一种乐趣、摆脱困境是一种财富，就一定会积极面对一切，摆脱脆弱与慌乱。

精神状态良好，治疗疾病就会有信心、就会有动力，精神紧张自然得以缓解，心理压力就会冰释。在现实生活中，很多患者不能正确面对疾病，即便是无关紧要的小疾病，也高度紧张，这显然不利于治疗、不利于康复。

因此，在治疗疾病时，还要注重调节患者心理状态，使患者在治疗疾病时思维井井有条，在疾病康复中精神洒脱自如，在逆境的折磨中意志更加坚强。大量的临床病例证明，患者正确对待疾病，其认识上的提高、思想上的改变，对提高患者治愈信心、积极参与度、治疗效果均非常有益。

参考文献

［1］王博，王明闯，王忠民．女大学生痛经心理因素及其预防方法研究［J］．科教导刊，2015，6（6）：174-175，177.

［2］王博，王明闯，王忠民．运用中医理论心理干预女大学生月经疾病［J］．中医药临床杂志，2015，27（7）：907-910.

［3］王忠民，王明闯，张菲菲．女性宝胶囊为主治疗月经性偏头痛 55 例疗效分析［J］．上海中医药杂志，2014，48（10）：64-66.

[4] 罗晓庆，王明闯，王忠民．王忠民补肾养精为主论治产褥期抑郁症经验［J］．中医研究，2016，29（1）：39-42.

（八）卵巢早衰患者的科学饮食

卵巢早衰患者科学饮食是十分必要的。科学饮食对于均衡营养、防止肥胖与疾病、预防卵巢疾病的发生与发展，都是十分有益的。

由于现代生活节奏加快，人们精神、身体一直处于紧张状态，对于饮食科学普遍重视不够。一些不科学、不合理的饮食方法，会给机体造成诸多伤害，其中当然也包括发生与卵巢相关的疾病。

科学饮食内容包括好多方面，但最重要的是要科学搭配品种、科学控制食量、科学选择果蔬。

1. 科学搭配品种

饮食品种的搭配，是非常重要的。品种搭配包括的内容很多，需要讲究科学。最需要注意的有粗细搭配、荤素搭配、品种多样等。

（1）粗细搭配

现在的主食越来越精细，正常情况下机体摄入的粗粮应该占 30% 左右，如果体质肥胖，则所占比例应该更大。但现在很少人吃粗粮，导致营养不均衡，微量元素、维生素等缺乏。比如小麦粉，特别具有营养价值、符合人体健康，但我们需要的不是精粉，而是全麦粉。具有营养的食物减少了，增加的则是一些不符合健康要求的过于精细的品种，这直接会影响身体的健康。

粗细结合的原则。在适当增加蛋白质摄入的同时，再增加一些蔬菜、水果，饮食以清淡为主，这样既可确保身体维生素的需要，又能保持大便通畅。

（2）荤素搭配

在现实生活中，很多人没有注意荤素搭配的科学饮食法。过度食用肉食、过少食用或禁食肉食者很是常见。人类本身属于杂食动物，在饮食中荤素搭配，是科学饮食的基本保证。根据自身的情况，可以确定肉食与素食的比例，任何过度食用肉食、过度减少或不食用肉食的做法，都是错误的、不利于身体健康的。

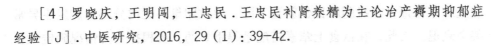

女性需要一定的脂肪维持内分泌系统的正常功能，如果禁食肉食，基本

能量难以保证，全身脂肪比例就会下降，导致卵巢、性内分泌功能发生异常甚至衰退。因此，在饮食上荤素搭配是很重要的，要根据自身情况确定饮食比例，达到机体需要与健康的平衡。

（3）品种多样

不仅如此，饮食不能过于单一，食谱要尽可能广泛，这样可以发挥食物的互补作用，以便满足身体的多方面需要。对于卵巢功能衰退者来说，要根据自身情况，选择一些豆类食品，对补充植物雌激素具有很好的作用。要适当进食一些黑色食品，诸如黑豆、黑芝麻、黑米等，具有抗衰老、抗氧化等保健作用，可补肾填精、防病养生。另外，可适当食用荞麦、红薯等具有保健作用的食品。

需要特别说明的是，要尽力避免食用所有转基因食品。多项研究已经证明，转基因食品对生育能力、免疫能力均有不良影响，使食用者生育能力下降、体力降低、肿瘤发病率升高。转基因食品对卵巢的不良影响也是可以肯定的，在生活中尽力避免食用转基因食品，是确保身体健康非常重要的环节。

（4）时令食品

同样情况下，进食应以时令食品为主，尽量避免或少食反季节食品。蔬果类食物，总体上要食用时令食品，不应为一时新鲜而忽略健康。人与自然具有不可分割的相互联系，在时令食品方面，传统说法是“不时不食”，讲究食物的天地物候之气，反季节的食物则没有季节之特性，其健康价值就会大打折扣。

不过，要辩证地看待反季节食品，根据自身情况确定，也不是说反季节食品一无是处，只是营养价值比应季蔬菜水果低一些而已，比如冬天大棚里的番茄，其维生素 C 含量只有夏天露地种植番茄的一半，但总体上还是有营养的。假如冬天不吃新鲜蔬菜水果，而只进食肉类食物，也不利于健康。

再说，有些反季节蔬菜水果，并非一定是在大棚内生产，其中部分来自南方，或者来自国外。这些产品就不能说是反季节食品。我们知道，海南一年四季都是可以生产蔬菜水果的，不涉及应季问题，其营养价值也会等同于北方应季产品。

2. 科学控制食量

饮食要均匀、定量、定时，按需分配，这是饮食健康的基本条件。但在现实生活中，有些人并没有重视这些问题。很多人由于忽视控制进食总量与体育锻炼，肥胖发生率逐年上升，对健康直接构成威胁。

肥胖需要一个正确的判定标准，目前最为常用的标准是体质指数（body mass index，BMI），计算方法是BMI=体重（kg）÷身高（m）的平方。比如身高1.75m，体重70kg，则70÷（1.75×1.75）=22.86。成人的BMI参考标准，低于18.5为体重过轻，正常为18.5~24.99，25~28为体重超重，28~32为肥胖，高于32为非常肥胖。

较为理想的体质指数为22。当然，BMI不是最科学的测试标准，该标准只能作为评估个人体重和健康状况的多项标准之一。但在我们日常生活中，大致可根据上述标准控制自身体重，科学安排饮食。

（1）一日三餐不宜少

一日三餐最符合人的生理需求，但有些人不吃早饭，中午饭简单凑合，晚间大吃大喝，导致营养不均衡，这对健康是非常不利的。有的人尽管吃早餐，但也不符合早吃好、午吃饱、晚吃少的要求。吃饭需要定时，早一顿晚一顿，吃饭没有规律，也是不符合健康要求的。

吃饭还要按需分配，按需分配是要根据自身情况确定食谱，肥胖者与消瘦者、年轻者与年长者、脑力劳动者与体力劳动者、有疾病者与未发生疾病者……饮食是应该有区别的，应该根据具体情况确定食物分配。

（2）总量控制的原则

切忌暴饮暴食，注意定时三餐，并根据自身情况确定用餐份量，一般体重者坚持3：4：3的比例分量（早晨3份、中午4份、晚上3份，下同），肥胖者，则应该坚持3.5：4：2.5的比例分量，重在控制晚间饮食。当然，进食的时间上，除了早晨、中午有一定规律外，晚饭的时间要控制在6~7点之间，不可过晚，更要防止晚饭后不活动立即入睡。

（3）科学全面的原则

饮食要注意科学，要注意各种营养食物的均衡吸收，要注意不偏食、少甜食、低热量、低脂肪。适当补充一些微量元素以起到调节体内激素的作用，必要时，可适量补充诸如碘、硒、锌等微量元素。当发生卵巢早衰的时候，首先要注意营养，注意蛋白、脂肪、糖类合理搭配，注意各种维生素、微量元素的合理补充，这样对延缓衰老，包括卵巢的衰老，具有一定的辅助治疗作用。

（4）针对卵巢早衰患者的饮食

如果有条件，发生卵巢早衰后最好找大夫或者营养师制订一个营养方案，每天需要多少蛋白、脂肪、糖类，主食应该多少，素菜应该多少，奶、维生素、水果、鱼虾、肉类每天应该补充多少，这样既可避免营养过剩，又可防止营养不够均衡。

在诸多的饮食保健品中，大豆及其制品是卵巢早衰患者不可缺少的。大豆不仅含有丰富的优质蛋白质，而且有大豆异黄酮、大豆磷脂、大豆皂苷、大豆低聚糖、大豆膳食纤维、维生素E及水解后的大豆肽等多种物质，它们都具有特殊的生理功能，能延缓衰老、改善肠胃功能、降血压和降血脂。其中，大豆异黄酮具有植物雌激素的作用，可预防与雌激素低下有关的病证发生。大豆及其制品虽然营养丰富，但也并非人人皆宜，患有肾脏疾病、糖尿病、痛风等疾病者应当不吃或少吃，具体情况应遵医嘱。

少吃甜食尤其重要。由于卵巢早衰患者已经发生内分泌改变，糖代谢、脂肪代谢常会紊乱，故易发生血糖升高、血脂升高，易发生肥胖和糖尿病，易导致动脉硬化。停经后女性由于体内激素水平的变化，一些女性对甜味的敏感程度降低，常常在不知不觉中喜食甜食，这是非常需要重视的。月经稀少或闭经后如食糖量增加，会导致更为严重的健康问题发生，导致肥胖症、心脏病和糖尿病危险系数增大。

发生闭经的患者，可适当补充硼。硼可维持骨骼的正常功能，有效预防骨质疏松症的发生。研究发现，补充少量硼，患者骨骼中钙流失的量会减少，而体内镁、磷的保存却相应增多，发生骨质疏松的概率就会降低，同时还会增加体内雌激素。一般情况下，每日安全适中的硼摄取量为4~5mg。补硼首先考虑食补，含硼较高的食物有豆类、多叶蔬菜、水果，尤其是苹果、梨与葡萄，适量进食即可满足人体对硼的需要。

3. 科学选择食物品种

除主食之外，果蔬也是人们日常大量进食的食物。弄清食物富含哪些营养物质，哪些食物富含植物雌激素，对做到科学选择食物品种，补充自身缺

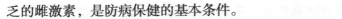

乏的雌激素，是防病保健的基本条件。

（1）选择保护卵巢的食物

平时要注意适量进食富含叶酸、维生素、高钙类食物，以满足女性防病保健的需要。

叶酸具有非常重要的保健作用，它是一种水溶性的维生素 B，在绿色蔬菜、柑橘类水果及全谷类食物中含量很高，适量进食对防止女性卵巢癌具有一定的作用。有研究报告提示，经常吃富含叶酸食物者，其卵巢癌发病概率比很少进食叶酸类食物者降低 74%。

维生素 C 与维生素 E 对人体具有很好的保健作用，在一些食物中含量较高，可适量进食补充。有报道显示，每天进食 90mg 维生素 C 与 30mg 维生素 E，患卵巢癌的概率大约减少 50%。大部分水果含有维生素 C，而含有维生素 E 的食物也相当广泛，诸如豆类及其制品、黑芝麻等。黑芝麻维生素 E 含量非常高，还含有大量、多种人体必需氨基酸，在维生素 E、维生素 B_1 共同作用下，加速人体新陈代谢，具有预防贫血、活化脑细胞、消除血管胆固醇等作用。黑芝麻中的不饱和脂肪酸，尚可延年益寿，常用以润五脏、补肝肾、益气力、填脑髓、除虚弱等。

应适量增加含钙高的食物。有关研究证实，每天适量进食高钙食物，可降低卵巢癌的发病率。每天摄取高钙食物者与摄取钙质不足者相比，卵巢癌的发病率可降低 46% 左右，提示增加进食含钙高的食物具有保护卵巢的作用。

除此之外，有报道显示，女性应适当多吃胡萝卜，也具有保护卵巢的作用。有学者观察发现，每周平均吃 5 次胡萝卜者，患卵巢癌的概率比不食用胡萝卜者降低 50%，说明胡萝卜对女性卵巢具有一定的保护作用。

当然，为了健康，要尽量少食油炸烧烤食品。大量的研究资料已经证明，油炸马铃薯、烧烤肉类、油煎鸡蛋等，都会增加罹患卵巢癌的风险，应当尽量避免进食。

（2）适量增加有益卵巢功能的食物

女性在预防卵巢早衰的饮食上，可适当增加一些优质蛋白质、B 族维生素、叶酸、铁、钙等物质，如鸡蛋、猪肝、牛奶、豆类及其制品、新鲜蔬菜、蘑菇、木耳、海带、紫菜、鱼类等。

卵巢早衰的主要特点是雌激素水平降低，从这一观点考虑，补充富含雌激素的食物，也可以改善卵巢早衰，对治疗该病具有一定的辅助作用。食疗相对安全，简便易行，是一项很好的选择。

研究已经证实，多数水果、蔬菜、谷物含有微量的植物雌激素。尽管所含雌激素的量不高，但日积月累，经常食用，其作用依然是不可低估的。含植物雌激素的主要食物已发现几百种，这些植物雌激素以异黄酮、木脂素、二苯乙烯类化合物等较多。

异黄酮在食品中的分布，局限于大豆。木脂素分布则十分广泛，尽管木脂素化合物含量相对食品基质较低，但由于其在植物中普遍存在，也是一种重要的植物雌激素来源。木脂素广泛存在于亚麻籽、白扁豆、谷类以及茴香、葵花籽、芝麻、洋葱等食物之中。二苯乙烯类化合物，主要来源于葡萄、葡萄汁及葡萄酒、花生及花生酱。其中最为重要的是红葡萄酒中的白藜芦醇，不仅可以补充植物雌激素，还具有抗氧化、抗癌与预防心血管疾患等重要作用。除此之外，黄豆芽中的香豆素、柑橘科中的柑橘素、甘草中的异甘草素、薯蓣和野山茶中的甾醇类等，也是非常重要的植物雌激素。

植物雌激素在食物中广泛存在，除大豆及大豆制品外，小麦、黑米、白扁豆、苹果、石榴、银杏、洋葱、茴香、核桃、桂圆、葵花籽、荔枝、咖啡、海带、紫菜、橄榄叶等食物中含量也较高，均可适量食用。

在进食时，可根据自身情况选择一些含植物雌激素较高的食物加以补充，这对改善病情、缓解症状等，具有一定的治疗与保健作用。含雌激素较高的食物主要有黄豆和豆制品，具有补充植物雌激素的良好作用，而且可以双向调节；富含硒和锌的食物，如含硒的荠菜、大蒜、香菇、番茄、南瓜等，含锌的牡蛎、青花鱼、鳗鱼、海带、豆类、芝麻、胡桃等，对补充植物雌激素、改善患者雌激素缺乏具有一定作用。

除此之外，牛奶、红肉、乳酪、坚果、鱼类、橄榄油等分别含有大量饱和脂肪酸与不饱和脂肪酸，适当摄取对改善雌激素缺乏具有较好的效果。

（九）卵巢早衰的药食调理

在中医学宝库里，既有取之不尽、用之不竭的中药可以治疗疾病，也有临床使用行之有效的药食两用之品。药食两用中药，是一些既有食用价值又有药物功效的中药品种，而这些中药相对安全，不良反应更少，临床使用更方便。

必须说明的是，药食两用的品种也是中药，也需要按照中医药辨证施治的原则服用，也需要严谨的配方技巧。只有这样，才可以发挥所用中药的功能，获得较好的治疗效果。

1. 药食两用药的运用原则

药食两用类中药，属于既是药品又是食品的中药品种。卫生部曾先后分三次公布了上述品种名录，第四次公布的是作为普通食品管理的食品新资源名录。这些中药药品，可以作为食品服用，对人体是相对安全的，同时具有一定的功能作用。但有些中药分类欠科学。

从药品分类情况来看，两者分类不够严谨，有些药物名称不统一，有的未有标准名称。可作保健食品中药有 87 种，药食两用中药有 77 种，可作保健食品中药与药食两用中药重复 76 种，只有红花列入药食两用之中。其实，红花相对有严格的适应证，作为食品的确具有一定风险。

但也有些十分安全的中药，未列入药食两用品种，比如茶叶、藕节、韭菜籽等。这些药品用来食用，相对红花的确安全得多。

作为药食两用中药，临床应用与平时用药方法基本相同，不能认为药食两用药物就绝对安全，有些品种中药房还需要限量，比如杏仁，具有一定的毒性，应用时不仅要限量，还要去皮尖。桃仁、红花等品，在有出血倾向时，要慎用。说明药食两用药物，同样需要掌握其适应证，并非可随意滥用。

运用药食两用药物，要根据卵巢早衰患者的具体症状，进行辨证施治、科学搭配，不可因其为药食两用而随意用药。道理很简单，无论可作保健食品的中药，还是药食两用的中药，都是中药，是中药就要辨证，就要有君臣佐使，就要按照中医药的规矩办。

2. 有益于卵巢功能的食材

运用有益于卵巢功能的中药进行具有针对性的食疗，应用方便，患者容易接受，对缓解症状、减轻乃至消除因雌激素缺乏带来的病情具有比较可靠的效果，可根据需要食用。

运用有益于卵巢功能的中药作为食疗，也要进行辨证用药，分清脉证，选择对证之品进行调理。以下列举几种常用的食疗方法。

（1）脾气虚弱的食疗方法

①山药及其配伍食用

山药是补气健脾类中药，具有健脾、补肺、固肾、益精等多种功效，对食欲不振，四肢乏力，带下量多，小便频数，大便稀薄，维生素缺乏，术后康复等，均可服用。山药系高营养、低热量之品，即便长期食用也不会导致肥胖，对于身体肥胖者较为适宜。山药有助于胃肠消化吸收，由于其含有足够的膳食纤维，食后会产生饱胀感，可有效控制进食欲望，减轻肥胖者的饥饿感。

现代药理研究证实，山药含有丰富的维生素C及矿物质，对贫血、失眠、疲劳等症状具有一定的改善作用。山药含大量淀粉及蛋白质、维生素C、维生素E、B族维生素、葡萄糖、胆汁碱、粗蛋白氨基酸等营养物质，薯蓣皂苷为其中重要的营养成分，具有促进合成女性性激素的作用，可增强新陈代谢，具有滋阴补阳、健脾和胃的功效。山药新鲜块茎中含有多糖蛋白成分的黏液质及消化酵素等，对预防心血管脂肪沉积具有一定的作用。

山药配薏苡仁

在煮大米或黑米、小米稀饭时，可用铁棍山药配薏苡仁同煮，二者之比为5：1，具有健脾除湿、益肺固肾、益精补气等作用。因薏苡仁口感稍差，可加大枣一起煮饭，增加补气健脾功能。

山药配枸杞子

在煮大米或黑米、小米稀饭时，铁棍山药配宁夏枸杞子同煮，二者之比为10：1，具有益肾填精、健脾益气等作用，对于卵巢功能低下引发的四肢乏力、头晕耳鸣、健忘失眠等症有益。

山药配百合

在煮大米或黑米、小米稀饭时，铁棍山药配百合同煮，二者比例为10：1，具有健脾益气、养心安神等作用。对于四肢乏力、健忘失眠、头晕目眩等症有一定的缓解作用。

②薏苡仁及其配伍食用

薏苡仁具有健脾祛湿、清热除风等作用。现代药理研究证实，薏苡仁具有增强免疫功能、降低血糖、促进激素分泌、促进排卵、抗肿瘤等作用。

药理研究证实，薏苡仁含有薏苡素、薏苡酯、蛋白质、糖类、脂肪等，

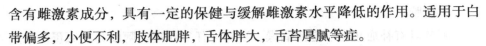

含有雌激素成分，具有一定的保健与缓解雌激素水平降低的作用。适用于白带偏多，小便不利，肢体肥胖，舌体胖大，舌苔厚腻等症。

薏苡仁配大枣

与白米、小米或黑米同时煮饭，为使薏苡仁充分煮烂，可使用高压锅，或预先将薏苡仁温水浸泡2小时，一般每次放薏苡仁50~100g，对于身体略胖、月经量少、分泌物增多、有湿热证候者比较适宜。

薏苡仁配黑豆

薏苡仁含有雌激素成分，而黑豆含有植物雌激素，熬稀饭时可适量加入。此外，也可以将二者磨成粉加白面做成杂面馒头，三者比例为1 ∶ 4 ∶ 6，具有健脾益肾的作用。

③大枣及其配伍食用

大枣具有良好的补气健脾作用，系养生健身之上品，营养价值高，具有滋补身体、补益脾胃、养血安神等功效。大枣性味甘平，可补五脏、治虚损、润心肺、止咳喘、助消化、除烦恼、益睡眠、安心神，对增强体力、改善肠胃功能均有一定益处。

药理研究证实，大枣有加强肌力、增强体能之效，大枣含有丰富的蛋白质、脂肪与多种维生素，其中维生素C含量几乎居众水果之冠。大枣中所含的环磷酸腺苷可扩张冠状动脉、增强心肌收缩力，具有提高心脏功能的效果。由于含糖量高，血糖偏高者不宜多食。此外，过食容易引发腹胀。

大枣配红豆

大枣补气，红豆补血、含有较为丰富的铁元素，二者配合补益气血作用增强。对气血亏虚、面色不华等女性尤为适宜。由于二者的口感适宜，食用方法很多，诸如熬稀饭、做豆沙馅等均可。

大枣配龙眼肉

大枣补气，龙眼肉补心脾、益气血、安心神，二者配合补气、安神等作用加强，对女性四肢乏力、失眠健忘、神疲倦怠等有益。二者口感上等，可以将二者同时直接食用，也可将二者放入黑米粥中同食。

（2）冲任亏虚的食疗方法

冲任二脉亏虚，在卵巢早衰患者中较为常见，运用具有补益冲任之品，具有一定的辅助治疗作用。

①阿胶

阿胶具有补血止血、滋阴润燥、滋补冲任等作用。阿胶为胶原蛋白水解产物，含多种微量元素，其中含氮量为13%~15%。阿胶中含有18种氨基酸，营养价值十分丰富。阿胶可提高红细胞和血红蛋白量，促进造血功能，具有扩张微血管、扩充血容量、降低全血黏度和降低血管壁通透性等作用，且可增加血清钙含量，对雌激素水平低下有治疗作用。

当卵巢早衰患者具有阴血不足、冲任空虚等证候时，即出现血虚萎黄、心烦失眠，肌痿无力，眩晕心悸，月经量少，面色不华等症状时，可以适量服用。阿胶既可在组方中运用，也可单独运用，也可以作为食物服用。

该药具有补益冲任、养血补虚的作用，服用较为安全，比较简单的方法是直接冲服。如果感觉单纯服用不适，可将阿胶颗粒剂直接放入肉丝汤中服用，口感尚好。

②鹿角胶

鹿角胶具有补益冲任、益肾填精的良好作用，由于该药小剂量服用安全系数高，可作为食疗服用。但见肾阳虚衰、精血亏虚、虚羸少气等症者，可适量服用。服用方法可参照阿胶。

③黑芝麻

黑芝麻具有补肾填精、养肝补血、滋补冲任、补脑益智、调节免疫、润肠通便、益寿延年等作用，对眩晕健忘，发枯早白，腰膝酸软，五脏虚损，倦怠乏力，步履艰难，皮燥发落，肠燥便秘等病证，以及雌激素低下的一些证候，均有缓解作用，皆可考虑食用。

黑芝麻具有良好的补肾作用，含有不饱和脂肪酸成分，适量多吃对增强身体细胞免疫、体液免疫具有一定益处，可有效保护人体健康，对卵巢早衰患者具有补益作用。

黑芝麻食用方法颇多，配核桃、葛根、大枣等均有很好的口感与补益作用。

黑芝麻配核桃，可碾粉做粥，具有补脑益智、补肾养血等功效。

黑芝麻配葛根，可碾粉做饮品，具有补肾养心、生津润燥等作用。

黑芝麻配大枣，可碾粉加大枣数枚与黑米一起煮粥，具有补肾填精、益气补虚等疗效。

（3）肾精不足的食疗方法

肾精亏虚，是卵巢早衰患者常有的症状。在补肾填精的中药中，有很多品种可以作为食物进食，诸如枸杞子、桑椹子、山茱萸等。

①枸杞子配黄芪

枸杞子具有滋肾填精、明目益肝、补益冲任、润肺养阴等作用。枸杞子药性平和，无温燥寒凉之弊，长期服用无妨。宁夏枸杞子为上乘，富含多种维生素与氨基酸，具有很高的营养价值。枸杞子中的枸杞多糖，可增强免疫功能，降低胆固醇，抗肿瘤等，对雌激素水平低下、月经量少、排卵功能障碍等均有一定效果。黄芪具有良好的补气健脾作用，还具有雌激素样作用，对女性雌激素受体具有激活作用，比较适宜卵巢早衰患者出现的四肢乏力、面色不华、潮热出汗等症。

枸杞子配黄芪，肾脾双补，相得益彰。对卵巢早衰患者所表现出的雌激素水平低下，月经量减少，月经稀发，闭经具有改善作用，对缓解卵巢早衰引发的一系列症状，具有一定作用。

枸杞子配黄芪一般可做茶饮，每天枸杞子 30~50g，黄芪 15~25g。如无气虚症状，枸杞子可单独作茶饮。

②桑椹子配山楂

桑椹子味甘性偏寒，含有植物性雌激素，具有很高的营养价值。桑椹子的功效有补肝益肾、滋阴补血、生津止渴、安神养心、固精安胎、乌须黑发、聪耳明目、润肠通便、延缓衰老等，对卵巢早衰引发的烦躁不宁，月经过少，健忘失眠，头晕眼花，腰膝酸软，手足心热，食欲不振，体质虚弱，性欲低下，阴道干涩等症状，具有缓解作用。

桑椹子营养价值很高，富含蛋白质、氨基酸、果糖与葡萄糖等，含有多种维生素及铁、锌、钙等矿物元素，含硒等微量元素。此外，桑椹子还含有活性多糖、黄酮类物质与芦丁等成分，具有良好的药用价值。桑椹子还可调整机体免疫功能，促进造血细胞生长，并有一定的降糖、降脂、降血压、护肝等作用。

夏令新鲜桑椹果可直接食用，每日 50~100g；干桑椹可以作茶饮，每日 15~30g；也可以打碎熬粥喝。

山楂是长寿食品。其味酸微甜，性微温，不仅开胃消食、化滞消积，还可活血散瘀、化痰行气。凡肉食滞积，腹胀痞满，癥瘕积聚，瘀阻腹痛，痰饮泄泻，月经量少，色暗有块等均可服用。山楂含糖类、蛋白质、脂肪、维生素C、苹果酸、枸橼酸、胡萝卜素、钙和铁等物质，可降血压、降血脂，具有强心与抗心律不齐等功用。山楂含黄酮类化合物牡荆素，具有抗癌作用，可抑制癌细胞体内生长、增殖和浸润转移，对巨噬细胞的吞噬功能有显著增强作用，对调节体液免疫功能有切实疗效。对卵巢早衰具有血瘀指征、月经紫暗、量少有块、舌质暗红、舌边有瘀斑瘀点者，具有较好的治疗作用。

桑椹子配山楂取其补肾化瘀之长，用以恢复月经周期有一定的作用。对既有肾虚精亏，又有血瘀脾虚者，二者可作为对药服用。

桑椹子与山楂均有较好的口感，食用方法比较多，可将二者泡茶饮用，也可粉碎熬粥喝，还可以将二者用纱布包裹后放入羊肉汤中，煮熟后适量进食。

（4）心神不宁的食疗方法

失眠健忘、心烦急躁、疲乏无力等症状是卵巢早衰患者常有的表现。

①百合

百合味甘微苦，性平，有养阴消热、清心安神、润肺止咳之效，系一种清补养阴之佳品。可用于阴虚内热，虚烦惊悸，健忘心慌，失眠多梦，精神恍惚，心神不宁等病证。

百合含蛋白质、脂肪，含维生素B_1、维生素B_2，维生素C、钙、磷、铁、胡萝卜素等物质，其特殊的营养成分为秋水仙碱等。百合不仅具有良好的滋补效用，对体质虚弱、慢性疾病、神经官能症、卵巢早衰等患者还具有一定的帮助。

百合食用口感较好，食用方法较多。可鲜蒸鲜煮，可晒干或磨粉用。人们常做的百合糕、百合蜜、百合莲子羹、桂花糖百合、八宝甜饭等，均具有清香味美、甜而不腻的特点。

百合粥

取百合30g、粳米60g，加糖或蜂蜜少许，小火煨煮成粥食用。百合粥口感清纯，养阴安神，补益脾胃。

炒百合

取百合50g，里脊肉片50g，用盐与蛋清浸渍，淀粉拌匀，炒熟后加适量

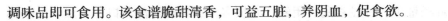

调味品即可食用。该食谱脆甜清香，可益五脏，养阴血，促食欲。

②莲子

莲子具有益肾养心、补气健脾、固精强骨、利耳养目、安神催眠之效。卵巢早衰患者但见心神不安、烦躁失眠、夜寐多梦、乏力体虚等症，皆可食用。

莲子中钙、磷和钾含量丰富，具有镇静神经，维持神经传导性、肌肉伸缩性和心跳节律等作用。常服莲子可健脑，增强记忆，提高工作与学习效率。莲子心具有显著的强心作用，可扩张外周血管，降低血压，祛除心火，可治口舌生疮，有益于睡眠。

莲子配银耳

取莲子与银耳适量，加蜂蜜或冰糖少许，炖煮食用。可补虚，养心，安神。

莲子心3~5g，银耳少许，冰糖适量，炖煮食用。可除烦、养心等。

莲子配山楂

取莲子与山楂适量，一并泡水饮用，日1次。可清心除烦、消食除胀、改善睡眠、降低血脂血压等。

莲子配酥梨

取莲子少许，优质酥梨1个，适量煮水饮用，日1次。可清烦除渴、清心去火、通利小便等。

（5）有益卵巢保健的食疗方法

①牡蛎肉

牡蛎肉性平，味甘咸。该肉具有养血滋阴之效，对卵巢早衰出现的阴虚内热、心神不安、烦热失眠等症食之较宜。牡蛎肉含锌元素颇高，系补锌佳品。凡有体虚、失眠、心烦等症者，可适量进食。

②蚌肉

蚌肉性寒，味甘咸。该肉有滋阴清热、养肝凉血等功用，凡卵巢早衰有阴虚发热之脉证，症见心烦失眠、心悸易怒、头晕烘热、口干自汗、月经稀少、闭经等，可适量服食。

③乌贼

乌贼性平，味咸，具有养阴除烦、补虚养血等功用。对卵巢早衰患者出现的月经量少、月经紊乱、闭经、心烦多汗、烘热汗出、口干舌燥、失眠健忘、手足心热等症，具有一定的缓解效果，可适量食用。

④鸭肉

鸭肉性凉，味甘甜，该肉具有补虚除热、滋补五脏等作用。对卵巢早衰患者体质虚弱、心烦急躁、五心烦热、睡眠不实、潮热汗出等症，具有一定的缓解作用，可适量食用。

⑤白木耳

白木耳具有益气和血、补脑强心、生津滋阴、补肾益精、润肺止咳等作用。白木耳含有丰富的胶质与多种维生素，富含氨基酸及多种微量元素。对卵巢早衰出现的肺肾阴虚、口干咽燥、燥热不宁、虚热渴饮等症，有缓解之效。

⑥燕窝

燕窝性平，味甘，具有滋阴润燥、填精补髓、益气养阴、养血止血等功效。卵巢早衰患者出现体质虚弱、肺肾阴虚诸症，或表虚多汗者，有条件者可适量进食。

⑦淡菜

淡菜具有补肝肾、益精血等作用。凡卵巢早衰患者出现肝肾阴虚、头晕目眩、耳鸣阵作、心悸自汗、月经量少、腰膝酸软等症，可适量食之。

⑧亚麻籽油

亚麻籽油具有很高的营养价值，富含一种雌激素化合物，对缓解卵巢早衰导致的一系列症状，具有一定的缓解作用，可根据具体情况食用。

3. 避免食物污染与防范措施

由于近些年来食品安全形势非常严峻，不仅仅是转基因食品充斥市场，使用激素、违禁农药等现象也相当普遍，给疾病预防增加了很大的难度，同样也包括卵巢早衰等疾病。

（1）注意避免食物污染

食物污染已经普遍成为人们非常担忧的事情，也是严重危害人们健康的原因之一。如何分辨污染食物，怎样避免食物被污染，需要一定的时间、一定的精力加以研究与预防。现如今环境污染严重，被世界各国列为“内分泌干扰物”的化学物质足有60余种。严重危害人类生殖健康。

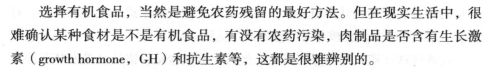

选择有机食品，当然是避免农药残留的最好方法。但在现实生活中，很难确认某种食材是不是有机食品，有没有农药污染，肉制品是否含有生长激素（growth hormone，GH）和抗生素等，这都是很难辨别的。

①警惕塑料制品污染

邻苯二甲酸酯，俨然已成为当今社会污染中的佼佼者。邻苯二甲酸酯占全球塑料增塑剂总消费量约86%。邻苯二甲酸酯污染之广、危害之大，达到令人难以置信的地步。临床研究已经证实，邻苯二甲酸酯可导致女生性早熟、成人生育能力下降、不孕症发病率增加等。

随着塑料工业的发展与塑料制品使用量的增加，使得酞酸酯类物质普遍存在于大气、水与土壤环境之中，最终进入人体或其他生物中，对其构成持续危害。这种环境内分泌干扰物，长期接触，对人类的生殖器官、骨骼等，均会产生一系列不良影响。

研究还证实，男婴生殖激素水平与其尿液中邻苯二甲酸酯水平高低有关，尿液中邻苯二甲酸酯水平增高激素水平下降，则易导致睾丸机能障碍。不仅如此，生殖系统癌症发病率显著增加，也与环境激素污染有内在联系。

研究证实，邻苯二甲酸酯是具有类雌激素作用的环境激素。该激素又称环境荷尔蒙，可干扰人类及动物内分泌系统的诸多环节，而且还可导致异常效应。这一物质，有脂溶性的，也有水溶性的。

人工合成的内分泌干扰物，常被作为激素类药品、杀虫剂、除草剂、塑料增塑剂、工业化学品等。其中，包括近40种农药，12种持续性有机污染物以及二噁英等。这些化合物，具有很强的脂溶性，可通过食物链放大富集，特别是在食物链高级动物与人类的体脂中，能够放大几十倍甚至上万倍，因此毒性很大，且难以降解，常常在环境中长期存留，反复污染，给人类健康与生殖构成严重的不良影响。

一些污染物，还会通过呼吸空气、摄取食物、皮肤接触等过程，进入其体内。这些污染物，即便是极低浓度，也有可能导致内分泌干扰现象，甚至促使肿瘤高发，比如中国近年来高发的乳腺癌等生殖系统癌病，在一些工业化程度高的城市，如上海、北京、天津等，发生率更为显著。

②警惕水源污染

污染不仅仅来源于食物，还来自水源。我国的水质污染，已经达到非常严重的地步。有关统计资料显示，每年有数万吨抗生素进入土壤和水中，对城镇供水及生态系统构成非常严重的潜在威胁。

在我国珠江流域的部分河段，已经检出氧氟沙星、诺氟沙星及环丙沙星等药物成分，而且具有一定的浓度，对人类健康构成严重威胁。据有关部门初步调查统计，我国每年畜禽养殖使用抗生素量高达5万~10万吨，一些大中型养殖场，普遍存在超量使用抗生素的现象。这些药物，在体内的吸收率较低，不易被分解，30%~90%会随畜禽粪尿排出体外，每年有数万吨抗生素随人畜粪便进入土壤与水体，我们饮用水中含有残留污染物质的风险，绝对不能轻视。

研究资料表明，长时间饮用含低剂量药物的饮用水，会对人类胚胎的肾脏细胞、血液细胞和乳腺细胞产生不良影响。这些影响，会导致乳腺癌细胞增长加速、人类胚胎的肾脏细胞则生长缓慢，严重影响人类的生殖安全与健康。

除抗生素污染外，雌激素、解热镇痛药等物质，也会对生态系统构成严重危害。内分泌干扰物质，能够严重影响鱼类胚胎发育和性别分化，导致鱼卵孵化趋向雌性化，日久就会导致鱼群灭绝。

在我国，一些雌激素、抗生素生产厂家在污水处理方面不够严格，又有时出现监管不力的情况，也是导致水质污染的另一个原因。

矿泉水并非绝对安全的水源。据报道，有些盲目开发的矿泉水，水源中的含氧浓度过高，若长期饮用这种矿泉水，可能会给身体带来伤害。

笔者曾经看过来自武汉地区环境水中内分泌干扰物污染情况的报道，值得引起人们的高度关注。武汉水资源总量尽管非常丰富，但水的污染情况却不容忽视。近年来武汉地区环境内分泌干扰物污染情况比较严重，环境内分泌干扰物增多，越来越引起人们的高度重视。

我们所说的环境内分泌干扰物，主要包括雌酮、E_2、17α-乙炔基雌二醇（17α-ethinyl estradiol，EE_2）、己烯雌酚、辛基酚（octyl phenol，OP）、壬基苯酚、酞酸二正丁酯（di-n-butyl phthalate，DBP）、双酚A（bisphenol A，BPA）等。这些环境内分泌干扰物，会对人体内分泌系统产生不良影响，直接或间接地影响人体自身内分泌的分泌功能，有时后果还相当严重。

环境污染影响内分泌系统，已经在动物身上得到验证。科学家在北极附近的挪威斯瓦尔巴特群岛发现，在当地生活的北极熊，有一部分出现雌雄同体异常性征，这种现象，与环境日益恶化有一定的关系。大量的科学研究资料显示，严重的环境污染，会导致动物体内的内分泌功能发生紊乱，影响到动物正常发育，进而导致其生殖器官呈现出两性同体。

③警惕蔬果污染

蔬果人为污染与环境污染的程度，已经到了极其严重、触目惊心、难以容忍的地步。

由于目前蔬菜水果生产大多属于私营，有些生产者只要能够赚钱，不顾果蔬农药严重超标与否，不管这些农药超标蔬果会给食用者带来什么样的伤害。在现实生活中，不少农民缺乏应有的科学使用农药知识，或明知农药残留有害，为了高产、为了防止病虫害，毫不犹豫地滥用农药。有些人为了争取蔬果早上市多赚钱，也会使用激素类、化学制剂等有害物质，促使果蔬超越其生长阶段的环节早熟，给食用者构成了伤害。

近些年来，据有关媒体报道，全国因误食带有残留农药果蔬的中毒事件屡屡发生，并且呈现出日益递增的趋势。据广东省统计，每年仅果蔬残留农药食物中毒一项，就已经超过1000起。果蔬中残留的农药，食用后会在人体内长期蓄积滞留，进而引发慢性中毒。慢性中毒其实比急性中毒更可怕，更容易带来严重后果，可诱发许多慢性疾病，诸如心脑血管病、糖尿病、癌症、肝病等，都与果蔬农药残留有关。不仅如此，农药在乳母体内的蓄积，还会通过怀孕和哺乳殃及后代健康。

果蔬上的农药残留物主要是有机磷，化肥残留物主要是氮肥。这些残留物，已经经研究证实，其中大部分是强致癌物，对人体健康的危害极其严重。媒体报道重庆市在对果蔬农药残留的检查中发现，西红柿、油菜等27件样品中，有机磷农药残留超标11件；苹果、梨等17件样品中，残留量超标5件。研究证明，人体摄入过量有机磷农药，会引起神经功能紊乱，出现神经性中毒症状，严重影响人体健康。

（2）怎样去除食物污染

消除果蔬农药残留，并非轻而易举的事情。常用的蔬菜瓜果清洗方法，对去除食品中的农药残留，作用微乎其微。

由于绝大部分农药难溶于水，浸泡水洗法、碱水浸泡法仅能去除极少量的农药，水洗还会造成水污染，形成农药残留再次污染。由于可溶性农药遇碱可能发生化学反应，碱水浸泡法可使农药毒性增强，例如敌百虫在碱性溶液中则可变成敌敌畏，使其毒性更强。

有些人认为，使用洗洁精之类的产品可以消除果蔬农药残留，其实这仅仅是一个美好愿望，由于清洗剂都含有表面活性剂，属于化学药剂类，去油能力较强，但长期摄入该类物质则可能会对人体产生蓄积性毒害作用。为防止这一情况发生，只好在浸泡后再用清水充分冲洗。

去皮法也不能彻底消除农药残留。该法只能去除部分瓜果表面的农药残留，而对更多的蔬菜及无法去皮的水果则没有办法。当然，所去掉的皮流入环境后也会造成再次污染。

臭氧去除农药残留法。臭氧在家庭应用中，主要体现在消毒、杀菌方面。臭氧是一种无毒气体，具有光谱杀菌性能。臭氧不良反应明显，其强氧化能力在浓度高时会对人的呼吸系统造成可逆性伤害。臭氧浓度只有达到5~30mg/L才能对果蔬残留农药发挥作用，但其浓度超过1~2mg/L时果蔬营养价值就会受到严重破坏，因此实际意义不大。

煮烫消除农药残留法。对于难以清除农药残留的蔬菜，可通过加热法去除残留农药。比如芹菜、豆角、菜花、青椒、圆白菜等，可先用清水将表面污物冲洗干净，然后放入沸水中漂烫2~5分钟，再用清水冲洗1~2遍。如此可清除大约90%的残留农药。

生物降解酶法，是一种有效但目前难以普及的去除蔬果残留农药方法。生物降解酶是一种水解酶，在清水中加入生物降解酶，浸泡蔬果即可达到去除农药残留的目的。蔬果经过浸泡后，用清水冲洗干净即可。该降解酶从食用酵母菌中提取，极易溶于水，水解有机磷农药分子上的磷酸酯键具有特异性，可将有机磷农药分解，使其毒性完全消失，因分解后的有机磷农药已非磷酸酯类化合物。由于酶本身为蛋白质，不会像化学合成洗涤剂那样会对人体构成二次有害污染。生物降解酶法高效安全、无毒无不良反应，消毒后的果蔬口味、营养价值不受任何影响，可以直接处理具有农药残留的水果、蔬菜、茶叶、谷物、豆类、蛋奶和肉类。由于生物降解酶生产成本太高，且技术有限，此法以往在国家重大会议与活动时才能用到。

事实上，最简单的方法是严格控制农药的使用，但目前看来是很难实现

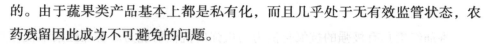

的。由于蔬果类产品基本上都是私有化，而且几乎处于无有效监管状态，农药残留因此成为不可避免的问题。

（3）遭受污染补救措施

食物污染防不胜防。一些食物无法判断是否存在污染，而在这样的情况下，就会不知不觉地接受了污染。比如在饭店吃饭，我们无法确定所用餐中的油是不是转基因的，是不是地沟油，是不是反复使用的油；我们吃的蔬菜，也无法确定是不是有农药残留，是不是按照有效去除农药残留的方法进行清洗……

一些水果无法去皮，例如草莓、樱桃等，一旦有农药残留，真的很难处理；一些饮品无法识别，例如牛奶、奶制品等，假如奶牛使用过生长激素和抗生素，百姓无法知晓，无法防范。

我们所能做到的，就是自己适当增加一些有益于保健的食物，提高抗新"外邪"的能力，从另一个侧面加强自我保护、增强自身的适应性，以求保持身体的相对平衡。

一些研究资料证实，有些饮食对辐射具有对抗作用，尽管这种作用是微弱的，但长期坚持，也许有效。再说，笔者介绍的一些食品，本身对人体免疫、营养具有积极作用，适当食用会有益于健康。

①适当饮用绿茶

药理研究证实，绿茶中含有茶多酚，具有一定的抗癌和清除体内自由基的作用，并有一定的抗辐射作用。只要没有禁忌，适量饮用绿茶，对身体保健十分有益。此外，茶叶中含有脂多糖，可有效改善造血功能、升高血小板与白细胞等，对贫血、白细胞与血小板减少具有一定的辅助治疗作用。

②选用花粉食品

花粉食品具有良好的营养保健价值。据有关研究证实，每100g花粉中蛋白质含量为25~30g，并含有十几种人体必需的氨基酸，由于其处于游离状态，极其容易吸收。研究还证明花粉具有一定的抗辐射作用。

③螺旋藻食品

螺旋藻富含植物蛋白，富含多种氨基酸、维生素、微量元素、矿物质和生物活性物质，可增强骨髓细胞增殖活力，促进骨髓细胞的造血功能，提高人体免疫力，且具有明显的抗辐射作用。

④番茄红素

番茄红素具有极强的抗氧化能力与极强的抗辐射能力。番茄红素不仅存在于番茄中，杏、番石榴、番木瓜、西瓜、红葡萄等也富含番茄红素。番茄含番茄红素量相对较高，主要存在于其皮和籽中。番茄红素属于脂溶性维生素，食用时需要油炒才能被人体吸收。

⑤紫苋菜

有关报道证实，紫苋菜内含有微量元素硒，具有一定的抗辐射、抗突变与抗氧化作用。对于经常接触辐射者，适当食用紫苋菜，有一定益处。

⑥银杏叶制品

银杏叶提取物中含有多元酚类成分，研究证实对防止与减少辐射有一定效果。临床观察证明，在核辐射环境中的工作人员，如果经常服用银杏叶茶，则能有效升高白细胞，保护造血系统，减轻辐射伤害，且有很好的保健作用。

附：英－汉名称对照

A

ACTH（Adrenocorticotrophic hormone） 肾上腺皮质激素

ACA（Anticardiolipin antibody） 抗心磷脂抗体

Addisons disease 阿狄森病

ADH（Antidiuretic hormone） 抗利尿激素

AFC（Antral follicle count） 窦卵泡计数

AFP（Alpha fetoprotein） 甲胎蛋白

ASAb（Antisperm antibody） 抗精子抗体

AOAb（Antiovary antibody） 抗卵巢抗体

APA（Antiphospholipid antibody） 抗磷脂抗体

ATAb（Antitrophoblast cell membrane antibodies） 抗滋养层细胞膜抗体

AZPAb（Antizona pellucida antibodies） 抗透明带抗体

APS（Autoimmune polyendocrine syndrome） 自身免疫性多内分泌腺素病综合征

APS（Antiphospholipid syndrome） 抗磷脂综合征

AMH（Antimullerian hormone） 抗苗勒管激素

ANA（Antinuclear antibody） 抗核抗体，又称抗核酸抗原抗体

AND（Androstenedione） 雄烯二酮

ART（Assisted reproductive technology） 辅助生殖技术

B

bAFC（basal antral follicle count） 基础窦卵泡数目

Bcl-2（B-cell lymphoma-2） B 细胞淋巴瘤 / 白血病 -2 原癌基因

Bax（Bcl-2-associated X protein，Bax） Bcl-2 相关 X 蛋白

BPA（Bisphenol A） 双酚 A

busulfan 白消安

BBT（Basal body temperature） 基础体温

BMI（Body mass index）体质指数

BPES（Blepharophimosis-ptosis-epicanthus inversus syndrome） 先天性小睑裂综合征

C

carcinoma of uterus syndrome 子宫体癌综合征

CA125（Carbohydrate antigen 125，CA125） 糖类抗原 125

CA19-9（Carbohydrate antigen 19-9，CA19-9）糖类抗原 19-9

CAMP（Cyclic adenosine monophosphate） 环磷酸腺苷

（Perimenopausal syndrome，PMS） 更年期综合征

syndrome 库蒂斯综合征

congenital dysfunction of ovarian syndrome 先天性卵巢发育不全综合征，Turner 综合征（turner syndrome，TS）

COH（Controlled ovarian hyperstimulation） 超促排卵

COR（Cortisol） 皮质醇

corticosterone 皮质酮

CT（Chlamydia trachomatis） 沙眼衣原体

CTx（Cytoxan） 环磷酰胺

CRP（C-reactive protein） C- 反应蛋白

CEA（Carcino embryonic antigen） 癌胚抗原

CC（Clomiphene citrate）克罗米芬

CCCT（Clomiphene citrate challenge test） 克罗米芬激素试验

D

DES（Diethylstilbestrol） 己烯雌酚

DMPA（Depo-medroxyprogesterone acetate） 醋酸甲羟孕酮

DDT（Dichlorodiphenyltrichloroethane） 双对氯苯基三氯乙烷

DEHP［Di（2-ethylhexyl）phthalate］ 酞酸二（2- 乙基乙基）酯

DUB（Dysfunctional uterine bleeding） 功能失调性子宫出血

DHEA（Dehydroepiandrosterone） 脱氢表雄酮

DHEAS（Dehydroepiandrosterone sulfate）硫酸脱氢表雄酮

DOR（Decreasing ovarian reservation）卵巢储备功能下降

DMPA（Depo-medroxyprogesterone aletate）醋酸甲羟孕酮

E

E（Estrogen，E）雌激素

E_1（Estrone，E_1）雌酮

E_2（Estradiol，E_2）雌二醇

E_3（Estriol，E_3）雌三醇

EE_2（17 α -ethinyl estradiol，EE_2）17 α－乙炔基雌二醇

EM（Endometrium，EM）子宫内膜

EMAb（Endometrial antibody，EMAb）子宫内膜抗体

ER（Estrogen receptor，ER）雌激素受体

ERT（Estrogen replacement therapy，ERT）雌激素替代治疗

EMT（Endometriosis，EMT）子宫内膜异位症

EGF（Epidenmal growth factor，EGF）表皮生长因子

ESR（Erythrocyte sedimentation rate，ESR）血沉

F

FSH（Follicle stimulating hormone，FSH）促卵泡生成素，卵泡刺激素

FSH-RH（Follicle stimulating hormone releasing hormone，FSH-RH）促卵泡素释放激素

FSHR（Follicle-stimulating hormone receptor，FSHR）卵泡刺激素受体

FPS（Follicle proliferation syndrome，FPS）卵泡腺细胞增殖综合征

FT_3（Free thyroxine，FT_3）游离三碘甲状腺原氨酸

FT_4（Free thyroxine，FT_4）游离甲状腺激素

Flk-1（Fetal liver kinase-1，Flk-1）胎肝激酶 -1

G

GAST（Gonadotropin releasing hormone agcnist stimulation test，GAST）促性腺激素释放激素激功剂刺激试验

GC（Granulosa cells，GC）颗粒细胞

GDF-9（Growth differentiation factor-9，GDF9）生长分化因子 -9 基因

GH（Growth hormone，GH）生长激素

GIFT（Gamete intrafallopian transfer，GIFT） 输卵管配子移植

GALT（Galactose-1-phosphate uridylyltransferase，GALT） 半乳糖 -1- 磷酸尿苷酰转移酶

GnRH（Gonadotropin releasing hormone，GnRH）促性腺激素释放激素

GnRHa（Gonadotropin releasing hormone agonist，GnRHa） 促性腺激素释放激素激动剂

Gn（Gonadotropin，Gn） 促性腺激素

H

HbA1c（Glycated hemoglobin，HbA1c） 糖化血红蛋白

HCG（Human chorionic gonadotropin，HCG）绒毛膜促性腺激素

HCGAb（HCG antibody，HCGAb） HCG 抗体

HDL（High-density lipoprotein，HDL） 高密度脂蛋白

HE4（Human epididymis protein 4，HE4） 人附睾蛋白 4

HGH（Human growth hormone，HGH） 人类生长激素

HPRL（Hyperprolactinemia，HPRL） 高泌乳素血症

HPOA（Hypothalamus-pituitary-ovary axis，HPOA） 下丘脑 - 垂体 - 卵巢性腺轴

HMG（Human menopausal gonadotropin，HMG） 人绝经促性腺素

HT（Hashimoto's thyroiditis，HT） 桥本甲状腺炎

HRT（Hormone replacement therapy，HRT）激素替代疗法

hyperthecosis syndrome 卵泡膜细胞增殖综合征

I

IgA（Immunoglobulin A，IgA） 免疫球蛋白 A

IgD（Immunoglobulin D，IgD） 免疫球蛋白 D

IgG（Immunoglobulin G，IgG） 免疫球蛋白 G

IgE（Immunoglobulin E，IgE） 免疫球蛋白 E

IgM（Immunoglobulin M，IgM） 免疫球蛋白 M

IOS（Insensitive ovarian syndrome，IOS） 卵巢不敏感综合征

IOF（Incipient ovarian failure，IOF） 初期卵巢衰竭

IVF-ET（In vitro fertilization and embryo transfer，IVF-ET） 体外受精和胚胎移植

isoflavone 异黄酮

IFN-γ（Interferon-γ，IFN-γ） 干扰素－γ

IUA（Intrauterine adhesions，IUA） 宫腔粘连综合征

INH（Inhibin，INH） 基础抑制素

INHA（Inhibina，INHA） 基础抑制素 A

INHB（Inhibinb，INHB） 基础抑制素 B

L

LH（Luteinizing hormone，LH） 黄体生成素

LH-RH（Luteinizing hormone releasing hormone，LH-RH） 促黄体生成素释放激素

LPD（Luteal phase defect，LPD） 黄体功能不全

LHR（Luteinizing hormone receptor，LHR） 黄体生成素受体

LUFS（Luteinized unruptured follicle syndrome，LUFS） 未破裂卵泡黄素化综合征

lignan 木酚素

LE（Letrozole，LE） 来曲唑

LA（Lupus anticoagalant）狼疮抗凝血因子

M

MH（Myloplasma humenis，MH） 人型支原体

MSC（Mesenchymal stem cells，MSC） 间充质干细胞

MSH（Melanocyte stimulating hormone，MSH） 促黑素细胞激素

mosaic 嵌合型

MTX（Mtehotrexate，MTX） 甲氨蝶呤

melphalan 苯丙氨酸氮芥

N

NMR（Nuclear magnetic resonance，NMR）核磁共振成像

no reaction ovarian syndrome 无反应卵巢综合征

NPH（Neurohypophyseal hormone，NPH）神经垂体激素

O

OC（Oral contraceptive，OC） 口服避孕药

OR（Ovarian reserve function，ORF） 卵巢储备功能

OHSS（Ovarian hyperstimulation syndrome，OHSS） 卵巢过度刺激综合征

ORS（Ovarian remnant syndrome，ORS） 卵巢残余综合征

OXT（Oxytoin，OXT） 催产素

ovarian functional abnormalities syndrome 卵巢功能异常综合征

OP（Octyl phenol，OP） 辛基酚

P

P（Progesterone，P） 孕激素

PAS（Pohyglandular autoimmune syndrome，PAS） 自身免疫性多腺体综合征

P_2（Pregnanediol，P_2） 孕二醇

PI（Pulsatility index，PI） 搏动指数

PR（Progesterone receptor，PR） 孕激素受体

POF（Premature ovarian failure，POF） 卵巢早衰

POI（Primary ovarian insufficiency，POI） 卵巢功能不全

PRL（Prolactin，PRL） 泌乳素

PG（Prostaglandin，PG） 前列腺素

PSV（Peak flow velocity，PSV） 血流速度峰值

PEPI（Postmenopausal female progesterone intervention，PEPI） 绝经后雌孕激素干预

PE（Phytoestrogen，PE） 植物雌激素

PTH（Parathyroid hormone，PTH） 甲状旁腺激素

PCB（Polychlorinated biphenyl，PCB） 多氯联苯

PCNA（Proliferating cell nuclear antigen，PCNA） 增殖细胞核抗原
PUR（Puerarin，PUR） 葛根素
PGF2α（Prostagelandin F2 alpha，PGF2α） 前列腺素 F2α
PID（Pelvic inflammatory disease，PID） 盆腔炎
PVCS（Pelvic venous congestion syndrome，PVCS） 盆腔淤血综合征
PCOS（Polycystic ovarian syndrome，PCOS） 多囊卵巢综合征
PHS（Posthysterectomy syndrome，PHS） 子宫切除术后综合征
PPD（Postpartum depression，PPD） 产后抑郁症

R

RF（Rheumatoid factors，RF） 类风湿因子
RNA 核糖核酸
ROS（Resistant ovarian syndrome，ROS） 卵巢对抗性综合征
RI（Resistance index，RI） 阻力指数

S

soy isoflavone 大豆异黄酮
S/D（Systolic/diastolic velocity ratio，S/D） 收缩期 / 舒张期流速比值
Sheehan's syndrome 席汉综合征
SRY（Sex–determining region of Y，SRY） SRY 基因

T

T（Testosterone，T） 睾酮
taxol 紫杉醇
TDF（Testicular determinating factor，TDF） 睾丸决定基因
Turner syndrome 特纳综合征，又称先天性卵巢发育不全
TT4（Total thyroxine，TT4） 总甲状腺素
TT3（Total thyroxine，TT3） 总三碘甲状腺原氨酸
TOF（Transitianal ovarian failure，TOF） 过渡期卵巢衰竭
TPL（Triptolide，TPL） 雷公藤甲素
TSH（Thyroid stimulating hormone，TSH） 促甲状腺激素
TRH（Thyrotropin releasing hormone，TRH） 促甲状腺激素释放激素

TRF（Thyrotropin releasing factor，TRF） 促甲状腺激素释放因子

TNF-α（Tumor necrosis factor-α，TNF-α） 肿瘤坏死因子-α

U

unilateral streaked ovary syndrome 单侧性索状卵巢综合征

Uterine hyperstimulation syndrome 子宫过度刺激综合征

UU（Ureaplasma urealyticum，UU） 解脲支原体

V

VEGF（Vascular endothelial growth factor，VEGF） 血管内皮生长因子

VCD（4-vinylcy clohexene diepoxide，VCD） 去氧乙烯基环乙烯

VP-16（Etoposide，VP-16） 依托泊苷